M. Wolfersdorf (Hrsg.), Depressionsstationen /
Stationäre Depressionsbehandlung

Mit freundlicher Empfehlung

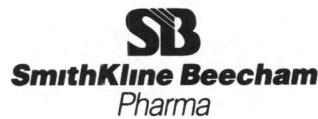

Springer
Berlin
Heidelberg
New York
Barcelona
Budapest
Hong Kong
London
Mailand
Paris
Santa Clara
Singapur
Tokio

Manfred Wolfersdorf (Hrsg.)

Depressionsstationen/ Stationäre Depressionsbehandlung

Konzepte, Erfahrungen, Möglichkeiten
heutiger Depressionsbehandlung

Mit 17 Abbildungen und 90 Tabellen

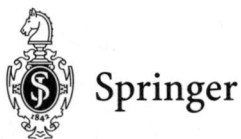 Springer

Herausgeber:
Prof. Dr. med. Manfred Wolfersdorf
Klinik für Psychiatrie und Psychotherapie
Bezirkskrankenhaus Bayreuth
Nordring 2
95445 Bayreuth

ISBN 3-540-62902-5 Springer Verlag Berlin Heidelberg

Die Deutsche Bibliothek – CIP-Einheitsaufnahme
Depressionsstationen, stationäre Depressionsbehandlung : Konzepte,
Erfahrungen, Möglichkeiten heutiger Depressionsbehandlung /
Hrsg.: Manfred Wolfersdorf. –
Berlin ; Heidelberg ; New York ; Barcelona ; Budapest ; Hongkong ;
London ; Mailand ; Paris ; Santa Clara ; Singapur ; Tokio : Springer 1997
ISBN 3-540-62902-5

Satz: FotoSatz Pfeifer GmbH, Gräfelfing/München
SPIN: 10574255   25/3134 – 5 4 3 2 1 0 – Gedruckt auf säurefreiem Papier

Gewidmet meinem Lehrer Prof. Dr. Günter Hole

Vorwort

Am 15. und 16.11.1996 fanden im Zentrum für Psychiatrie die Weissenauer Psychotherapie-Tage – anläßlich des 20jährigen Bestehens der Weissenauer Depressionsstation – zum Thema „Stationäre Depressionsbehandlung heute / Depressionsstationen" statt. Im September 1976 wurde am Zentrum für Psychiatrie Weissenau (damals PLK Weissenau) die erste Depressionsstation als Spezialstation für die Behandlung schwer und schwerst depressiv kranker Menschen in Deutschland eröffnet. Prof. Dr. G. Hole hatte die Konzeption einer Depressions-Forschungs- und Behandlungsstation aus der Basler Psychiatrischen Universitätsklinik mitgebracht, wo er 7 Jahre die dortige Depressionsstation leitete. Die Weissenauer Depressionsstation war von Anfang an therapeutisch ausgerichtet, wenngleich eng verbunden mit einer Forschungseinheit im Rahmen des von der Deutschen Forschungsgemeinschaft (DFG) geförderten Sonderforschungsprojektes 129 der Universität Ulm.

Zwanzig Jahre stationäre Depressionsbehandlung und Erfahrung mit einer psychiatrisch-psychotherapeutischen Konzeption für die Behandlung schwer und schwerst depressiver Patienten, von schwierigen depressiven Problempatienten im Rahmen eines Psychiatrischen Landeskrankenhauses gaben Anlaß, zum einen in der Depressionstherapie und -forschung ausgewiesene Therapeuten/Therapeutinnen und ForscherInnen aus dem deutschsprachigen Raum nach Weissenau einzuladen, um mit ihnen die Entwicklung und den Fortschritt der Depressionsdiagnostik und -therapie, wie er sich in den letzten 20 Jahren abbildet, zu diskutieren. Dabei legten wir Wert darauf, Referenten und Referentinnen aus der jüngeren Generation, die in den letzten 20 Jahren therapeutisch tätig und aktiv waren, einzuladen, gerade um die Entwicklung und aktuelle Neuigkeiten und Ergebnisse dargestellt zu bekommen. Diese, eher wissenschaftlich ausgerichteten Beiträge am 16.11.1996, waren eingebettet in einen Überblick zur Konzeption und Entwicklung der Weissenauer Depressionsstation sowie in zwei Vorträge, die sich mit anthropologischen und theologischen Fragen zur Melancholie, des depressiven Krankseins, sowie mit der Entwicklung der biologischen Depressionsforschung auseinandersetzten. Insgesamt war die Veranstaltung klinisch-therapeutisch ausgerichtet und bot mit den Beiträgen zur neueren Depressionsdiagnostik, zur Angehörigenarbeit und Interpersonellen Psychotherapie als zwei aktuellen psychotherapeutisch-psychosozialen Ansätzen der Depressionsbehandlung, mit Beiträgen zu den Problemgruppen suizidale Depressive, depressiv Kranke mit gleichzeitig vorliegenden Angststörungen, mit Beiträgen zu neueren Antidepressiva und zur Rezidivprophylaxe, mit einem Beitrag zum Verlauf depressiver Erkrankungen sowie zum Stellenwert neurobiochemischer Verfahren einen klinisch-therapeutischen und diagnostisch ausgerichteten Überblick, der nicht den Grundlagen der Depressionsforschung, sondern mehr der alltäglichen Praxis, den Fragen der Anwendbarkeit und Umsetzbarkeit gewidmet war.

Natürlich spiegelt der hier vorgelegte Tagungsband auch, insbesondere mit seinen Arbeiten aus der MitarbeiterInnen-Gruppe der Depressionsstation am ZfP Weissenau, den Stand der eigenen Depressionsstation, die Entwicklung der Konzeption wider.

Nicht zuletzt war diese Veranstaltung auch verknüpft mit einem Treffen des Arbeitskreises Depressionsstationen, zu dem MitarbeiterInnen der unterschiedlichen Berufsgruppen auf Depressionsstationen aus ganz Deutschland angereist waren. Die außerordentlich hohe Besucherzahl sprach für das weite Interesse an der Thematik sowohl in der interessierten Laien-Öffentlichkeit als auch bei niedergelassenen Ärztinnen und Ärzten aus dem nicht-psychiatrischen und psychiatrisch-psychotherapeutischen Feld. Dies kam auch in verschiedenen Grußworten zum Ausdruck, in denen zum einen die Entwicklung des Modells Weissenauer Depressionsstation über nun 20 Jahre hinweg, zum anderen die Bedeutung der Weissenauer Depressionsstation für die Behandlung schwer und schwerst Depressiver im oberschwäbischen Raum unterstrichen wurde.

Der hier nun vorgelegte Tagungsband ist auch eine Art Arbeitsbericht über 20 Jahre stationäre Behandlung depressiv Kranker einschließlich zugehöriger Depressions- und Suizidforschung.

Am Ende dieser einleitenden Hinweise ist es mir ein tiefes Anliegen, mich bei allen jetzigen und früheren MitarbeiterInnen für ihre Unterstützung, ihre Hilfe, ihre Arbeit, ihr Verständnis in guten und auch schwierigen Zeiten in den letzten 20 Jahren herzlich zu bedanken. Einzelne waren von Anfang mit dabei, andere stießen später dazu und gehören inzwischen zum „Stamm"; auch diesen, neueren MitarbeiterInnen sei für ihr eingebrachtes Engagement gedankt. Gedankt sei jedoch auch, und dies in ganz besonderer Weise, all den depressiv kranken Menschen, die sich in den schweren Zeiten ihrer Erkrankung erstmals oder auch immer wieder in die Obhut der Weissenauer Depressionsstation begeben haben, und all den Angehörigen, die uns ihre depressiv kranken Menschen anvertraut haben. Sorge und Fürsorge um die uns anvertrauten depressiven Patienten waren und sind uns ein zentrales Anliegen; dies wird auch immer so bleiben. Mein besonderer Dank gilt allen depressiven Patienten, von denen wir, und insbesondere der Unterzeichner, gelernt und erfahren haben, was depressives Kranksein bedeutet, was es bewirken kann, was für eine schwere, gefährliche, ja tödliche Erkrankung eine Depression sein kann.

Gedankt sei auch dafür, daß wir lernen durften, daß auch in einer schweren Depression Hilfe, Unterstützung, Verständnis für depressiv Kranke möglich sind.

Der Firma SmithKline Beecham sei abschließend für ihre großzügige finanzielle Unterstützung dieser Tagung und dieses Tagungsbandes herzlich gedankt.

Bayreuth, Mai 1997   *Manfred Wolfersdorf*

Inhaltsverzeichnis

1 Depressionsstationen – ein Überblick zum Stand 1996
M.Wolfersdorf und AK Depressionsstationen   1

2 Arbeitskreis der Depressionsstationen. Geschichtliche Entwicklung und Bedeutung für die tägliche Arbeit
B. Lehle   14

3 Zur Prozeß- und Ergebnisqualität der stationären Depressionsbehandlung am Beispiel dreier Kliniken mit Depressionsstationen
M. Wolfersdorf, R.-D. Stieglitz, A. Ruppe, F. Keller, A. Hölzel,
N. Schulte, A. Wassenberg-Harms, P. Schuhmann, P. Schütz
und M. Berger   22

4 Angehörigenarbeit in der Depressionsbehandlung
A. Mahnkopf und E. Rahn   35

5 Wege entstehen, wenn man sie geht - Sozialarbeit auf einer Depressionsstation
B. Schuler und I. Grünewald   47

6 Neue Richtungen bei der Interpersonellen Psychotherapie der Depression
E. Schramm   54

7 Sexueller Mißbrauch – auf Depressionsstationen ein Tabu? Bericht aus einer Arbeitsgruppe
I. Grünewald   64

8 20 Jahre Weissenauer Depressionsstation: Konzeption, Entwicklung, Erfahrungen, heutiger Stand – ein Rückblick
M. Wolfersdorf   69

9 Depression und Melancholie – Tiefpunkt des Lebens aus theologischer und anthropologischer Sicht
G. Hole   101

10 Depressionsdiagnostik heute – aktuelle Ansätze
R.-D. Stieglitz   113

11 Die depressive Persönlichkeit im Zeitalter von DSM-IV
und ICD-10
T. Bronisch 123

12 Korrelationen zwischen Selbst- und Fremdbeurteilung
von Depressivität auf der Symptomebene
F. Keller, A. Ruppe, R.-D. Stieglitz und M. Wolfersdorf 139

13 Die Entwicklung der Depressionsbehandlung aus psychobiologischer Sicht
E. Holsboer-Trachsler 144

14 Neurohumorale Untersuchungen und ihr Therapiebezug
W.P. Kaschka 153

15 Neue Antidepressiva – eine kritische Übersicht
G. Laux 164

16 Die Psychopharmakotherapie der schweren Depression
unter klinischen Bedingungen
F. König 171

17 Rezidivprophylaxe bipolarer Störungen: Aktuelle Aspekte
B. Ahrens 182

18 Wahrnehmung muskulärer Anspannung bei depressiven
Patienten
Th. Barg, R. Straub, M. Wolfersdorf und A. Ruppe 198

19 Myogene Schmerzprobleme bei Depression und Angst
R. Straub und J. Rethelyi 202

20 Depression und Angststörungen – Epidemiologie, theoretische Konzepte und Therapiemöglichkeiten bei Komorbidität
R.J. Boerner und H.J. Möller 210

21 Die psychosoziale Situation im nachstationären Verlauf
Depressiver. Ergebnisse der Weissenauer 6-Jahres-katamnese
A. Ruppe, F. Keller und M. Wolfersdorf 236

22 Lebensstreßforschung bei Depressionen: Ergebnisse und
Konsequenzen
F. Keller 252

23 Der Verlauf der psychosozialen Integration bei der Major
Depression unter Berücksichtigung der Episodenanzahl
U. Zimmermann 263

24 Depression und Suizidalität: Ist der Depressive immer
suizidal – Ist der Suizidale immer depressiv?
W. Felber 269

Sachverzeichnis 277

Mitarbeiterverzeichnis

Dr. B. Ahrens
Psychiatrische Klinik der Freien Universität Berlin
Eschenallee 3, 14050 Berlin

Th. Barg, Dipl.-Ing. (FH)
Fachbereich Klinische Psychophysiologie und Verhaltensmedizin
Abteilung Depression/Suizidologie am Zentrum für Psychiatrie
Weissenau
88214 Ravensburg-Weissenau

Prof. Dr. M. Berger, ÄD
Klinik für Psychiatrie und Psychotherapie, Abt. Psychiatrie und
Psychotherapie mit Poliklinik, Universität Freiburg
Hauptstr. 5, 79104 Freiburg im Breisgau

PD Dr. T. Bronisch
Psychiatrische Ambulanz, Max-Planck-Institut
Psychiatrische Klinik
Kraepelinstr. 10, 80804 München

Dr. Dr. med. Dipl.-Psych. R. J. Boerner
LMU München, Psychiatrische Klinik
Nußbaumstr. 7, 80336 München

Prof. Dr. W. Felber
Psychiatrische Klinik der TU Dresden
Fetscherstr. 74, 01307 Dresden

Dr. I. Grünewald, Dipl.-Psych.
Depressionsstation, Zentrum für Psychiatrie Weissenau
88214 Ravensburg-Weissenau

Prof. em. Dr. G. Hole, ehemals ÄD
Zentrum für Psychiatrie Weissenau
88214 Ravensburg-Weissenau

Dipl.-Psych.-Med. A. Hölzel
Depressionsstation, Fachkrankenhaus für Psychiatrie und
Neurologie
Eisfelderstr. 41, 98646 Hildburghausen, Thüringen

PD Dr. med. E. Holsboer-Trachsler
Psychiatrische Universitätsklinik
Wilhelm-Klein-Str. 27, CH-4025 Basel, Schweiz

Prof. Dr. W.P. Kaschka, ÄD
Zentrum für Psychiatrie Weissenau, Abteilung Psychiatrie I
der Universität Ulm
88214 Ravensburg-Weissenau

PD Dr. F. Keller, Dipl.-Psych.
AG Verlaufsforschung, Abteilung Depression/Suizidologie
am Zentrum für Psychiatrie Weissenau
88214 Ravensburg-Weissenau

Dr. F. König
Abteilung Depression, Zentrum für Psychiatrie Weissenau
88214 Ravensburg-Weissenau

Prof. Dr. Dipl.-Psych. G. Laux
Bezirkskrankenhaus Gabersee
Gabersee 7, 83512 Wasserburg am Inn

B. Lehle, Dipl.-Psych.
Abteilung Depressions, Zentrum für Psychiatrie Reichenau
Feuersteinstr. 55, 78179 Reichenau/Konstanz

A. Mahnkopf, Dipl.-Psych.
Depressionsstation, Stiftung Tannenhof
Remscheider Str. 76, 42899 Remscheid

R. Merk, Krankenpfleger
Depressionsstation, Zentrum für Psychiatrie Weissenau
88214 Ravensburg-Weissenau

Prof. Dr. H.J. Möller, ÄD
Psychiatrische Klinik und Poliklinik, LMU München
Nußbaumstr. 7, 80336 München

I. Nagel, Krankenschwester
Depressionsstation, Zentrum für Psychiatrie Weissenau
88214 Ravensburg-Weissenau

Dr. E. Rahn
Depressionsstation, Stiftung Tannenhof
Remscheider Str. 76, 42899 Remscheid

J. Rethelyi
Semmelweis Medical University
Nagyvárad tér 4, H-1089 Budapest, Ungarn

Dr. A. Ruppe, Dipl.-Psych.
AG Verlaufsforschung, Abteilung Depression/Suizidologie
am Zentrum für Psychiatrie Weissenau
88214 Ravensburg-Weissenau

Dr. E. Schramm, Dipl.-Psych.
Klinik für Psychiatrie und Psychotherapie, Universität Freiburg
Hauptstr. 5, 79104 Freiburg im Breisgau

P. Schütz, Dipl.-Psych.
Depressionsstation, NLK Wehnen
26160 Bad Zwischenahn, Ammerland

Dr. P. Schuhmann
Depressionsstation, NLK Wehnen
26160 Bad Zwischenahn, Ammerland

B. Schuler, Soz.-Päd. (FH)
Abteilung Depression/Suizidologie am Zentrum für Psychiatrie
Weissenau
88214 Ravensburg-Weissenau

N. Schulte, Dipl.-Psych.
Depressionsstation, NLK Wehnen
26160 Bad Zwischenahn, Ammerland

PD Dr. R.-D. Stieglitz, Dipl.-Psych.
Klinik für Psychiatrie und Psychotherapie, Universität Freiburg
Hauptstr. 5, 79104 Freiburg im Breisgau

Dr. R. Straub, Dipl.-Psych.
Fachbereich Klinische Psychophysiologie und Verhaltensmedizin
Abteilung Depression/Suizidologie
Zentrum für Psychiatrie Weissenau
88214 Ravensburg-Weissenau

Dr. A. Wassenberg-Harms
Depressionsstation, NLK Wehnen
26160 Bad Zwischenahn, Ammerland

Prof. Dr. M. Wolfersdorf, ÄD
Bezirkskrankenhaus Bayreuth, Klinik für Psychiatrie
und Psychotherapie
Nordring 2, 95445 Bayreuth
ehemals Zentrum für Psychiatrie Weissenau
Abteilung Psychiatrie I der Universität Ulm
88214 Ravensburg-Weissenau

U. Zimmermann, Dipl.-Psych.
AG Verlaufsforschung, Abteilung Depression/Suizidologie
am Zentrum für Psychiatrie Weissenau
88214 Ravensburg-Weissenau

KAPITEL 1

Depressionsstationen – ein Überblick zum Stand 1996

M. Wolfersdorf und AK-Depressionsstationen

1.1
Einleitung

Die Behandlung in psychiatrischen Großkrankenhäusern hat sich in den letzten Jahrzehnten deutlich gewandelt. Zum einen führte der sozialpsychiatrische Ansatz zu einer Verbesserung der Versorgungsstruktur und -kette (Stichwort Sektorisierung, Gemeindenähe), welche insbesondere der großen Gruppe der schizophrenen Patienten zugute kommt, zum anderen kam es in psychiatrischen Großkrankenhäusern zunehmend zu einer sogenannten inneren Differenzierung, von Müller (1989) als „Spezialisierung" bezeichnet. Beispiele für diese „innere Differenzierung" sind Stationen für Suchtkranke, Psychotherapiestationen, niederschwellige Drogenstationen oder auch sog. „Depressionsstationen", eine in Deutschland und der Schweiz übliche Bezeichnung für „affective disorder units", wie sie in den USA oder in Australien genannt werden.

1992 beschrieb Rydman die Entwicklung von „specialiced clinics for the treatment of affective disorders" in den USA, wo es derzeit etwa 20 Einrichtungen dieses Typs geben soll. Hauptaufgabe sei die stationäre Behandlung schwieriger und schwerst depressiver Patienten. So verstehen sich auch, dies sei vorweggenommen, die „Depressionsstationen" in Deutschland.

Für depressiv kranke Menschen sind in erster Linie *subjektbezogene Therapieansätze* wichtig, welche interaktionelle Aspekte wie Beziehungspflege

Unter Mitarbeit von: I. Grünewald, F. König, I. Nagel, R. Merk, B. Schuler, ZfP Weissenau; B. Lehle, M. Amann, ZfP Reichenau; St. Bretschneider, D. Voit, A. Schmidt, BKH Günzburg; R. Szczesny, RLK Bedburg-Hau, Kleve; C. Jendry, R. Bachmair, A. Genz, FKH Haldensleben; W. Hartmann, Herr v. Drach, Herr Müller, Z. Brunner, PK Ingolstadt; C. Hobbje, Herr Plotz, Christl. KH Quakenbrück; B. Müller, ZfP Zwiefalten; E. Rahn, A. Mahnkopf, H.-K. Müller, Stiftung Tannenhof, Remscheid; D. Broll, H.-D. Sattler, H. Kick, PUK Heidelberg; N. Schulte, A. Wassenberg-Harms, P. Schuhmann, P. Schütz, K. Hohnhorst, NLKH Wehnen; Herr Balzer, KH Barmherzige Brüder, Saffig; A. Hölzel, Frau Nitschke, S. Lahl, LfKH Hildburghausen; S. Runge, K. Herrmann, LK Teupitz; K. Heiß, R. Pankofer, BKH Gabersee; W. König, G. Laux, BKH Gabersee; L. Neitzerl, N. Marquard, H.W. Schiel, E. Menzel, NLKH Osnabrück; H. Pfeffer, S. Hecht, BKH Haar; Th. Möckel, U. Habermann-Hruschke, M. Philipp, BKH Landshut; D. Schulze, Frau Tappe, S. Riegel, Sächs. KH Arnsdorf; H. Simmerl, C. Loibl, L. Blaha, BKH Mainkofen; Th. Reinertshofer, Frau Rainer-Schulze, Herr Schmauß, BKH Augsburg; H. Lankes, R. Kernen, R. Saatkamp, Westf. Klinik Lengerich; Frau Stotz, Frau Laschat, Herr Hegerl, PUK LMU München; G. Schell, Furtbach KH Stuttgart; J. Heß, L. Adler, LKH Mühlhausen; Frau Windmeier, Herr Osterheider, Westf. Klinik Paderborn; A. Schliephake-Milch, H. Woelk, Herr Huke, PKH Gießen; H. Heß, U. Rupprecht, M. Wolfersdorf, BKH Bayreuth; E. Schramm, PUK Freiburg; E. Holsboer-Trachsler, PUK Basel, Schweiz; A. Konen, G. Gabris, Clinique LaMétairie, Nyon, Schweiz.

und Psychotherapie neben einer essentiell wichtigen, biologisch orientierten Therapie betonen, mit Zusammenfassung im Rahmen stationärer Behandlungskonzepte für Depressive, und erst in zweiter Linie Aspekte wie Gemeindenähe, Konfrontation mit anderen Patientengruppen im Sinne einer Durchmischung und Einbindung in sozialpsychiatrische Nachsorge. Psychiatrische Kliniken sind nicht „das bunte Leben", sondern Orte von Krankheitsbehandlung. Durch *störungsbezogene Behandlungsorientierung* auf Spezialstationen, hier Depressionsstationen, wird eine Verbesserung des Behandlungsansatzes erreicht, zumal neben dem individuellen Patient-Therapeut-Beziehungsangebot das gesamte stationäre Setting von Beziehungen zu Mitarbeitern sowie eine störungsspezifisch gestaltete Atmosphäre und Organisationsstruktur genutzt werden können. Autoren wie Hole (1985), Janssen (1987), Streeck (1991) haben auf die Notwendigkeit solcher Ansätze mit Anwendbarkeit auf der alltäglichen Beziehungsebene hingewiesen. Autoren wie Kepinski (1974)

Depressionsstation	
1 ZfP Weissenau	1976
2 ZfP Reichenau 1	1980
3 BKH Günzburg	1985
4 RLK Bedburg-Hau	1986
5 Fachkrankenhaus Haldensleben	1986
6 Psychiatr. Klinik Ingolstadt	1987
7 Christl. KH Quakenbrück	1988
8 ZfP Zwiefalten	1988
9 Stiftung Tannenhof, Remscheid	1991
10 PUK Heidelberg	1991
11 NLKH Wehnen	1992
12 KH Barmherzige Brüder, Saffig	1992
13 LFKH Hildburghausen	1993
14 LK Teupitz	1993
15 BKH Gabersee 1	1994
16 NLKH Osnabrück	1994
17 BKH Haar	1994
18 BKH Landshut	1995
19 Sächsisches KH Arnsdorf	1995
20 BKH Mainkofen, Deggendorf	1995
21 BKH Augsburg	1995
22 Westfäl. Klinik Lengerich	1995
23 PUK LMU München	1995
24 Furtbach Krankenhaus, Stuttgart	1995
25 Thür. LKH Mühlhausen	1996
26 Psychiatrisches KH Gießen	1996
27 Westfälische Klinik Paderborn	1995
28 Westfälisches KH Hemer	1996
29 Landesnervenklinik Lübben	1996
30 BKH Gabersee 2	1996
31 PUK Freiburg i.Br.	1996
32 BKH Bayreuth	1996
33 ZfP Reichenau 2	1996
1S PUK Basel, Schweiz	1968
2S Clinique La Métairie, Nyon, Schweiz	1989

Tabelle 1. Depressionsstationen Deutschland/ Schweiz – Stand November 1996

Szczesny (1986, 1992), Heuft et al. (1985), Müller (1989), Hole et al. (1992), Wolfersdorf (1988) bzw. Wolfersdorf et al. (1988, 1993, 1994) haben die positiven Erfahrungen von Depressionsstationen herausgestellt.

Der Trend zur „inneren Differenzierung" und damit auch der Trend zur Einrichtung von Depressionsstationen nimmt zu. In Deutschland derzeit existierende Depressionsstationen (Stand November 1996) sind in Tabelle 1 aufgelistet.

1.2
Übersicht derzeitiger Depressionsstationen

Die erste Depressionsstation wurde 1968 in Basel/Schweiz (Hole 1985) als Forschungsstation eingerichtet. Die positiven Erfahrungen der damit auch verbesserten Behandlungsmöglichkeiten für die depressiven Patienten führte zur Eröffnung der ersten Depressionsstation in Deutschland 1976 am damaligen PLK (heute Zentrum für Psychiatrie) Weissenau in Ravensburg. Kurz darauf folgte die Gründung der Depressionsstation am damaligen PLK (heute ZfP) Reichenau bei Konstanz. Derzeit existieren in Deutschland über 30 Depressionsstationen, weitere sind in Konzeption. In der Schweiz gibt es offiziell zwei Depressionsstationen.

Depressionsstationen sind gemischt-geschlechtlich belegte Akutstationen (Tabelle 2) für alle primär depressiv Kranken (ICD-9: 296.1/.3, 298.0,300.4, 309.0/.1). Es sind offene Stationen (die Depressionsstation an der Psychiatrische Klinik Ingolstadt wird derzeit aus internen Gründen geschlossen geführt). Etwa die Hälfte der Depressionsstationen führt Vollversorgung durch, d.h. behandelt alle zur stationären Aufnahme kommenden primär depressiv Kranken. *Ausschlußkriterien* sind im wesentlichen Depressionen bei Suchtkranken (nicht suchtmittelfrei), Komorbidität mit schweren Persönlichkeitsstörungen (z. B. Borderline-Typ mit dissozialem Verhalten), Eßstörungen, Schizophrenie oder dementiellen Erkrankungen (Tabelle 3).

Die *Aufgabe von Depressionsstationen* umfaßt 1) *Krisenintervention* bei akut erkrankten und suizidalen Depressiven (z. B. depressive Anpassungsreaktionen, depressive Belastungsreaktionen, suizidale Krisen bei neurotisch Depressiven oder endogen depressiven Patienten), 2) *Kurz- und Fokaltherapie* mit psychopharmakologisch-psychotherapeutischem und soziotherapeutischem Ansatz sowie 3) *schwerpunktmäßig psychotherapeutische Behandlungen* mit bzw. ohne psychopharmakologische und sozialtherapeutische Begleittherapie.

Dabei besteht der Eindruck, daß die Klientel von Depressionsstationen bezüglich Schweregrad, „Schwierigkeit" und Behandlungsproblematik in den letzten 10 Jahren deutlich zugenommen hat. So kommen etwa 20 bis 30 % der Patienten nach Suizidversuch bzw. haben Suizidversuche in der Vorgeschichte, etwa zwei Drittel aller depressiven Patienten sind im weiteren Sinne suizidal. 10 bis 15 % sind depressiv Kranke mit psychotischen Merkmalen (wahnhafte Depression). Im mittleren Lebensalter beginnt das Problem der Komorbidität

Tabelle 2. Depressionsstationen – Stand Nov. 1996 – Übersicht Deutschland, Schweiz

Institution/Ort	Besteht seit	Betten	Geschlecht M/F	Offen	Alter Jahre
1 ZfP Weissenau	Sept. 76	28	M/F	offen	18–65 fakultiv >65
2 ZfP Reichenau 1	1980	24	M/F	offen	18–65
3 BKH Günzburg	Mai 85	18	M/F	offen	18–65
4 RLK Bedburg-Hau Sternbusch-Klinik	1986	19	M/F	offen	≥18
5 Fachkrankenhaus Haldensleben	1986	18	M/F	offen	18–60 fakultiv >60
6 Psychiatr. Klinik Ingolstadt	1987	16	M/F	offen/ geschlossen	≥18
7 Christl. KH Quakenbrück	1987	18	M/F	offen	≥50
8 ZfP Zwiefalten	1988	21	M/F	offen	18–65 fakultiv >65
9 Stiftung Tannenhof, Remscheid	1991	31	M/F	offen	≥18
10 PUK Heidelberg, teilstat. Einheit	1991	24	M/F	offen	
11 NLK Wehnen	Juli 92	31	M/F	offen	≥18
12 Barmherzige Brüder, Saffig	1992	16	M/F	offen	≥ 18
13 LFKH Hildburghausen	Sept. 93	20	M/F	offen	18–65
14 LK Teupitz	Okt. 93	20	M/F	offen	≥18
15 BKH Gabersee 1	Feb. 94	17	M/F	offen	≥18
16 NLK Osnabrück	1994	21	M/F	offen	18–65 fakultiv > 65
17 BKH Haar, München	April 94	22	M/F	offen	≥18
18 BKH Landshut	Okt. 95	24	M/F	offen	18–65
19 Sächsisches Krankenhaus Arnsdorf	März 95	24	M/F	offen	≥18
20 BKH Mainkofen Deggendorf	Aug 95	25	M/F	offen	≥18
21 BKH Augsburg	Okt. 95	20	M/F	offen	18–65
22 Westf. Klinik Lengerich	Okt. 95	18	M/F	offen	≥1 8
23 PUK LMU München	Nov. 95	24	M/F	offen	≥18
24 Furthbach Krankenhaus Stuttgart, teilst. Einheit	Mai 95	8	M/F	offen	≥18
25 Thür. LKH Mühlhausen	1996	24	M/F	offen	18–65
26 PKH Gießen	1996	KA	M/F	offen	18–65
27 Westf. Klinik Paderborn	1995	KA	M/F	offen	18–65
28 Westf. KH Hemer	1996	KA	M/F	offen	18–65
29 LNK Lübben	1996	KA	M/F	offen	18–65
30 BKH Gabersee 2	Juli 96	18	M/F	offen	≥18
31 PUK Freiburg	1996	KA	M/F	offen	18–65
32 BKH Bayreuth	1996	18	M/F	offen	18–65
33 ZfP Reichenau	1996	18	M/F	offen	18–65
1S PUK Basel	1968	18	M/F	offen	≥18
2S Clinique La Métairie Nyon, Schweiz	Okt. 89	7	M/F	offe	18–65

Tabelle 3. Depressionsstationen – Stand Nov. 1996 (soweit erfaßt) – Selektionskriterien

Institution (lfd. Nr.)	Ausschlußkriterien (wer wird nicht aufgenommen?)
1	Suchtkrankheit, Schizophrenie, schwerer Persönlichkeitsstörung, Eßstörung
2	Suchtkrankheit, Schizophrenie, Persönlichkeitsstörung
3	KA
4	Suchtkrankheiten
5	keine; aufgenommen Depressionen jeglicher Genese, sodann mit Angst- oder Zwangserkrankung
6	Suchtkrankheiten
7	KA
8	Oligophrenie; schwere hirnorganische Beeinträchtigung, Suchtkrankheit, schwere Eßstörung
9	Entgiftungen, akute Psychosen
10	Eigen- oder Fremdgefährdung (schlechte Erfahrungen mit Kombination Depression und Sucht)
11	Depression bei Sucht, bei Schizophrenie, fortgeschrittener Demenz
12	Depression mit gerontologischen Problemen
13	keine (suizidale Pat. Oft zuerst auf geschlossene Station), Suchtkrankheiten, depressives Syndrom bei Schizophrenie
14	Suchtkrankheiten
15	Depression plus Sucht bzw./plus Psychose
16	vom Einzelfall abhängig
17	Demenz, schwere körperliche Krankheit, schwere Persönlichkeitsstörung, schizoaffektive Störung
18	Sucht, Schizophrenie, hirnorganische Psychosen, stärker ausgeprägte kognitive Beeinträchtigung
19	keine
20	keine (Aufnahme Depression, jeglicher Ätiologie)
21	Sucht, Eßstörung, akute Manie, akute Suizidgefahr, Schizophrenie
22	KA
22	Eigen- oder Fremdgefährdung (schlechte Erfahrung mit Kombination Depression u. Sucht)
23	schizophrene Psychose, Sucht, wenn im Vordergrund, Eßstörung
24	Keine Suchtpatienten, keine schizophrene Patienten bis 03/96 auch keine wahnhaft bzw. suizidalen Depressiven (seit 04/96 alle Depressionen)
25	KA
1S	akute Selbst- und Fremdgefährdung, schwere Suchterkrankung, schwere Pflegebedürftigkeit
2S	primärer Alkoholismus, floride Psychose, hirnorganische Störung

mit internistischen und anderen somatischen Erkrankungen. Der Anteil der Patienten mit Erkrankungsdauern von über 2 Jahren im Sinne von chronischer Depression nimmt zu, rezidivierende Verläufe sind häufig.

Daraus ergibt sich, daß die *Kombination von biologischen und psychotherapeutischen Behandlungsmaßnahmen sowie soziotherapeutischen Ansätzen* gerade bei dieser Gruppe von schwer und schwerst depressiv Kranken notwendig ist und, insbesondere beim chronisch depressiven Patienten, beim alten depressiven Menschen, beim arbeitslosen Depressiven Strukturen der Gemeinde vom Sozialpsychiatrischen Dienst (SPDI) bis zur Tagesklinik einbezogen werden müssen. Hier, beim chronisch depressiven Menschen, treffen

Tabelle 4. Depressionsstationen – Stand Nov. 1996 (soweit erfaßt) – Belegungsdaten für 1995 (AK-Depressionsstationen)

Institution lfd. Nr./seit		Bettenzahl	Aufnahmen 1995 bzw. seit Bestehen	Durchschnittl. Verweildauer [Tage]	Durchschnittl. Belegung
1	09/76	28	194	50,4	29 Betten (96,0%)
2	80	27	96	ca. 60	24,1 Betten (90,0%)
3	05/85	18	KA	56,8	91,3%
4	86	19	128	48,9	18,5 Betten
5	86	18	90	50 – 60	ca. 85,0%
6	87	16	92	61,5	100,0%
7	87	18	167	37,3	94,9%
8	88	21	97	20,9	81,7%
9	91	31	158	69,0	30 Betten
10	91	24	KA	42,4	95,5%
11	07/92	31	187	51,3	84,9%
12	92	16	KA	45,0	92,0%
13	09/93	20	157	36,6	16,4 Betten (80,2%)
14	10/93	20	95	62,0	90,3%
15	02/94	17	KA	40,0	14 Betten
16		22	95	KA	KA
17	04/94	22	72	90,0	ca. 90,0%
18	10/95	24	KA	30,5	68,0%
19	03/95	24	KA	45,0	19,3 Betten
20	08/95	25	KA	42,0	80,0%
21	08/95	20	KA	ca. 10,0 Wo.	12
22	10/95	18	119	47,7	95,0%
23	11/95	24	29	54,0	98,0%
24	05/95	10	30	35 – 60	94,0%
25	96	24	81	44,2	96,5%
26	96	KA	KA	KA	KA
27	95	KA	KA	KA	KA
28	96	KA	KA	KA	KA
29	96	KA	KA	KA	KA
30	07/96	18	KA	38,0	KA
31	96	KA	KA	KA	KA
32	96	18	KA	KA	KA
33	96	18	KA	ca. 60	KA
1S	68	18	75	86	89,0%
2S	10/89	7	67	28	6 Betten

sich sozialpsychiatrischer Ansatz – Gemeindenähe und die Betreuung vor Ort – mit spezialisiertem Behandlungsangebot in Schwerpunktkrankenhäusern.

Die durchschnittliche *Belegung* von Depressionsstationen (Tabelle 4) liegt bei 80 bis 90 %, die durchschnittliche *Verweildauer* im Mittel bei 50 bis 60 Behandlungstagen. Der weitaus größte Teil (über 95%) der schwer und schwerst depressiven Patienten wird nach Hause entlassen, die Verlegung in Rehabilitations- oder Langzeitbereiche geschieht selten.

1.3
Therapiekonzept von Depressionsstationen

Die Behandlungskonzepte von Depressionsstationen sind an einem umfassenden *Grundverständnis der Depression* orientiert:

Eine Depression wird als affektive Störung betrachtet, die sich psychopathologisch in Veränderung von Stimmung, Einengung im Denken bis zu einer qualitativ-psychotischen Veränderung von Denkinhalten, in Reduzierung des Antriebes und in vegetativer Symptomatik ausdrückt. Wesentliche Aspekte mit Konsequenz für den Umgang mit den Patienten sind depressives Denken, welches um Hoffnungslosigkeit, Versagen und Schuld kreist, mit Resignation und Selbstabwertung einhergeht, und typisch depressives Verhalten. Das Verhalten depressiv Kranker ist gekennzeichnet durch sozialen Rückzug und Passivität, Klagen und Jammern, Agitiertheit und suizidales Handeln. Ätiopathogenetisch wird die Depression als eine Erkrankung verstanden, bei der biologische, lerngeschichtlich-biographische, aktuelle soziale und psychodynamische Komponenten bei der gewordenen Persönlichkeit mit ihren depressiven Zügen zusammenwirken.

Wenn auch individuelle Krankheitsumstände und symptomatische sowie Verhaltensschwerpunkte bei jedem einzelnen Depressiven gesehen werden können, ist doch das *Vorgehen in der Behandlung* auf allen Depressionsstationen ähnlich:

1) Depressionsstationen sollen *Übungs-, Erfahrungs- und Schonraum* für neues, „antidepressives" und antisuizidales Verhalten werden. Um dies zu ermöglichen, wird besonderer Wert auf eine *psychotherapeutisch orientierte Interaktion zwischen Behandlungsteam und dem einzelnen Patienten* gelegt, welches die Besonderheiten depressiven Verhaltens und Erlebens berücksichtigt. Wesentliche Aspekte sind in Tabelle 5 aufgelistet.

Tabelle 5. Depressionsstationen – Ziele der Interaktion Behandlungsteam/Patient („hilfreicher Umgang", psychotherapeutisches Basisverhalten)

Ziele:	– Verstärkung von Selbstwertgefühl – Reduktion von Hoffnungslosigkeit – Wiedererlangung von Selbständigkeit – Aktivierung	
Umgang:	• Eingangsphase	– Empathie, Fürsorge – stellvertretende Hoffnung – hohes Beziehungsangebot
	• Therapiephase	– Aktivierung – positive Verstärkung – strukturiertes Beziehungsangebot
	• Entlassungsphase	– positive Verstärkung – Aktivierung – Orientierung nach außen – strukturiertes Beziehungsangebot

Übereinstimmung besteht dahingehend, daß a) die Interaktion Behandlungsteam–Patient systematisch hilfreich gestaltet werden und Aspekte von *Empathie, Fürsorge* und *stellvertretender Hoffnung* sowie eine *hohe Beziehungsdichte* beinhalten muß, und daß b) „*Aktivierung*" als Aufforderung, als Anforderung zum gemeinsamen Tun trotz der Erlebens von Insuffizienz und Versagen einen wesentlichen Baustein darstellt. Dies zielt ab auf die *Verstärkung von Selbstwertgefühl*, auf die Stabilisierung sowie den Wiedererwerb von Selbstachtung, also auf eine Besserung der subjektiv erlebten oder auch objektiv beobachtbaren Insuffizienz und der daraus abgeleiteten Selbstwertstörung. Auch psychodynamisch-tiefenpsychologisch kommt in der Entwicklungsgeschichte der Depression der frühkindlich erworbenen Störung des Selbstwertgefühles eine große Bedeutung zu und auch lerntheoretische Konzepte zielen in ihrer Gegenwartsorientiertheit auf das Erleben positiver Verstärkung in der aktuellen Situation von Erleben und Handeln ab.

So sind wesentliche Bestandteile dieses *psychotherapeutischen Basisverhaltens Offenheit für Klage* und Leid des Depressiven, *Akzeptanz* und *Wertschätzung* des gesamten depressiv kranken Menschen, *Angebot von Nähe* sowie Bemühen um *Verständnis des innerseelischen Erlebens* des depressiv Kranken, Vermittlung von stellvertretender *Hoffnung* und antisuizidaler Lebenskontinuität. Dies gilt insbesondere in der *Aufnahmephase*, in welcher ein Depressiver so sein darf, wie er sich fühlt und befindet, worin er an- und ernstgenommen werden muß. Das Behandlungsteam muß in der Lage sein, diese Wertschätzung und Nähe anzubieten.

2) Ein zweiter wesentlicher Baustein, der insbesondere in der eigentlichen *Therapiephase* Bedeutung erlangt, ist die *systematische positive Verstärkung nicht-depressiven Verhaltens* in der Alltagsrealität durch gemeinsames Tun, Lob und Aufmerksamkeit. Hierzu sind klare *Tagesstruktur* mit Anforderungen sowie *Aktivitäten* notwendig.

Bei den Aktivitäten handelt es sich im wesentlichen um sportlich-gymnastische und kommunikative, gemeinsam veranstaltet, sowie um die systematische Gestaltung des Tagesablaufes vom Aufstehen bis zur therapiefreien Zeit. Gemeint sind vor allem *körperbezogene Tätigkeiten* wie Bewegungs- und Tanztherapie, Schwimmen, Radfahren, Sauna, Jogging, Spaziergänge usw., aber auch sämtliche kommunikationsfördernde Veranstaltungen, z.B. Feiern von Geburtstagen, Verabschiedungen, Singabende u.ä., die jeweils in der Gruppe, meist organisiert von den Patienten selbst, durchgeführt werden.

Die wichtigen *therapeutischen Elemente* sind in Tabelle 6 zusammengestellt. Alle Depressionsstationen verfügen über *ergotherapeutische Möglichkeiten,* hier Beschäftigungstherapie bzw. Gestaltungs- oder andere kreative Therapien. Daneben wird vor allem der *Bewegungstherapie* und bei einer kleinen Gruppe von Patienten auch der *Musiktherapie* Bedeutung zugemessen.

Körperbezogene Arbeit scheint besonders notwendig, um einen erneuten Zugang zu Gefühlen, zur eigenen Körperlichkeit und zu einem Wiedererleben der körperlichen Belastbarkeit zu ermöglichen. Beschäftigungs-, Musik- und Bewegungstherapie führen auf einer nonverbalen Schiene wieder zu Erlebnis-

Tabelle 6. Depressionsstationen – wichtige therapeutische Elemente

1. *Psychotherapeutisch orientierter Umgang* („psychotherapeutisches Basisverhalten") mit den Elementen Empathie, Fürsorge, familiäres Milieu, Aktivierung und positive Verstärkung

2. *Einzelpsychotherapie* zur Bearbeitung individueller Psychodynamik

3. *Gruppenpsychotherapie* zur Bearbeitung interaktioneller Themen wie Selbstunsicherheit, Leistungs- und Normorientierung, Perfektionismus, Einschränkung, Verlust

4. *Trainingsgruppen* z.B. Selbstsicherheitstraining, soziales Kompetenztraining,

5. *Symptom- und störungsbezogene Kleingruppen* wie Entspannungstraining, Sozialtraining, Seniorengruppe

6. *Erlebensorientierte Therapien* wie Ergotherapie, Bewegungstherapie, Musik-, Tanztherapie, andere sog. Kreativtherapien

7. *Angehörigenarbeit* wie Angehörigengruppe, Familiengespräche, Paargespräche

8. Zusammenarbeit mit psychosozialen *Einrichtungen in den Gemeinden* z.B. SPDI, Tageskliniken, Gemeindeschwester

9. *Psychopharmakotherapie* mit Schwerpunkt Symptombehandlung, Verschlechterungs- und Rezidivprophylaxe

10. Andere *biologische Therapieverfahren* wie Lichttherapie, Schlafentzug

fähigkeit, eröffnen Zugang zu Gefühlen, zum Körperempfinden, zur eigenen affektiven Schwingungsfähigkeit und fördern so auch Gruppenempfinden und Beziehungsfähigkeit.

Auf allen Depressionsstationen findet *Einzel- und Gruppenpsychotherapie* statt, meist kognitiv-verhaltenstherapeutisch oder interaktionell-klientenzentriert orientiert, als Kurz- oder Fokaltherapie. Stationäre Psychotherapie mit Depressiven stellt häufig eine Zweiphasen-Therapie statt, mit anfangs eher stützenden, fürsorglichen Elementen, die später in konflikt- oder persönlichkeitsstruktur-bezogene Methodik übergeht.

Unter psychosozialen Therapieansätzen versteht man die *Einbeziehung des engeren und weiteren Umfeldes des depressiven Patienten.* Hiermit sind vor allem *Angehörigenarbeit* (regelmäßig Angehörigengruppe) sowie, zumindest auf einer informativen Ebene und zur Entlastung, *Einbeziehung von Familienmitgliedern und Partnern,* sodann konkret sozialtherapeutische Tätigkeiten, die sich auf die Arbeits-, Wohn- und Lebenssituation beziehen, gemeint. Im Einzelfall, z. B. bei vereinsamten alten depressiv Kranken, werden längerfristige Begleitungen, z. B. durch die Sozialpsychiatrischen Dienste oder die Gemeinde, organisiert.

Faßt man zusammen, dann steht in der *Eingangsphase* ein einfühlsamer und empathischer Umgang im Vordergrund. In der eigentlichen *Therapiephase* ist es wichtig, dem Patienten wieder positive Erfahrungen hinsichtlich eigener Fähigkeiten zu ermöglichen, und, mit der zunehmenden Symptomverbesserung unter psychopharmakologisch-biologischer Behandlungsmethodik sowie einer konflikt- bzw. strukturbezogenen Psychotherapie, Leidensdruck und Einengung auf die eigene Problematik zu reduzieren, um wieder Sicherheit, soziale Kompetenz, Erfahrung von Autonomie, von Fähigkeit zur Öffnung nach außen anzustoßen.

Angestrebte *Ziele von Behandlung* sind Symptombesserung, Wiedererlangung der Arbeitsfähigkeit sowie der Beziehungsfähigkeit im partnerschaftlich-familiären Rahmen und weiteren Umfeld sowie, soweit möglich und anstoßbar, Veränderung depressionsfördernder Lebensaspekte (Veränderungen z. B. am Arbeitsplatz, in der Wohnsituation, bezüglich objektiver Belastungen) und Einleitung rezidiv- bzw. verschlechterungsprophylaktischer Maßnahmen. Hierzu gehört eine enge Zusammenarbeit mit den niedergelassenen und einweisenden Haus- und Nervenärzten bzw. Psychiatern, Psychotherapeuten und Psychologen, aber auch Zusammenarbeit mit der Familie, mit stützenden Strukturen vor Ort in der Gemeinde.

1.4
Abschlußbemerkungen

Beim Behandlungskonzept von Depressionsstationen handelt es sich nicht um eine „neue Therapieform", sondern um eine zeitlich befristete, stationäre Bündelung all derjenigen Behandlungsmaßnahmen, die sich nach Forschung und klinischer Erfahrung für schwer depressive Menschen bewährt haben. Diese sind eingebettet in ein engmaschiges Netz sozialer Interaktion auf einer Station, die sich atmosphärisch durch Empathie und Akzeptanz, Zuwendung, Wertschätzung und Aktivierung des depressiv Kranken durch das gesamte Behandlungsteam auszeichnet.

Abschließend hierzu noch einige *Erfahrungen.* Die Befürchtung, die Zusammenfassung depressiv Kranker führe zu einem „Jammertal" und zu einer Verstärkung depressiven oder suizidalen Verhaltens, hat sich nicht bestätigt. Es gibt keine Steigerung von suizidalem Verhalten, keine Zunahme von Suiziden auf Depressionsstationen. Die Zusammenfassung Depressiver hat eher zu einem besseren Verständnis untereinander, zu einem besseren Verständnis des Patienten von therapeutisch-pflegerischer Seite, zu einem besseren Verständnis von z. B. depressiver Wahnsymptomatik, von Entwicklung suizidalen Verhaltens und zu einem offeneren Umgang mit diesen Problemen geführt. Es sei an dieser Stelle noch einmal unterstrichen, daß es sich beim Behandlungskonzept von Depressionsstationen um eine Konzeption für schwer und schwerst depressiv Kranke handelt, die in psychiatrischen Krankenhäusern vom Charakter des Schwerpunktkrankenhauses behandelt werden; damit um die Gruppe von 15 bis 20 % depressiv kranker Menschen in der Allgemeinbevölkerung, die in psychiatrischen Einrichtungen bisher auf durchmischten allgemeinpsychiatrischen Stationen aufgenommen wurden.

Typische Charakteristika der therapeutischen Atmosphäre von Depressionsstationen sind einerseits die *Vorgabe einer ordnenden Struktur* (verbindliche Tagesstruktur) sowie *empathisch-fürsorglicher Elemente* in der Beziehung, anderseits *Autonomie* und das subjektive *Wertgefühl fördernde Elemente*. Diese Kombination von fürsorglichen und fördernden Aspekten scheint gerade bei depressiven Patienten besonders günstig zu sein.

Depressive Patienten selbst empfinden die *Zusammenlegung mit gleich-kranken Menschen als Verbesserung ihrer Behandlungssituation* und sie fühlen sich innerhalb der depressiven Gruppe von Mitpatienten besser verstanden und akzeptiert. Auch die Vermittlung stellvertretender Hoffnung, daß auch die tiefste Depression wieder besser werden kann, und die Aktivierung in der Gruppe durch den Mitnahme-Effekt gelingen eher über Mit-Patienten als über Therapeuten und pflegerische Mitarbeiter.

Beobachtet wurde als *Vorteil* eine Abnahme depressiver Patienten in Lang-zeit- oder Pflegeheimbereichen von Kliniken, die über Depressionsstationen verfügen, sodann die größere Akzeptanz psychiatrischer Großkrankenhäuser im Umfeld durch Patienten, Angehörige, einweisende Ärzte hinsichtlich der Versorgung depressiv kranker Menschen sowie der Erwerb von Spezialkom-petenz einer Klinik bzw. ihrer Mitarbeiter im Bereich von depressionsbezoge-ner Psycho- und Pharmakotherapie.

Es sei nicht verschwiegen, daß der ständige Kontakt mit Depressiven zu einer *psychischen Belastung für Mitarbeiter* werden kann, die bei langjähriger Arbeit deutlich wird. Auf der anderen Seite ist zu fragen, ob dies nicht in glei-cher Weise für die Arbeit auf Psychotherapiestationen, auf Sucht- und im enge-ren Sinne Drogenstationen, auf Entwöhnungsstationen für alkoholkranke Menschen, auch auf gerontopsychiatrischen Stationen der Fall ist. Bezüglich depressiv Kranker ist nämlich auf seiten der Mitarbeiter eine gewisse Affinität erwünscht, die Fähigkeit zur affektiven Resonanz, um langfristig mit Depressi-ven arbeiten zu können. Diese Belastung der emotionalen Beziehungsfähig-keit, die ja auch im Alltagskontakt benötigt wird, erfordert von seiten der Kli-nik die Bereitstellung von *Supervisions- bzw. Balintgruppenarbeit,* von Fort-bildungsmöglichkeiten sowie die Einführung von Teamarbeit aller Berufs-gruppen.

Die *Entwicklung der klinischen Psychiatrie* und der stationären Behandlung psychisch Kranker in den letzten Dekaden zeigt zwei unterschiedliche Linien, eine außerstationäre und sogenannte sozialpsychiatrische Orientierung und eine Orientierung in Richtung *Verbesserung der inneren Differenzierung,* einer qualitativen Verbesserung der Behandlungs-, Unterbringungs- und Versor-gungsbedingungen von bestimmten Patienten- und Störungsgruppen. Eine dieser Linien in Richtung qualitativer Verbesserung ist die Einführung von sogenannten Depressionsstationen, wobei es sich hier wie bereits ausgeführt nicht um eine neue Therapieform, sondern um die zeitlich befristete Bünde-lung von Therapiemaßnahmen in einem gesamtstationär förderlichen und antidepressiven Rahmen handelt, wozu Beziehungspflege, empathische und bedingungsfreie Fürsorge, aktivierende Maßnahmen, Psychotherapie, kör-perbezogene und kreative Therapieangebote, sozialarbeiterische und systemi-sche und selbstverständlich auch biologisch-psychopharmakologische Maß-nahmen gehören (s. Tabelle 7).

Einzelgespräche (z. T. plus tägliche Visite)	im Mittel 2 × pro Woche	**Tabelle 7.** Routine-Therapieangebot, Depressionsstationen (15 Depressionsstationen, davon 13 BRD und 2 Schweiz Stand 1995 (nach Wolfersdorf et al. 1995)
Gruppentherapie	im Mittel 2 × pro Woche	
Familien-, Angehörigengespräche	grundsätzlich ja, methodisch nach Bedarf	
Angehörigengruppe	bei 10 Depressionsstationen regelhaft ca. drei-wöchentlich	
Entspannungstherapie	im Mittel 3 – 4 mal wöchentlich	
Ergotherapie (BT)	im Mittel 3 – 4 mal wöchentlich	
Musiktherapie	bei 11 Depressionsstationen regelhaft 2 × pro Woche	
Bewegungstherapie	bei 11 Depressionsstationen regelhaft ca. 3 × pro Woche	
Sport, Gymnastik	bei 14 Depressionsstationen ca. 3 × pro Woche	
Physikalische Therapie	bei Bedarf	
Antidepressiva	regelhaft wenn indiziert (ca. 85 % Pat)	
Neuroleptika	selten, nach Bedarf	
Tranquilizer	selten, nach Bedarf	
Hypnotika	nach Bedarf	
Schlafentzug	bei 14 Depressionsstationen bei Bedarf	
Lichttherapie	bei 10 Depressionsstationen, selten, bei Bedarf	
Freizeitangebot	regelhaft	
Schwimmen	bei 10 Depressionsstationen 1 – 2 × pro Woche	

1.5
Literatur

Heuft G, Hrubesch C, Guth H, Kayser H (1985) Erste Erfahrungen mit einer psychiatrisch-psychotherapeutisch konzipierten Depressionsstation. Auseinandersetzung mit der Gegenübertragung. In: Wolfersdorf M, Wohlt R, Hole G (Hrsg) Depressionsstationen. Roderer, Regensburg , S 46 – 55

Hole G, Wolfersdorf M, Kopittke W (1992) Special depression treatment wards in the Federal Republic of Germany: A survey. The European Journal of Psychiatry 6, 3, 133 – 142

Hole G (1985) Depressionsstationen. Idee, Erfahrungen, Konsequenzen. Festschrift „25 Jahre Basler Psychiatrie" unter Leitung von Prof. Dr. Paul Kielholz, PUK Basel, Schweiz, März 1985

Janssen PI (1987) Psychoanalytische Therapie in der Klinik. Klett-Cotta, Stuttgart

Kepinski A (1974) Melancholia. PZWL, Warschau, Polen

Laux G (1989) Probleme bei der Einrichtung der Depressionsstation am Psychiatrischen Landeskrankenhaus Weinsberg. Ein erster Erfahrungsbericht. In: Wolfersdorf M, Wohlt R, Hole G (Hrsg) Depressionsstationen. Roderer, Regensburg, S 32 – 45

Müller B (1989) Konzept der Depressionsstation des PLK Zwiefalten. (Bericht beim Arbeitskreis Depressionsstationen am 27.06.1989 im PLK Zwiefalten, unveröffentlichtes Manuskript)

Müller C (1989) Wandlungen der psychiatrischen Institutionen. In: Kisker KP et al. (Hrsg) Psychiatrie der Gegenwart 9. Springer, Berlin Heidelberg New York Tokyo, S 339 – 368

Rydman L (1992) The affective disorder clinic. A specialized setting. In: Vahl ER, Garviria FM, Flaherty JA (eds) Affective diesorders. Year book medical publishers, Chicago, London, pp 345–359

Streeck U (1991) Klinische Psychotherapie als Fokalbehandlung. Zeitschrift f. Psychosomatische Medizin 37: 3–13

Szczesny R (1986) Beschreibung der Depressionsstation in Kalkar. (Bericht beim Treffen des Arbeitskreises Depressionsstationen am 01.07.1986, PLK Reichenau/Konstanz, unveröffentlichtes Manuskript)

Szczesny R (1992) Die Entwicklung der Depressionsstation der Rheinischen Landesklinik Bedburg-Hau 1986–1990. Eine Studie zur Konzeption und Klientel einer Spezialstation für Depressive am Psychiatrischen Krankenhaus. Med. Diss., Fakultät für Klinische Medizin, Universität Ulm, Ulm (Donau)

Wolfersdorf M (1995) Depressive Störungen. Phänomenologie, Aspekte der Psychodynamik und -therapie. Psychotherapeut 40: 330–347

Wolfersdorf M, Bretschneider S, Demhartner D et al. (1995) Standards stationärer Depressionsbehandlung auf Depressionsstationen. Krankenhauspsychiatrie 6: 63–69

Wolfersdorf M, Grünewald I, Bahnmüller J, Hole G (1993) Depressionsstationen heute. TW Neurologie Psychiatrie 7: 31–41

Wolfersdorf M, Grünewald I, Lehle B, et al. (1994) Depressionsstationen. Spezialisierung in der stationären Depressionsbehandlung. Psycho 20: 14–20

Wolfersdorf M, Bahnmüller J, Bretschneider S et al. (1988) Depressionsstationen. Eine Übersicht zum heutigen Stand. Psychiatrische Praxis 15: 134–141

Wolfersdorf M (1988) Konzepte und Therapieangebote von Depressionsstationen. Schweizer Archiv f Neurologie und Psychiatrie 139(1): 77–87

Arbeitskreis der Depressionsstationen. Geschichtliche Entwicklung und Bedeutung für die tägliche Arbeit

B. Lehle

Eine heute für die Mitarbeiterinnen und Mitarbeiter der Depressionsstationen selbstverständliche Einrichtung, die dreimal jährlich stattfindenden Treffen der Depressionsstationen, haben ihren Ursprung in der Suche nach einem Forum, in dem über diese Spezialisierung der Behandlung in einem psychiatrischen Großkrankenhaus Informationen ausgetauscht werden können. Die Frage, ob die Konzentration von depressiven Menschen mit dem der Krankheit innewohnenden hohen Suizidrisiko auf einer Station sowohl für Patienten als auch für Personal zu bewältigen ist, begleitete die Entwicklung und Diskussion um jede neue Depressionsstation. Die eigenen Sorgen und Ängste führten sehr rasch zur Kontaktaufnahme mit den Vertretern an denjenigen Kliniken, die bereits über eine spezielle Station zur Behandlung depressiver Patienten verfügte. So sind die Vorläufer des heutigen Arbeitskreises in den informellen Gesprächen und Kontakten, die vom heutigen Zentrum für Psychiatrie Reichenau Ende der 70er/Anfang der 80er Jahre zur Depressionsstation am Zentrum für Psychiatrie Weissenau geknüpft wurden, zu sehen. Die Entfernung von nur ca. 30 Kilometern ermöglichte eine unkomplizierte Kontaktaufnahme und einen Austausch über die anstehenden Probleme. Hier stand besonders der Umgang mit der offenen Stationstür, die Suizidalität und die Frage im Vordergrund, ob es eine spezifische Behandlungsmöglichkeit für depressive Menschen gibt, und wenn ja, wie diese aussieht. Es stellte sich zwangsläufig die Frage, wie die Beziehung des Personals zu den Patienten angemessen zu gestalten ist. Aber auch die Frage nach dem Setting wurde aufgeworfen. Die Fragen, ob ein Teil der Behandlung in der Gruppe stattfinden kann, oder der Schwerpunkt ausschließlich bei Einzelgesprächen mit den Therapeuten zu sehen ist, wurde sehr früh aufgeworfen. Im Bereich des Pflegepersonals wurden ebenfalls die Kontakte mit dem Patienten sehr früh thematisiert. Auf einigen Stationen entwickelte sich ein spezielles Bezugspersonensystem.

Diese Fragen führten zwischen 1983 und 85 zu den ersten beiden Weissenauer Arbeitstagungen über diese spezielle Behandlungsart (Wolfersdorf et al., 1983; Wolfersdorf et al., 1985).

Bereits in den Vorbereitungsgruppen zu diesen Tagungen wurden verschiedenste Themen inhaltlich diskutiert, beispielsweise Themen der Dokumentation oder Probleme älterer depressiver Menschen. Neben den damaligen Vertretern der psychiatrischen Krankenhäuser Weissenau und Reichenau nahm als Vertreter des Lehrstuhles Klinische Psychologie der Universität Konstanz Martin Hautzinger teil.

Beim Vorbereitungstreffen für die 2. Arbeitstagung wurde am 12.3.84 der Beschluß über die Gründung eines kontinuierlichen Arbeitskreises getroffen. Erst ein gutes Jahr später, am 13.5.1985, erfolgte dann das erste Treffen in Weissenau, zu denen neben den beiden bereits genannten Kliniken auch Vertreter der Landesklinik Nordschwarzwald in Calw-Hirsau sowie Herr Hautzinger von der Universität Konstanz von Herrn Wolfersdorf eingeladen wurden.

Interessant ist die ursprünglich von den vier Vertretern laut Protokoll gewünschte Zielsetzung:

Es soll ein Austausch auf einem höheren, anspruchsvollem, klinisch-wissenschaftlichem Niveau stattfinden. Auch sollte der Arbeitskreis nicht mehr als zwölf Mitarbeiter umfassen. Als Ziel wurde festgelegt, sich drei- bis viermal an jeweils einem Nachmittag abwechselnd in einer Klinik zu treffen. Alle zwei Jahre sollte eine größere Veranstaltung in Weissenau stattfinden. Diese sollte sich an der im Januar 1985 stattgefundenen 2. Arbeitstagung orientiert (Protokoll zum Treffen am 13.5.1985 nach Wolfersdorf).

Einige dieser Wünsche wurden nicht eingelöst. Bereits das 2. Treffen begann mit einem Arbeitsbericht der einzelnen Stationen. Diese pragmatische, an der alltäglichen Arbeit orientierte Thematik zieht sich wie ein roter Faden bis zu den heutigen Treffen 1997 durch. Im Vordergrund steht die Vermittlung der eigenen Praxis an die Vertreter der anderen Stationen und die gemeinsame Diskussion darüber. Durch den Umstand, daß jede veranstaltende und einladende Station das Programm gestaltet und damit eigene Schwerpunkte setzen konnte, wurde der individuelle Charakter der Treffen erhalten. Vielleicht auch als Anlehnung an die Probleme der Patienten entwickelte sich eine Kultur des Sprechens über die eigenen Probleme und Schwierigkeiten im Umgang mit den Patienten. Möglicherweise ist auch der ständige Umgang mit Sinnfragen des Lebens und der Konfrontation mit der Suizidalität eine Triebkraft, sein eigenes Handeln ständig zu hinterfragen.

So entwickelte sich, dem Vorsatz zuwider, eine pragmatische, an den Alltagsproblemen des Personals im Umgang mit ihren Patienten orientierte Thematik. Daß hierbei das Pflegepersonal aller Kliniken eine wichtige, tragende und gestaltende Aufgabe übernahm, soll besonders hervorgehoben werden. Dies zeigt sich auch daran, daß die ursprünglich geplante Größe von 12 Teilnehmern bereits beim 5. Treffen überschritten war und heute zu den Treffen 60 bis 80 Teilnehmer kommen. So entstand, lange vor der heute aktuellen Qualitätssicherungsdiskussion, ein Forum, in dem ein gegenseitiges Lernen im Vordergrund steht. Eine gegenseitige Fortbildung über relevante Themen wurde ermöglicht und durch die berufsübergreifende und große Teilnahme eine breite Wissensbasis vermittelt. Diese Qualitätssicherung fand auf der Basis eines Gesamtkonzeptes statt, das in der Behandlung depressiver Menschen die psychotherapeutische, pflegerische und medikamentöse Behandlung zu vereinen versucht (Wolfersdorf et al. 1994).

Zum 20. Jahrestag der Gründung der Weissenauer Depressionsstation wurde die Geschichte und Entwicklung des Arbeitskreises anhand der Protokolle zusammengetragen. Dies zur Anerkennung aller beteiligter Mitarbeiter, aber auch besonders für die Weissenauer Kolleginnen und Kollegen, die über die Jahre diesen Arbeitskreis immer wieder mit Leben erfüllt haben.

2.1
Treffen des Arbeitskreis Depressionsstationen

Tag	Ort	Thema	Teil-nehm.
12.03.84	Weissenau	Treffen der Mitarbeiter der Depressionsstationen Reichenau und Weissenau 1. Altersdepression 2. Dokumentation 3. Wunsch nach Intensivierung der Zusammenarbeit – Beschluß über die Gründung eines Arbeitskeises der Depressionsstationen 4. Vorbereitung der zweiten Arbeitstagung in Weissenau	
18.01.85	Weissenau	2. Arbeitstagung der Depressionsstation	
04.04.85		Einladungsschreiben des Arbeitskreises der Depressionsstationen an die PLK's Weissenau, Reichenau, Hirsau und an die Universität Konstanz/Dr. Hautzinger	
13.05.85	1. Treffen Weissenau	Definition des Arbeitskreises: Es sollte ein Austausch auf einem höheren, anspruchsvollem klinisch-wissenschaftlichem Niveau stattfinden. Auch sollte der Arbeitskreis möglichst nicht mehr als 12 Mitarbeiter umfassen. Als Ziel wurde festgelegt, sich 3- bis 4mal an jeweils einem Nachmittag abwechselnd in einer Klinik zu treffen: Alle zwei Jahre sollte eine größere Veranstaltung in Weissenau stattfinden. Diese sollten sich an der im Januar 1985 stattgefundenen 2. Arbeitstagung orientieren.	4
29.10.85	2. Treffen Weissenau	1. Gruppenarbeit mit Depressiven – Arbeitsbericht der einzelnen Stationen 2. Planung und Organisation einer Basisdokumentation für spätere Katamnesen (Hautzinger)	3
25.02.86	3. Treffen Calw-Hirsau	Neu hinzugekommen: Bedburg-Hau 1. Erfahrung in der Behandlung wahnhaft Depressiver auf unseren Depressionsstationen (Referat: M. Wolfersdorf) 2. Diskussion der Beiträge	

Tag	Ort	Thema	Teil-nehm.
01.07.86	4. Treffen Reichenau	1. Aufgabenstellung der einzelnen Depressionsstationen 2. Konkurrenzprobleme innerhalb der PLK's 3. Personelle Situation der einzelnen Depressionsstationen 4. Besichtigung der Station Neu hinzugekommen Günzburg	4 PLK ca. 10 Pers.
11.11.86	5. Treffen Günzburg	1. Besichtigung 2. Therapeutische Methodik Neu hinzugekommen Zwiefalten	6 PLK 20 Pers.
10.03.87	6. Treffen Weissenau	1. Darstellung des Therapieverlaufes eines Patienten 2. Umgang mit suizidalen depressiven Menschen	
30.06.87	7. Treffen Calw-Hirsau	Unterschiede zwischen depressiven Patienten mit suizidalen Handlungen und solchen Depressiven ohne suizidales Verhalten Neu hinzugekommen Ingolstadt	6 PLK 24 Pers.
27.10.87	8. Treffen Weissenau	1. Zehn Jahre Weissenauer Depressionsstation zwischen Alltag und Forschung 2. Aufruf von Herrn Wolfersdorf, die Jubiläen der Depressionsstationen zu feiern und diese Anlässe zur Reflexion zu benutzen	
12.04.88	9. Treffen Zwiefalten	Entwicklung und Probleme der bisherigen Depressionsstationen	6 Kliniken 27 Pers.
13.09.88	10. Treffen Günzburg	1. Zur chronischen Depression – Definitionsprobleme, Behandlungsansätze 2. Chronische Depression – Erfahrungen der Günzburger Station 3. Erfahrungen mit Serumspiegelmessungen von Antidepressiva bei depressiven Patienten	7 Kliniken
06.12.88	11. Treffen Reichenau	1. Ergotherapie/Beschäftigungstherapie am PLK Reichenau 2. Konzept der Depressionsstation am Klinikum Ingolstadt 3. Versorgung versus Behandlung	7 PLK 41 Pers.
04.04.89	12. Treffen in Ingolstadt	1. Vorstellung der Depressionsstation 2. Informationspunkte 3. Bericht zur Depressionsstation Rhein. Landesklinik Bedburg-Hau 4. „Depression und Suizidalität"	41 Pers.
27.06.89	13. Treffen Zwiefalten	1. Erfahrungsberichte zu „1 Jahr Depressionsstation am PLK Zwiefalten" 2. Vorstellung „Vergleichsstudie" Weissenau + Reichenau 3. Umgang mit Suizidalität auf den Depressionsstationen	7 PLK ca. 40 Pers.

Tag	Ort	Thema	Teil-nehm.
26.09.89	14. Treffen Günzburg	1. Kasuistische Darstellung eines schwierigen lang-wierigen Behandlungsverlaufes 2. Bedeutung der Morgenrunde im stationären Behandlungskonzept 3. Therapeutische Gesprächsführung unter besonderer Berücksichtigung der „Triangulierung"	7 PLK ca. 40 Pers.
24.03.90	15. Treffen Calw-Hirsau	Fünf-Jahres-Feier der Depressionsstation	
04.09.90	16. Treffen Reichenau	1. Alte depressive Menschen in unseren Depressions-stationen: Wie werden wir ihnen gerecht? 2. Hinzugekommene Depressionsstationen: Wehnen, Haldensleben, Quakenbrück	9 PLK 51 Pers.
04.12.90	17. Treffen Günzburg	Fünf-Jahres-Feier 1. Ältere Patienten auf der Depressionsstation: Werden wir ihnen gerecht? 2. Können jüngere Patienten auf der Depressions-station adäquat behandelt werden? 3. Fünf Jahre Depressionsstation im Bezirkskranken-haus Günzburg – Überlegungen zur bisherigen Entwicklung	7 Klini-ken 43 Pers.
18.06.91	18. Treffen Ingolstadt	1. Medikamentöse Behandlung auf der Depressions-station	9 PLK ca. 50 Perso-nen
19.10.91	19. Treffen Reichenau	Zehn-Jahres-Feier der Depressionsstation 1. Psychodynamische Aspekte der neurotischen Depression 2. Die endo-neurotische Depression – Diagnostischer Ansatz und therapeutische Konsequenzen 3. Depressionsstation – Neue Versorgungskonzepte in der klinischen Psychiatrie 4. Entstehungsgeschichte der Reichenauer Depres-sionsstation 5. Krankenpflege bei Depression 6. Heutiger Stand und Arbeitsweise der Reichenauer Depressionsstation	
15.11.91	20. Treffen Basel	1. Schlafentzug und Licht als adjuvante Therapiemög-lichkeit 2. Fallvorstellung 3. Symposion über Geschichte und Entwicklung der Spezialabteilung für Depressionen	
29.06.92	21. Treffen Weissenau	1. Kurze Information zu den einzelnen Depressions-stationen von 13 Kliniken (inklusiv der beiden Schweizer Stationen) 2. Arbeitskreis Depressionsstationen: Derzeitiger Stand und mögliche Entwicklung 3. Erste Sprecherwahl	7 PLK ca. 30 Perso-nen
18.09.92	22. Treffen Weissenau	Fünfzehn-Jahres-Feier	

Tag	Ort	Thema	Teil-nehm.
06.04.93	23. Treffen Zwiefalten	1. Zwiefalter Depressionsstation – 5 Jahre Erfahrung mit einem integrierten Behandlungskonzept 2. Die integrative Gruppe – Möglichkeiten der Zusammenarbeit von Gestaltungstherapie und Bewegungstherapie bei Depressiven. Ein Erfahrungsbericht. 3. Wer hören willen kann auch fühlen – Musiktherapie 4. Ergebnisse einer Studie zur chronischen Depression	7 Kliniken 60 Pers.
10.09.93	24. Treffen Bedburg-Hau	1. Besichtigung 2. Entwicklung der Depressionsstation mit Klientel und Behandlungsdaten 3. Erste Erfahrungen des Sozialpädagogen in der Arbeit mit Depressiven 4. Mitarbeiter aus dem Bericht Kreativtherapie (Drama-, Tanz-, Musik- und Kunsttherapie) berichten ihren therapeutischen Ansatz auf der Depressionsstation	
30.11.93	25. Treffen Günzburg	1. Therapieplanung bei einer depressiven Patientin 2. Therapieverlauf einer depressiven Patientin – Demonstriet an Bildern aus der Maltherapie 3. Maltherapie auf der Depressionsstation	8 Kliniken ca. 50 Pers.
15.04.94	26. Treffen Quaken-brück	1. Besichtigung 2. Anschließend drei parallele Workshops zu den Themen: a) erste stationäre Behandlung – und dann? b) Teamarbeit: Nur ein Lippenbekenntnis? c) „Wir wissen, was gut für sie ist!"	
23.09.94	27. Treffen Remscheid	1. Einführung 2. Psychoedukative Angehörigengruppe 3. Drei parallel verlaufende Arbeitsgruppen: a) Zusammenarbeit zwischen Stationsteam und den Angehörigen während einer stationären Behandlung. b) Paar- und Familientherapie bei depressiven Patienten c) Depressionen aus der Mehrgenerationsperspektive	60 Pers.
25.11.94	28. Treffen Reichenau	1. Besichtigung 2. Bezugspersonensystem auf der Depressionsstation 3. Falldarstellung aus der Sicht der Bezugsperson – Falldarstellung einer rezidivierenden Depression aus Sicht des Einzeltherapeuten 4. Arbeitsgruppen zu den Referaten	13 Kliniken 70 Pers.
12.05.95	29. Treffen Günzburg	Zehn-Jahres-Feier 1. Besichtigung 2. Erfahrungsbericht 3. Kunsttherapie am Beispiel einer Patientin 4. Ausländische Patienten – Mit Fallbeispiel	90 Pers.

Tag	Ort	Thema	Teil-nehm.
06.10.95	30. Treffen Zwiefalten	1. Besichtigung 2. Gedanken zum Leitthema: Veränderungen 3. Anschließende Arbeitsgruppen a) Veränderunen der Anforderungen an die Depressionsstationen b) Veränderungen des Aufgabengebietes für das Pflegepersonal c) Veränderungen im nosologischen Spektrum d) Verändert die Arbeit mit Depressiven uns selbst	ca. 20 Klin. 70 Pers.
01.12.95	31. Treffen Hildburg-hausen	1. Besichtigung 2. Die Rolle des Arbeitskreises am Aufbau unserer Depressionsstation 3. Einfluß gesellschaftlicher Faktoren auf Entstehung und Aufrechterhaltung depressiver Störungen am Beispiel der sogenannten „Wende" 4. Fallbeispiel zum Thema	60 Pers.
29.03.96	32. Treffen Wehnen	1. Besichtigung 2. Depressionsstation im LKH Wehnen: Konzeptergebnis – Perspektiven 3. Der Körper als Fokus für die Selbst- und Fremdwahrnehmung in der Therapie depressiver Störungen 4. Falldarstellung 5. anschließend fünf Arbeitsgruppen: a) Depressionen – Eine typisch weibliche Art der Lebens- und Konfliktbewältigung b) Ergotherapie auf der Depressionsstation c) Vom Teamgedanken zur funktionsfähigen Teamarbeit d) Körper- und Sozialerfahrung: Lassen Sie sich überraschen! e) Suizidalität auf der Depressionsstation: Diagnostik, Therapie, Dokumentation	ca. 100 Pers.
27.09.96	33. Treffen Bedburg-Hau	Zehn-Jahres-Feier 1. Besichtigung 2. Zehn Jahre Bestehen der Depressionsstation: Aktuelle Entwicklungssituation 3. Selbsthilfegruppe als Ergänzung des Systems etablierter medizinischer und sozialer Gesundheitsdienste 4. Wieviel Therapie braucht ein Depressiver? 5. Möglichkeiten und Grenzen der multidisziplinären Arbeit auf der Depressionsstation – Weiterführende Gedanken über eine musiktherapeutische Untersuchung	25 Kliniken 70 Pers.
15.11.96	34. Treffen Weissenau	20-Jahr-Feier 1. Begrüßung und Bericht zum aktuellen Stand des Arbeitskreises 2. Wege entstehen indem man sie geht. Methoden der Sozialarbeit im Behandlungskonzept der Depressionsstation Weissenau 3. Arbeitsgruppen	

2.2
Ausblick

Aufgrund der Größe des Arbeitskreises und der bundesweiten Streuung gestaltet sich der Aufwand heute größer als in den Anfangstagen. Dem wurde mit der Umstrukturierung Rechnung getragen, daß eines der drei Treffen pro Jahr einen ganztägigen Charakter haben soll. Ob langfristig eine Aufteilung in Regionalgruppen notwendig wird, wird auch durch die ökonomischen Rahmenbedingungen beeinflußt werden. Die Notwendigkeit des Arbeitskreises steht außer Zweifel, da hierdurch besonders den neuen Stationen eine adäquate Starthilfe vermittelt werden kann.

Daß jedoch der Vorsatz der Hilfestellung in einzelnen Fällen zu einer Begrenzung der eigenen Fähigkeiten führt, konnte eindrücklich in einem Referat von Frau Hölzel in Hildburghausen gezeigt werden. Jede Station verfügt über eine regional und personell verschiedene, individuelle Arbeitskultur. Hölzel zeigte, wie die Akzeptanz der individuellen Stationsgestaltung auf der Basis des Arbeitskreises zu einer optimalen Arbeitseffizienz führt. Dies zeigte sich auch in den Diskussionsbeiträgen aus verschiedenen Therapierichtungen beim Reichenauer Arbeitskreistreffen 1993. Hier wurde eine Fallgeschichte unter verhaltenstherapeutischer, systemischer und psychoanalytischer Sicht betrachtet.

20 Jahre nach Gründung der Weissenauer Depressionsstation und 11 Jahre nach dem ersten Treffen des Arbeitskreises der Depressionsstationen läßt sich festhalten, daß sich das Konzept der spezialisierten Behandlung depressiver Menschen in Landeskrankenhäusern mit Pflichtversorgung durchgesetzt hat. Der Arbeitskreis leistet hierbei eine wichtige Funktion, das bestehende Wissen an die neuen Stationen zu vermitteln als auch den eigenen Wissensstand ständig weiter zu entwickeln und hierdurch einen Qualitätsstandard auf breiter Ebene zu sichern.

2.3
Literatur

Wolfersdorf M., Straub R, Hole UG (Hrsg) (1983) Depressiv Kranke in der Psychiatrischen Klinik. Zur Theorie und Praxis der Diagnostik und Therapie. (1. Weissenauer Arbeitstagung zum Thema „Depressiv Kranke in der Psychiatrischen Klinik" am 3. Juni 1983)
Wolfersdorf M., Wolth, R, Hole UG (Hrsg) (1985) Depressionsstationen, Erfahrungen, Probleme und Untersuchungsergebnisse bei der Behandlung stationär depressiver Kranker. (2. Weisseneuer Arbeitstagung zum Thema „Depressionsstationen – Erfahrungen und Probleme" am 18. Januar 1985) S. Roder Verlag, Regensburg
Wolfersdorf M, Grünewald I, Lehle B et al. (1994) Depressionsstationen, Spezialisierung in der stationären Depressionsbehandlung. Psycho I/2: 14–20

Zur Prozeß- und Ergebnisqualität der stationären Depressionsbehandlung am Beispiel dreier Kliniken mit Depressionsstationen

M. Wolfersdorf, R.-D. Stieglitz, A. Ruppe, F. Keller, A. Hölzel, N. Schulte, A. Wassenberg-Harms, P. Schuhmann, P. Schütz und M. Berger

3.1
Einleitung

„Qualitätssicherung" hat als neues Stichwort in den letzten Jahren nahezu stürmisch Eingang in das Vokabular der klinische Psychiatrie gefunden. Dabei hat „Qualitätssicherung (QS)" in der Medizin und auch in der Psychiatrie eine lange Tradition, bekommt jedoch auf der Basis der rechtlichen Grundlage für qualitätssichernde Maßnahmen gesetzliches Gewicht. Denn Qualitätsmanagement gehört seit dem Inkrafttreten des Gesundheits-Reformgesetzes 1989 und des Gesundheits-Strukturgesetztes 1993 zu den gesetzlichen Aufgaben von Krankenhäusern, damit auch von psychiatrischen Einrichtungen.

Ein Blick auf den Prozeß der Annäherung der klinisch-wissenschaftlichen Psychiatrie an dieses Thema in den letzten Jahren zeigt als erstes drei Symposiumsbände (Gaebel 1995, Haug u. Stieglitz 1995, Berger u. Gaebel 1997), die den Versuch einer Standortbestimmung, einer Diskussion unterschiedlicher Probleme z. B. aus dem methodischen Bereich, erste Ansätze einer Umsetzung in die psychiatrische Krankenversorgung diskutieren. Stieglitz et al. (1997) haben die methodische Problematik am Beispiel eines Pilotprojektes zur Qualitätssicherung der stationären Behandlung depressiv Kranker zusammengefaßt und auf die Probleme Dokumentation, Instrumentarium zur Erfassung von Variablen der Prozeß- und Ergebnisqualität, Kosten z. B. für Dokumentationsaufgaben sowie motivationale Faktoren bei der Durchführung von Qualitätssicherungsprojekten in primär der Versorgung von Patienten und Ausbildung von FachärztenInnen verpflichteten Krankenhäusern hingewiesen.

„Qualität" gilt nach Selbmann (1995) als Grad der Übereinstimmung zwischen dem Erreichten und dem bei gegebenen strukturellen Rahmenbedingungen und derzeit existierendem medizinischen Wissen Erreichbaren, es geht also um die Überprüfung einer Korrespondenz zwischen bereits Erreichtem und bei gegenwärtigem medizinisch-psychiatrischen Wissensstand Erreichbaren (Stieglitz et al. 1997). Die Messung von Qualität erfolgt durch den Vergleich eigener Ergebnisse mit festgelegten und allgemein akzeptierten Qualitätsindikatoren mit definierten Referenzbereichen. Die Festlegung objektiv meßbarer Qualitätsindikatoren, die Wichtigkeit der Indikatoren und ihre Bedeutung für Qualitätsbeurteilung, die Festlegung von quantitativen Qualitätskriterien und -standards wird dabei notwendige Aufgabe von den jeweiligen fachtätigen Expertengruppen, die im Rahmen von Konsensus-Konferenzen Indikatoren wie auch deren Referenzbereiche für eine vergleichende sogenannte externe, aber auch für die interne Qualitätsüberprüfung vorlegen. Zu diesem Stichwort – „Qualitätsstandards", „Qualitätsindikatoren" – sind ebenfalls eine Reihe von Publikationen in den letzten Jahren vorgelegt worden; z. B. haben F. Reimer (1992) und andere in einem allgemeinen Überblick versucht, sich dieser Fragestellung zu nähern, Cording et al. (1995) taten ähnliches für den Bereich der Suchttherapie, Bell et al. (1996) diskutierten Qualitätssicherungsmaßnahmen in der psychotherapeutischen Medizin; dies als nur wenige Hinweise. Daß sich auch gesetzliche Krankenkassen, Krankenhausgesellschaften und Landesärztekammern mit dieser Thematik in den letzten Jahren zunehmend beschäftigen, zeigen die Einrichtung eines Ausschusses „Qualitätssicherung" z. B. in Baden-Württemberg, wobei das Interesse der LÄK, hierfür verantwortlich zu zeichnen, offensichtlich ist (Zwirner 1996), bzw. die Ausführungen von Kolkmann als Präsident der LÄK Baden-Württemberg, der im Rahmen des gesundheitspolitischen Forums der Betriebskrankenkassen in Baden-Württemberg zum Thema „Qualitätssicherung in der Medizin" in einigen Thesen die Positionen der Ärzteschaft zur medizinischen Qualitätssicherung formulierte: Medizinische Qualitätssicherung stehe im Dienste der Patientenversorgung, diene nicht primär der Verbesserung der Wirtschaftlichkeit, müsse problem- und ergebnisorientiert, koordiniert und angemessen sein. Transparenz, Kommunikation und Kooperation seien Voraussetzung erfolgreicher Qualitätssicherung und -verbesserung. Sie habe nur eine Chance auf Verwirklichung, wenn sie vom Bestreben des Einzelnen getragen werde, hochwertige Leistung zu erbringen und das eigene Tun kontinuierlich zu überprüfen und mit anderen zu vergleichen. Und nicht zuletzt, Qualität habe auch ihren Preis (zitiert nach Dreher 1996). Auf die methodischen Probleme, z. B. im Rahmen der Erfassung der Ergebnisqualität – die im übrigen heute noch am einfachsten zu messen ist, da sie sich an jahrzehntelange Erfahrung in der Therapieforschung anlehnen kann – haben z. B. Kuhlmann et al. (1996), Stieglitz et al. (1997) sowie Stieglitz und Haug (1995), auf die Probleme der Qualitätssicherung mittels Basisdokumentation vor allem Cording (1995a,b) hingewiesen.

In der *Qualitätssicherung* wird üblicherweise zwischen *„externer"* und *„interner" Qualitätssicherung* unterschieden; erstere erfordert einen fachlichen Konsens über meßbare Qualitätskriterien oder gar -standards sowie deren Referenzbereiche und die Bereitschaft verschiedener Kliniken, sich miteinander vergleichen zu lassen. Letztere benötigt die Bereitschaft zur internen Definition von Qualitätsmanagement-Projekten, zur berufsgruppenübergreifenden Zusammenarbeit in Qualitätszirkeln und zur Bereitschaft, eigene Struktur- und Prozeßqualitätskriterien zu definieren, zu überprüfen und am Ergebnis zu messen. Letztere ist unter ökonomischen Gesichtspunkten die „billigere" von Qualitätsbeurteilung in psychiatrischen Kliniken, erstere erfordert intensive Datenerhebung, Dokumentation („Monitoring von Prozeß- und Ergebnisqualität"), benötigt Personalstellen und Arbeitsaufwand, ist also kostentechnisch teuer. So ist der 1996 vom Bundesministerium für Gesundheit bzw. der entsprechenden Projektgruppe vorgelegte „Leitfaden zur

Qualitätsbeurteilung in Psychiatrischen Kliniken" als außerordentlich verdienstvoll zu bezeichnen, zielt aber nur auf die interne Qualitätssicherung ab und ist in seiner Umsetzbarkeit an den realen Möglichkeiten zu diskutieren. Dennoch ist er ein erster Ansatz, interne Qualitätssicherungsmaßnahmen anzugehen. Ähnlich wurden von der Projektgruppe „Qualitätssicherung der stationären Depressionsbehandlung in Baden-Württemberg" erste Erfahrungen und Ergebnisse einer Überprüfung der stationären Depressionsbehandlung vorgestellt, wobei es sich sowohl um Aspekte der externen wie auch der internen Qualitätssicherung auf der Ebene von Prozeß- und Ergebnisqualität handelt (Übersicht siehe Wolfersdorf et al. 1997a,b, Stieglitz et al. 1997). Ziel dieses Modellprojektes war die Messung der Ergebnis- und Prozeßqualität bei Depressiven in stationärer psychiatrischer Behandlung, wobei abschließend unterstrichen wird, daß, wie am Beispiel der Tracerdiagnose Depression gezeigt werden konnte, derartige Untersuchungen zur Prozeß- und Ergebnisqualität auch im Rahmen einer üblichen psychiatrisch-psychotherapeutischen klinischen Versorgung möglich und sinnvoll sind (Wolfersdorf et al. 1997a). In Fortsetzung dieses Projektes hat sich aus dem Arbeitskreis der Depressionsstationen (Wolfersdorf et al. 1995) eine Projektgruppe „Qualitätssicherung Depressionsstationen" (siehe Autoren dieses Beitrages) gebildet, die unter Verwendung des in obigem Modellprojekt (Wolfersdorf et al. 1997a,b, Stieglitz et al. 1997) bewährten Instrumentariums eine Untersuchung zur externen Qualitätssicherung verschiedener Depressionsstationen (Weissenau, Hildburghausen, Wehnen) durchführte. Teilergebnisse zu diesem Projekt wurden an anderer Stelle vorgestellt (Wolfersdorf et al. 1997c), an dieser Stelle sollen insbesondere die Ergebnisse der Depressionsstation am ZfP Weissenau im Sinne einer internen Überprüfung von insbesondere Ergebnisqualität beschrieben werden.

3.2
Pilotprojekt „Qualitätssicherung Depressionsstationen"

Tabelle 1 gibt einen kurzen Überblick über die Komponenten der Qualitätssicherung, wie sie von Berger und Vauth (1995) zusammengefaßt wurden. Als Indikatoren für Ergebnisqualität (Tabelle 2) wurden z. B. Patientenereignisse, subjektive Zufriedenheit der Patienten, Gesundheitszustand im Vergleich zum Aufnahmebefund u. ä. erhoben. Tabelle 3 gibt einen Überblick über die verwendeten Erhebungsinstrumente (Stieglitz et al. 1997). Mit dem hier vorgestellten Instrumentarium wurde auch das Pilotprojekt „Qualitätssicherung der stationären Depressionsbehandlung in Baden-Württemberg" (Wolfersdorf et al. 1997a, Stieglitz et al. 1997) durchgeführt, so daß hierzu ausreichende Erfahrungen vorlagen. Auch für die Durchführung der Fremdratings lagen Trainingserfahrung vor, wenngleich eine gemeinsame Veranstaltung, z. B. ein Hamilton-Training, zwischen den verschiedenen drei Depressionsstationen nicht durchgeführt werden konnte. Jedoch weisen die Mitarbeiter in den drei untersuchten Depressionsstationen ausreichende und z. T. langjährige Erfah-

Tabelle 1. Komponenten der Qualitätssicherung. (Modifiziert nach Berger und Vauth, 1995)

Strukturqualität	
personelle Elemente:	Art und Anzahl des Personals, Ausbildung, fachliche Qualifikation
materielle Elemente:	Art und Umfang der materiellen Ausstattung (z.b. Räumlichkeiten)
organisatorische Elemente:	Aufbauorganisation
Systemelemente:	Art des Gesundheitssystems (Finanzierung, externe Regulierung)

Prozeßqualität
Orientierung an "good medical practice"
Psychiatrie-spezifisch: Vorgabe der Psych-PV
Technische Behandlung:	Diagnostische, somatische, pharmakologische, psychotherapeutische und andere Maßnahmen
Arzt (Therapeut)-Patienten-Verhältnis, Stationsklima Dokumentation

Ergebnisqualität
Patientenereignisse
Gesundheitszustand im Vergleich zum Aufnahmebefund
Subjektive Zufriedenheit
Rückfallgefährdung

Tabelle 2. Stationäre Depressionsbehandlung Indikatoren für Ergebnisqualität

Ergebnisqualität allgemein:	Aufenthaltsdauer
	Entlassungsart (Suizid, Suizidversuch?)
	Schweregrad bei Entlassung (CGI)
	Globales Funktionieren (GAF)
	Patientenzufriedenheit (z.B. ZUF)
depressionsspezifisch:	Entlassungswerte nach Hamilton-Depressionsskala
	Anteil schwerer bzw. leichter, keiner Depression bei Entlassung
	Suizidalität während Therapie (Suizidversuch, Suizid während Therapie)
	Begleitwirkungen von Antidepressiva, Psychotherapie

rung im Umgang mit Fremd- und Selbstbeurteilungsskalen und mit Dokumentationssystemen auf.

Beteiligt haben sich die Depressionsstationen der psychiatrischen Einrichtungen ZfP Weissenau in Ravensburg, Baden-Württemberg, des Fachkrankenhauses für Psychiatrie und Neurologie Hildburghausen in Thüringen und des Niedersächsischen Landeskrankenhauses Wehnen, Bad Zwischenahn, bei Oldenburg (Daten zur externen Qualitätssicherung werden üblicherweise anonymisiert mitgeteilt; für die nachfolgende Mitteilung liegt das Einverständnis der Depressionsstationen bzw. Klinikleitungen vor). Der Schwerpunkt liegt bei den Daten der Depressionsstation am Zentrum für Psychiatrie Weissenau in Ravensburg; eine Übersicht und ein externer Vergleich der drei Depressionsstationen findet sich bei Wolfersdorf et al. (1997c).

Tabelle 3. Erhebungsinstrumente (Stieglitz et al. 1997)

Zeitpunkt	Instrument	Abkürzung	Anzahl Variablen
Aufnahme	Dokumentationsbogen Aufnahme	DOKU-A	23 (davon 22 aus der BADO[1])
	Hamilton-Depressions-Skala	HAMD	
	Beck-Depressionsinventar	BDI	
Entlassung	Dokumentationsbogen Entlassung	DOKU-E	22 (davon 19 aus der BADO[1])
	Hamilton-Depressions-Skala	HAMD	21
	Beck-Depressionsinventar	BDI	21
	Zufriedenheit mit der Behandlung	ZUF-8	8
	Lebenszufriedenheit	FLZ	25
	Beurteilung des Behandlungsangebots	BBA	22

3.3
Depressionsstationen

3.3.1
Überblick

Ein kurzer Überblick soll die Stichprobe (Tabelle 4), die Ergebnisse der Prozeß- (Tabelle 5) und Ergebnisqualität (Tabelle 6) sowie der Patientenzufriedenheit (Tabelle 7) verdeutlichen. Zusammenfassend handelt es sich um eine schwer depressive Patientengruppe, wie sie üblicherweise in psychiatrischen Einrichtungen zu finden ist.

Die Ausführungen zur *Prozeßqualität* spiegeln die therapeutischen Konzeptionen der Depressionsstationen mit kombinierter Psychopharmaka- und Psychotherapie wider, wobei in den hohen Anteil von spezifischer Psychotherapie Einzelpsychotherapie klientenzentriert-interaktioneller, tiefenpsychologisch fundierter und verhaltenstherapeutischer Art sowie Gruppenpsychotherapie eingehen. Überraschend ist der hohe Anteil von Paar- und Familiengesprächen als integraler Bestandteil des Therapiekonzeptes.

Tabelle 4. Stichprobencharakteristik

	Drei Depressionsstationen (n = 149)	
Alter	47.1	(13.0)
weiblich	64%	(n=95)
Ersterkrankungsalter	36.7	(16.1)
Episodenanzahl	2.8	(3.1)
Anzahl 1. Episode	32%	(n=47)
1. stationäre Behandlung	5%	(n=85)
medikamentöse Vorbehandlung	82%	(n=122)
HAMD (Aufnahme)	22.8	(7.5)
BDI (Aufnahme)	25.3	(11.3)
CGI: deutlich-extrem oder schwer krank	85%	(n=127)

Tabelle 5. Prozeßqualität

	Drei Depressionsstationen (n = 149)	
Psychopharmaka	86 %	(n=128)
Kombinationsbehandlung	51 %	(n=76)
Substanzwechsel	20 %	(n=30)
Probleme bei Psychopharmakatherapie	23 %	(n=34)
spezielle Psychotherapie	99 %	(n=147)
Paar- und/oder Familiengespräche	30 %	(n=88)
spezielle Diagnostik	92 %	(n=137)

Tabelle 6. Ergebnisqualität

	Drei Depressionsstationen (n = 149)	
Depressionsschwere bei Entlassung:		
HAMD	6.7	(5.8)
BDI	8.6	(8.3)
GAF Veränderung: Aufnahme – Entlassung	31.4	(16.1)
Dauer des stationären Aufenthalts (ohne Pat. > 200 Tage)	51.5	(64.4)
CGI Zustandsänderung bei Entlassung:		
sehr viel, viel besser	80 %	(n=118)
wenig besser	19 %	(n=29)
unverändert	1 %	(n=1)
Einschätzung der Behandlungsdauer (Arzt):		
angemessen	80 %	(n=119)
zu kurz	14 %	(n=20)
zu lang	6 %	(n=9)

Tabelle 7. Patientenzufriedenheit mit der Behandlung

	Drei Depressionsstationen (n = 149)	
Gesamtwert (ZUF)	1.3	(4.9)
Zufriedenheit mit:		
Qualität der Behandlung	1.7	(.55)
Art der Behandlung	1.6	(.49)
Ausmaß der Hilfe	1.4	(.50)
Beh. im Großen u. Ganzen	1.5	(.71)
Klinik entsprach meinen Bedürfnissen	1.6	(.62)
Ich würde wiederkommen	1.3	(.48)
Behandlung half bei Problembewältigung	1.3	(.49)

1 = ausgezeichnet, eindeutig ja, sehr zufrieden
4 = schlecht, eindeutig nicht, ziemlich unzufrieden

Die Daten zur *Ergebnisqualität* spiegeln über alle drei Depressionsstationen eine deutliche Verbesserung der Symptomatik sowohl in den Fremdbeurteilungsskalen Hamilton-Depressionsskala, der Skala zur Beurteilung des globalen Funktionierens (GAF) sowie zur Verbesserung des Zustandes gegenüber Aufnahme (CGI) wider. Der Fragebogen „Zufriedenheit mit der Behandlung" (Fragebogen zur Zufriedenheit ZUF von Schmidt et al. 1989, 1992) zeigt u. a.

eine hohe Bereitschaft, bei erneuter depressiver Erkrankung sich wieder auf die jeweilige Depressionsstation in Behandlung zu begeben.

3.3.2
Depressionsstation am ZfP Weissenau

Auf der Depressionsstation des ZfP Weissenau konnten in der zweiten Jahreshälfte 1995 kontinuierlich 76 Patienten untersucht werden. Die Charakteristika dieser Stichprobe sind in Tabelle 8 zusammengefaßt; auch hier handelt es sich um eine schwer und schwerst depressiv kranke Klientel, was sich sowohl in den Fremd- als auch in den Selbstbeurteilungsskalen, in der Anzahl der bisherigen depressiven Episoden und in dem Hinweis, daß vier Fünftel bereits medikamentös vorbehandelt sind, zeigt. Diagnostisch sind über die Hälfte nach ICD-9 den sogenannten endogenen Depressionsformen (ICD-9: 296.1: 47%, n=36; 296.3: 7%, n=5) und 46% den psychogen-neurotischen Depressionen zuzuordnen (ICD-9: 300.4: 37%, n=28, 309.0/.1: 9%, n=7). Dies spiegelt die Klientel eines Psychiatrischen Landeskrankenhauses mit einer spezialisierten Depressionsstation wider. Der Eindruck einer schwer kranken Klientel wird durch die Daten zur Suizidalität unterstützt, die immerhin bei drei Viertel Suizidalität und bei 18% einen Suizidversuch im Vorfeld der jetzigen Aufnahme angeben.

Tabelle 8. Stichprobencharakteristik

	Weissenau/ Depressionsstation (n=76)	
Alter	47.1	(13.3)
weiblich	67%	(n=51)
Ersterkrankungsalter	37.8	(14.7)
Episodenanzahl	2.6	(2.8)
Anzahl 1. Episode	32%	(n=24)
1. stationäre Behandlung	55%	(n=42)
medikamentöse Vorbehandlung	84%	(n=64)
HAMD (Aufnahme)	26.5	(6.3)
BDI (Aufnahme)	28.4	(11.7)
CGI: deutlich-extrem oder schwer krank	100%	(n=76)
Suizidalität:		
mind. ein Suizidversuch	40%	(n=30)
Anzahl Suizidversuche der Patienten mit Suizidversuch:		
1 SV	53%	(n=16)
2 SV	27%	(n=8)
3 SV	3%	(n=5)
unbekannt	17%	(n=5)
Anzahl Suizidversuche	0.5	(0.8)
Suizidalität im Vorfeld der jetzigen Aufnahme	75%	(n=57)
Suizidversuch im Vorfeld der jetzigen Aufnahme	18%	(n=14)
Suizidversuch während stationärem Aufenthalt	2%	(n=2)

Tabelle 9. Prozeßqualität

	Weissenau/ Depressionsstation (n=76)	
Psychopharmaka	96%	(n=73)
Kombinationsbehandlung	78%	(n=59)
Substanzwechsel	28%	(n=19)
Probleme bei Psychopharmakatherapie	34%	(n=26)
spezielle Psychotherapie	97%	(n=74)
Paar- und/oder Familiengespräche	36%	(n=55)
spezielle Diagnostik	97%	(n=74)

Tabelle 10. Prozeßqualität

	Weissenau/ Depressionsstation (n=76)	
Psychopharmaka während stationärer Behandlung		
Neuroleptika (hochpotent)	17%	(n=13)
Neuroleptika (mittel- oder niederpotent)	67%	(n=51)
TCA oder Maprotilin	49%	(n=37)
SSRI	67%	(n=51)
MAOH	7%	(n= 5)
Tranquilizer/Hypnotika	71%	(n=54)
Lithium	5%	(n= 4)

Die Angaben zur *Prozeßqualität* in Tabelle 9 und 10 zeigen ein Therapieangebot, welches sich aus Psychopharmako- und Psychotherapie einschließlich
Paar- und Familiengesprächen zusammensetzt, wobei mit „Kombinationsbehandlung" die Kombination verschiedener Psychopharmaka gemeint ist. Der
hohe Anteil von Tranquilizern (71%, n = 54) bedarf der Klärung; hier sind subsumiert zu einem kleineren Teil Benzodiazepin-Tranquilizer, wie sie zum
fraktionierten Entzug oder im Rahmen einer kurzfristigen Unterstützung
durch Tranquilizer bei akuter suizidaler Krise verwendet werden, zum größeren Teil jedoch Hypnotika wie Zopiclon als Standardhypnotikum, das, obwohl
im engeren Sinne kein Tranquilizer, hier der Gruppe der Tranquilizer und
Hypnotika zugeordnet wurde. Auffällt auch der hohe Anteil von selektiven
Serotonin-Wiederaufnahmehemmern (SSRI) (67%, n=51 Patienten), der
etwas höher als der sonstige Jahresdurchschnitt von 40 bis 50% SSRI in der
stationären Depressionsbehandlung der Weissenauer Depressionsstation
liegt. Dies mag mit der hier vorgestellten Gruppe von 76 Patienten bei einer
Gesamtaufnahmezahl von jährlich 180 bis 220 zusammenhängen. Der Anteil
von 17% hochpotente Neuroleptika meint ausschließlich Butyrophenone in
der Behandlung der wahnhaften Depression (Standardkombination Antidepressivum plus mittel- bis hochpotentes Neuroleptikum), bei den mittel- oder
niederpotenten Neuroleptika sind am häufigsten Zotepin bzw. zu einem kleineren Teil Perazin, insbesondere ersteres ebenfalls in der Behandlung der
wahnhaften Depression in Kombination z.B. mit einem SSRI oder einem tri-
oder tetrazyklischen Antidepressivum, gemeint.

Tabelle 11. Ergebnisqualität

	Weissenau/ Depressionsstation (n = 76)	
Depressionsschwere bei Entlassung: HAMD	8.0	(6.3)
BDI	9.0	(8.9)
GAF Veränderung: Aufnahme – Entlassung	38.2	(16.2)
Dauer des stationären Aufenthalts (ohne Pat. > 200 Tage)	61.7	(34.1)
CGI Zustandsänderung bei Entlassung:		
sehr viel, viel besser	79%	(n=60)
wenig besser	18%	(n=14)
unverändert	1%	(n= 1)
Einschätzung der Behandlungsdauer (Arzt):		
angemessen	80%	(n=61)
zu kurz	15%	(n=11)
zu lang	4%	(n= 3)

Tabelle 12. Patientenzufriedenheit mit der Behandlung

	Weissenau/ Depressionsstation (n = 76)	
Gesamtwert (ZUF)	1.2	(0.7)
Zufriedenheit mit:		
Qualität der Behandlung	1.7	(0.6)
Art der Behandlung	1.7	(0.5)
Ausmaß der Hilfe	1.5	(0.5)
Beh. im großen u. ganzen	1.6	(0.6)
Klinik entsprach meinen Bedürfnissen	1.6	(0.6)
ich würde wiederkommen	1.4	(0.5)
Behandlung half bei Problembewältigung	1.3	(0.5)

1 = ausgezeichnet, eindeutig ja, sehr zufrieden
4 = schlecht, eindeutig nicht, ziemlich unzufrieden

Die Daten zur *Ergebnisqualität* und *Patientenzufriedenheit* mit den Behandlungsangeboten sind in den Tabellen 11 und 12 vorgestellt. Auch hier zeichnet sich in Fremd- und Selbstbeurteilung (HAMD, BDI, GAF Veränderung Aufnahme-Entlassung, CGI Zustandänderung bei Entlassung gegenüber Aufnahme) ein insgesamt sehr zufriedenstellendes Ergebnis ab. Es sei in Erinnerung gerufen, daß es sich um die Klientel eines psychiatrischen Großkrankenhauses handelt, mit einer auf die Behandlung von schwer und schwerst depressiv kranken Patienten spezialisierten Station (Depressionsstation), die zwangsläufig gerade wegen dieser Aufgabestellung derartige Patienten anzieht (was im übrigen auch dem Selbstverständnis nicht nur der Weissenauer, sondern auch der anderen Depressionsstationen entspricht).

Gefragt wurde auch nach den drei *für die Patienten wichtigsten Therapieelementen*; hierzu wurden am häufigsten genannt das „Einzelgespräch", gefolgt von „Gespräch mit Pflegepersonal"; an dritter Stelle werden gleichrangig „Medikamente" und „Ergotherapie" genannt. Hier spiegelt sich in etwa die Orientierung der Weissenauer Depressionsstation mit Beziehungspflege, Einzelpsychotherapie, differenzierter Psychopharmakotherapie und einem intensiven, ganztägigen Beschäftigungstherapieangebot wider.

Die durchschnittliche *Aufenthaltsdauer* lag bei dieser Gruppe, zieht man zwei Patientinnen mit Aufenthaltsdauern von über 200 Tagen (jedoch unter einem Jahr) ab, bei 62 Tagen; dies ist länger als über alle drei Depressionsstationen gerechnet und auch länger als der sonst übliche Jahresdurchschnitt stationärer Behandlungsdauern der Weissenauer Depressionsstation von etwa 51 Tagen im Mittel. Zur Erklärung hierfür sind nicht nur die beiden „Ausreißer" mit sehr langen Aufenthaltsdauern, sondern auch die Patientengruppen anzusehen, die im Untersuchungszeitraum in stationärer Behandlung waren.

Die Patienten waren durchgängig mit der Behandlung zufrieden und die allermeisten würden auch wieder kommen. Zur Diskussion der methodischen Problematik siehe Stieglitz et al. (1997).

3.4
Diskussion und Abschlußbemerkungen

Nicht nur das Thema „Qualitätssicherung" selbst, sondern auch das Vokabular von Qualitätssicherung hat heute in die klinische Psychiatrie Eingang gefunden; „QS" selbst als Begriff, „Kundenorientiertheit", die Begriffe „Struktur-", „Prozeß-" und „Ergebnisqualität", „externe/interne Qualitätssicherung" finden sich im Wortschatz des klinisch tätigen Psychiaters und Psychotherapeuten. Dabei ist „QS" traditionelles Geschehen nicht nur in der klinischen Psychiatrie und Psychotherapie, sondern in den gesamten patientenorientierten Medizin, denkt man an Visiten, Falldiskussion, Arztbriefe, Fort- und Weiterbildungsveranstaltungen, Seminare, u. ä.. In der Psychiatrie und Psychotherapie findet „QS" seit langem statt, wenngleich unter anderem Namen, z. B. als Therapie- und Therapeutensupervision, als fallorientierte Besprechung von diagnostischem und therapeutischem Vorgehen bei Patienten, in der sogenannten Fallvorstellung schwieriger oder neuer Patienten, usw. Auch gibt es zwischenzeitlich „Standards" zum diagnostischen und therapeutischen Vorgehen bei bestimmten Patientengruppen in der Psychiatrie, denkt man an Anweisungen zur Depotneurolepsie, zur Sucht-, Schizophrenie- oder Depressionsbehandlung. Nicht zuletzt hat auch die DGPPN hierzu sogenannte Konsensus-Konferenzen bei ihrem letzten Kongreß 1996 ins Leben gerufen.

Der *Arbeitskreis Depressionsstationen* stellt eine derartige *„qualitätssichernde Maßnahme"* dar. Seit Gründung Mitte der 80er Jahre mit jährlich 2 bis 3 Treffen in Form von Veranstaltungen mit Weiterbildungscharakter, ganztägigen Symposien und Austausch in Diskussionen wurden diagnostisches und therapeutisches Handeln in der stationären Depressionsbehandlung immer wieder diskutiert, überprüft, Neuentwicklungen integriert bzw. hinsichtlich ihrer Integrationsfähigkeit in die Alltagsversorgung überprüft, wurden eigene, z. T. heute zum Standard stationärer Depressionsbehandlung zählende Therapieangebote entwickelt. Beispiele hierfür sind Elemente der *Tagesstruktur* auf Depressionsstationen, grundsätzlich Elemente des „hilfreichen

Umganges" mit depressiven Patienten, aber auch pharmakotherapeutische Überlegungen z. B. hinsichtlich der Notwendigkeit antidepressiv-neurolepti-scher Kombinationstherapie bei Patienten mit wahnhafter Depression (Depression mit psychotischen Merkmalen) von Beginn der stationären Therapie an. Sodann wurden Formen der *Gruppentherapie* und Kombination mit aktivierenden (bewegungstherapeutischen, musiktherapeutischen, gruppendynamischen Methodiken) Elementen diskutiert und eingeführt. Auch die *Angehörigenarbeit,* die heute praktizierten Formen von Angehörigengruppen auf Depressionssta-tionen wurden im Rahmen des Arbeitskreises „Depressionsstationen" entwik-kelt und umgesetzt (siehe dazu auch Wolfersdorf et al. 1995). Dadurch daß die Treffen des Arbeitskreises „Depressionsstationen" immer auch berufsgruppen-übergreifend waren und jedesmal auf einer anderen Depressionsstation stattfan-den, konnten Anmerkungen und Diskussionsbeiträge von Besuchern und Kom-petenz der unterschiedlichen Berufsgruppen in einer entspannten und wohlmei-nenden Atmosphäre bezüglich der jeweiligen Arbeitsbedingungen diskutiert und, wenn möglich, auch übernommen und integriert werden. So hat der Arbeitskreis „Depressionsstationen" nicht nur vorgegebene Standards über-prüft, sondern auch eigene entwickelt und im Rahmen einer Form von ständiger interner Qualitätsprüfung vorangetrieben.

Die Ergebnisse des hier vorgestellten Projektes „Qualitätssicherung Depres-sionsstationen" mit Schwerpunkt Weissenauer Depressionsstation verdeut-licht die oben gemachten Aussagen. Während in einer früheren Darstellung (Wolfersdorf et al. 1997c) eher Fragen der externen Qualitätssicherung im Sinne des Vergleiches verschiedener Depressionsstationen nachgegangen wurde, wird hier explizit von der Weissenauer Depressionsstation berichtet. Die oben genannten Auffälligkeiten wären nun im Rahmen eines internen Qualitätszirkels zu diskutieren, hinsichtlich ihrer Entstehungsbedingungen zu überprüfen, zu messen an den Durchschnittswerten anderer Depressions-stationen und, sofern nötig und möglich, zu korrigieren.

Auf der Seite von Prozeßqualität bietet die Weissenauer Depressionsstation einen hohen Anteil von Psychotherapie einschließlich Paar- und Familienge-sprächen (zielt damit sowohl auf das Individuum als auch auf die ihm zugehö-rige Gruppe) sowie eine differenzierte Psychopharmakotherapie, die im Kon-text der behandelten Patienten gesehen werden muß. Die Ergebnisse sind zufriedenstellend und zeigen beim größeren Teil der Patienten eine befriedi-gende bis sehr gute Besserung, was sich auf Patientenseite als ein hohes Aus-maß an Zufriedenheit mit dem Behandlungsangebot und in der Wahrneh-mung wichtiger therapeutischer Elemente – Einzelpsychotherapie, Bezie-hungsarbeit mit Pflegepersonal, Pharmakotherapie und Ergotherapie – abbil-det. Es scheint, hier etwas global formuliert, daß sich die auf der Angebotsseite aus konzeptuellen Gründen vorgehaltenen therapeutisch-pflegerischen Ele-mente durchaus hinsichtlich ihrer Adäquatheit und ihrer zufriedenstellenden Effizienz auf der Wahrnehmungsseite des Patienten widerspiegeln.

So werden derartige Untersuchungen zu Qualitätssicherung nicht nur Aus-gangspunkt für interne konzeptuelle und therapierelevante Diskussionen, sondern können auch im Kontext der externen Qualitätssicherung für die Weiterentwicklung stationärer Behandlungskonzepte hilfreich sein.

3.5
Literatur

Bell K, Janssen PL, Meermann R, Senf W, Wirsching M (1996) Qualitätssicherung in der Psychotherapeutischen Medizin. Psychotherapeut 41: 250–253

Berger M, Gaebel W (Hrsg) (1997) Qualitätssicherung in der Psychiatrie. Springer, Berlin Heidelberg New York Tokyo

Berger M, Vauth R (1995) Qualitätssicherung in der psychiatrisch-psychotherapeutischen Versorgung. Psycho 21: 229–235

Bundesministerium für Gesundheit (Hrsg) (1996) Leitfaden zur Qualitätsbeurteilung in Psychiatrischen Kliniken: Projekt 1994–1996 im Auftrag des Bundesministeriums für Gesundheit. Nomus Verlagsgesellschaft, Baden-Baden

Cording C (1995a) Basisdokumentation und Ergebnisqualität. In W Gaebel (Hrsg) Qualitätssicherung im psychiatrischen Krankenhaus. Springer, Wien New York, 173–181

Cording C (1995b) Qualitätssicherung mit der Basisdokumentation. In H-J Haug, R-D Stieglitz (Hrsg) Qualitätssicherung in der Psychiatrie. Enke, Stuttgart, 169–183

Cording C, Fleischmann H, Klein H-E (Hrsg) (1995) Qualitätssicherung in der Suchttherapie. Lambertus, Freiburg

Dreher J (1996) Qualität schafft Vertrauen. Bericht zum gesundheitspolitischen Forum der Betriebskrankenkassen in Baden-Württemberg „Qualitätssicherung in Medizin" insbesondere Referat Prof. Dr. F-W Kolkmann. Ärzteblatt Baden-Württemberg 11: 447–448

Gaebel W (Hrsg) (1995) Qualitätssicherung im Psychiatrischen Krankenhaus. Springer, Wien New York

Haug H-J, Stieglitz R-D (Hrsg) (1995) Qualitätssicherung in der Psychiatrie. Enke, Stuttgart

Kuhlmann H, Mayerus J, Möller J (1996) Qualitätssicherung im Krankenhaus. Trugschlüsse biometrischer Untersuchungen. Deutsches Ärzteblatt 93: A-2206–2212 (Heft 36)

Reimer F (Hrsg) (1992) Qualitätsstandards in der Psychiatrie. Weissenhof-Verlag, Weinsberg

Schmidt J, Lambrecht F, Wittmann WW (1989) Zufriedenheit mit stationärer Versorgung. Entwicklung eines Fragebogens und erste Validitätuntersuchungen. Psychother. Med. Psycho 39: 248–255

Schmidt J, Nübling R, Lambrecht F (1992) Möglichkeiten klinikinterner Qualitätssicherung (QS) auf der Grundlage eines Basis-Dokumentations-Systems sowie erweiterte Evaluationsstudie. Gesundheits-Wesen 54: 70–80

Selbmann H-A (1995) Konzept und Definition medizinischer Qualitätssicherung. In W Gaebel (Hrsg) Qualitätssicherung im Psychiatrischen Krankenhaus. Springer, Wien New York, 3–10

Stieglitz R-D, Haug H-J (1995) Therapieziel Bestimmung und Evaluation als Mittel zur Qualitätssicherung. In H-J Haug, R-D Stieglitz (Hrsg) Qualitätssicherung in der Psychiatrie. Enke, Stuttgart, 191–202

Stieglitz R-D, Wolfersdorf M, Metzger R, Ruppe A, Stabenow S, Hornstein C, Keller F, Schell G, Berger M (1997, im Druck) Stationäre Behandlung depressiver Patienten: konzeptuelle Überlegungen und Ergebnisse eines Pilot-Projekts zur Qualitätssicherung in Baden-Württemberg. Nervenarzt, zur Publikation angenommen

Wolfersdorf M, Bretschneider S, Demhartner D, et al. (1995) Standards stationärer Depressionsbehandlung auf Depressionsstationen. Krankenhauspsychiatrie 6: 63–69

Wolfersdorf M, Stieglitz R-D, Metzger R, Ruppe A, Stabenow S, Hornstein C, Keller F, Schell G, Berger M (1997a) Modellprojekt zur Qualitätssicherung der Klinischen Depressionsbehandlung. In M Berger, W Gaebel (Hrsg) Qualitätssicherung in der Psychiatrie. Springer, Berlin Heidelberg New York Tokyo, 67–86

Wolfersdorf M, Stieglitz R-D, Metzger R, et al. (1997b, im Druck) Qualitätssicherung der stationären Depressionsbehandlung. Aspekte von Qualitätsmonitoring und externer Qualitätssicherung am Beispiel eines Pilotprojektes zur stationären Depressionsbehandlung. Psychiatrische Praxis

Wolfersdorf M, Stieglitz R-D, Ruppe A, Keller F, Hölzel A, Stabenow S, Schulte N, Wassenberg-Harms A, Schuhmann P, Schütz P, Berger M (1997c, im Druck) Projekt Qualitätssicherung Depressionsstationen/stationäre Depressionsbehandlung: Aspekte der externen Qualitätssicherung anhand des Vergleichs verschiedener Einrichtungen. Vortrag beim Kongreß der Gesellschaft für wissenschaftlich begründete Therapie der Schizophrenie, November 1996 in Regensburg. Publikation im Tagungsband. Roderer, Regensburg
Zwirner R (1996) Ausschuß „Qualitätssicherung". In: Aus der Arbeit der Landesärztekammer, Berichte 1995 aus Kommissionen, Ausschüssen und Arbeitsgruppen – Teil 2. Ärzteblatt Baden-Württemberg 6: 220 – 221

KAPITEL 4

Angehörigenarbeit in der Depressionsbehandlung

A. Mahnkopf und E. Rahn

4.1
Einführung

In der sozialpsychiatrischen Landschaft veränderte sich in den achtziger Jahren der psychiatrische Blick auf die Angehörigen. Katschnig u. Konieczna (1984) betonten, daß die „andere Seite der Schizophrenie," nämlich die Warte der Angehörigen, vernachlässigt worden sei. Dörner und Mitarbeiter (1987) schrieben den „Freispruch der Familie", in dem sie vehement die Angehörigen von Schuld, die sie sich selbst gaben, und von manchmal subtilen Vorwürfen, die die Fachleute ihnen machten, freisprachen. Ihre Forderung war, sich Zeit und Raum für den Dialog zwischen Angehörigen und Fachleuten zu nehmen, um eine neue Haltung zueinander zu finden, die beide wieder „zu Handlungs- und Verhandlungspartnern" werden ließ.

Parallel zu dieser Entwicklung entstand die Angehörigenbewegung: 1982 fand das erste „Bundestreffen der Angehörigen psychisch Kranker" statt, 1985 wurde der „Bundesverband der Angehörigen psychisch Kranker" in Bonn gegründet. Der Dialog zwischen Angehörigen und professionellen Mitarbeitern fand auch auf politischer Ebene neue Formen und Inhalte.

Die organisierten Angehörigen richteten ihre Kritik vor allem auf die mangelhafte Verzahnung und schlechte Koordination zwischen stationärer und ambulanter Behandlung, forderten aber auch umfassende Aufklärung über Psychopharmaka und die Anhebung des Pflegesatzes für psychiatrische Krankenhäuser (Kockott u. Möller 1984). Die meisten dieser Forderungen stimmten mit den Zielsetzungen der Professionellen überein.

4.1.1
Belastungen der Angehörigen

Kockott und Möller (1984) berichteten in einer Übersicht von fünf relevanten Studien zu der Belastung von Angehörigen schizophrener Patienten, daß sich etwa zwei Drittel der Angehörigen subjektiv stark belastet fühlten.

Zur Belastung von Angehörigen depressiver Patienten fanden Coyne et al. (1987) in einer Studie, in der Angehörige, die mit einem akut depressiven Patienten zusammenlebten, untersucht wurden, daß 40 % selbst starke Streßanzeichen zeigten. In der Studie von Schneider et al. (1991) beschrieben die Angehörigen eine signifikante Abnahme der subjektiven Belastung durch eine psychoedukative Angehörigengruppe.

4.2
Formen der Angehörigenarbeit und Indikation

Die Fachleute beschäftigten sich nun vermehrt mit Fragen der Indikation. Man überlegte, nach welchen Kriterien man Angehörigenarbeit sinnvoll unterscheiden könnte und welche Form der Angehörigenarbeit für welche Zielgruppe am besten passte.

4.2.1
Angehörigenarbeit bei schizophrenen Erkrankungen

Katschnig u. Konieczna (1984) entwarfen eine Typologie der Angehörigenarbeit, die von Familientherapie i.e.S. bis zur Selbsthilfegruppe reichte. Als wichtiges Unterscheidungskriterium fanden sie Expertendominanz versus Angehörigendominanz. Diese Unterscheidungskonzepte spiegelten die sozialpsychiatrischen Umwälzungsprozesse der achtziger Jahre wider, heute erscheinen sie jedoch zu grob, um differentielle Indikationsentscheidungen vorzubereiten und zu begründen.

Fiedler et al (1986) schlugen für die Angehörigenarbeit mit schizophrenen Patienten eine Rahmenstruktur vor, die problem- und zielorientiert war und sich vorrangig auf die konkreten Probleme der von der psychischen Erkrankung betroffenen Familie bezog. Allgemeine Zielsetzungen waren Krisenbegleitung (im Rahmen von Angehörigengruppen während der stationären Behandlung des Patienten) und Rückfallprophylaxe (Angehörigengruppen nach Beendigung der stationären Behandlung).

Als spezifische Zielsetzungen beschrieb er Information und Wissensvermittlung, Einübung spezifischer Fertigkeiten und Kompetenzen, Entlastung und Einsicht.

Hell (1988) formulierte für die therapeutische Zusammenarbeit mit Angehörigen drei Zielbereiche:

Entlastung der Angehörigen (als Mitbetroffene)
– Verminderung von Scham-, Schuld- und Versagensgefühlen
– Durchbrechen der Isolation
– Krisenbegleitung

Förderung der Angehörigen (als Mitbewältigende)
– Vermittlung von Krankheitsverständnis
– Sensibilisierung für krankheitsbedingte Beeinträchtigungen und für verbliebene Fertigkeiten der Patienten
– Hinweise auf Problemlösungsmöglichkeiten und Einübung spezifischer Fertigkeiten
– Stärkung der eigenen Position (Abgrenzung vom Patienten)

Beteiligung der Angehörigen an Rezidivprophylaxe
– Orientierung über Behandlungs- und Präventionsmöglichkeiten
– Information über Wirkung und Nebenwirkung von Medikamenten
– Verbesserung der Wahrnehmung von Rezidivhinweisen
– Reduktion der innerfamiliären emotionalen Spannung (Hell 1988)

Übergeordnetes Ziel dieser Angebote war, nicht nur die Not der Angehörigen durch professionelle Hilfe zu lindern, sondern sie auch zu befähigen, eine Co-Therapeuten-Funktion einzunehmen, um den Krankheitsverlauf positiv beeinflussen zu können. Dieser Effekt wurde im Kontrollgruppendesign mehrfach nachgewiesen: Die Wiederaufnahmerate war niedriger als die der Kontrollgruppen (Bäuml et al. 1993; Scherrmann et al. 1992), die Compliance war besser (Hornung et al. 1995).

4.2.2
Angehörigenarbeit bei depressiven Erkrankungen

Für die Angehörigenarbeit bei depressiven Erkrankungen gab es verschiedene Begründungen:

- Einbezug der Angehörigen im Rahmen sozialpsychiatrischer Ziele zu ihrer Entlastung und Unterstützung
- Einbezug der Angehörigen aufgrund der Forschungsergebnisse zum Zusammenhang zwischen Depression und Familie
- Einbezug der Angehörigen aufgrund positiver Ergebnisse mit psychoedukativer Angehörigenarbeit bei schizophrenen Erkrankungen.

4.2.2.1
Indikation

Die von Reiter (1995) vorgeschlagene Typologie und Indikation für Angehörigenarbeit bei depressiven Erkrankungen hatte ihre Wurzeln nicht in der sozialpsychiatrischen Bewegung, sondern basierte auf einigen empirische Befunden über den Zusammenhang zwischen Depression und Familie (Tabelle 1).

Unter Bezugnahme auf diese Befunde schlug Reiter (1995) ein einfaches Schema zur Indikationsstellung für Angehörigenarbeit vor, das das Stadium der Erkrankung und die familiäre Situation der Patienten berücksichtigte (Tabelle 2).

Tabelle 1. Empirische Verallgemeinerungen über den Zusammenhang zwischen Depression und Partnerschaft/Familie. (Nach Reiter 1995, gekürzt)

- Bei etwa der Hälfte der Patienten mit einer Erkrankung aus dem affektiven Formenkreis finden sich erhebliche Störungen in den partnerschaftlichen und familiären Beziehungen.

- Ein hohes Rückfall- und Chronifizierungsrisiko besteht dann, wenn Patienten in einer streßgeladenen und von wenig Unterstützung gekennzeichneten familiären Atmosphäre leben.

- Gute und stabile Partnerbeziehungen und ein von destruktiven Konflikten freies familiäres Milieu stellen einen relativen Schutz gegen den Beginn einer depressiven Episode dar.

- Therapeutische Interventionen, welche Angehörige in den therapeutischen Prozeß einbeziehen, haben – weitgehend unabhängig von der Schulzugehörigkeit der Therapeuten – eine Chance, einen Beitrag zur Rezidivprophylaxe zu leisten.

Tabelle 2. Indikationsstellung bei depressiven Störungen in Abhängigkeit von der Partner-
und Familiensituation und dem Stadium der Erkrankung. (Nach Reiter 1994; 1995)

	Anhaltende offene oder verdeckte Konflikte in Partnerschaft oder Familie vor Beginn der Episode	
Stadium der Depression	vorhanden	nicht vorhanden
akut		Stützung, Führung, Information von Patienten und Angehörigen („Dämpfen" der interpersonellen Konflikte)
subakut remittiert chronisch	Partner- oder Familientherapie (Bearbeitung der interpersonellen Konflikte und Probleme)	bei entsprechender Indikation individuelle Psychotherapie (Bearbeitung der intrapsychischen Konflikte und Probleme)

Reiter empfahl, in der akuten Phase der Depression keine konfliktzentrierten
Gespräche mit Patienten und Angehörigen zu führen, sondern Information zu
geben, zu entlasten und zu stützen. Dies entspricht der Haltung, die auch die
interpersonelle Psychotherapie (Klerman u. Weisman 1993) für die Anfangsphase der Therapie beschreibt.

4.2.2.2
Ausgewählte Ergebnisse zum Zusammenhang mit Depression und Familie

Zahlreiche Untersuchungen konnten einen hohen Zusammenhang zwischen
Depression und ehelicher oder familiärer Dysfunktion nachweisen, sowohl
vor als auch nach depressiven Episoden (Clarkin et al. 1992, Keitner u. Miller
1990, Hahlweg 1991). Anhaltende Familienprobleme, besonders wenn sie sich
durch eine kritische Haltung dem Patienten gegenüber zeigten oder durch
eine wenig unterstützende familiäre Umgebung, waren verbunden mit längerer Dauer der depressiven Episode, einem höheren Rückfallrisiko und möglicherweise einem erhöhten Suizidrisiko (Keitner u. Miller 1990).

4.2.2.2.1
Interaktionen zwischen depressiven Patienten und ihren Angehörigen

Die Spezifitätshypothese, die kausal spezifische Familienstrukturen und -pro-
zesse für das Auftreten depressiver Symptome verantwortlich machte, konnte
nicht bestätigt werden (Reiter 1995). Verschiedene Studien postulierten typische Interaktionsmuster bei Depressiven mit ihren Familienangehörigen
(Anderson et al. 1986). Die empirischen Ergebnisse dazu waren nicht eindeutig (Clarkin et al. 1992). Paare in Ehetherapie mit einem depressiven Partner
zeigten negative und asymmetrische Kommunikation und den Ausdruck von
dysphorischen und unangenehmen Gefühlen sowie negativen Selbstaussagen
(Hautzinger et al. 1988). Diese Muster waren jedoch ebenso charakteristisch

Tabelle 3. Interaktion zwischen einem depressiven Patienten und seiner Familie. (Nach Anderson et al. 1986)

Familie versucht zu helfen
(durch Zureden, Aufmuntern)
↓
Patient reagiert zu wenig
(aus der Sicht der Familie)
↓
Familie tendiert zur Eskalation oder zieht sich zurück
↓
Patient fühlt sich unverstanden bzw. verlassen
↓
Familie reagiert mit Schuldgefühlen und verstärkt Überengagement
bzw. überprotektives Verhalten
↓
Patient fühlt sich zunehmend wertlos und in eine infantile Rolle gedrängt
↓
Familie ist erschöpft („ausgebrannt") und gerät in ein Dilemma von Schuld und Aggression

für Paare, die eine gestörte Paarbeziehung hatten (schlechte Ehequalität) und waren von daher nicht depressionsspezifisch (Hahlweg 1991).

Strack und Coyne (1983) zeigten, daß depressive Interaktionspartner im anderen Feindseligkeit, Depression und Angst auslösten und zurückgewiesen wurden (Tabelle 3).

4.2.2.2.2
Familiäre Faktoren und Rückfallprognose

Für die Rückfallprognose spielten familiäre Faktoren, gemessen mit dem EE-Index, eine entscheidende Rolle. Hooley et al. (1986) fanden bei einer Kata-mnese nach 9 Monaten bei stationär behandelten Depressiven bei 59 % Patienten, die mit einem hohen EE-Partner lebten, Rückfälle, verglichen mit keinem Rückfall bei Patienten, die mit einem niedrigen EE-Partner lebten.

Die beste Rückfallprognose ergab sich bei der Verwendung einer 10 Punk-te-Ratingskala, bei der beurteilt werden mußte, wie kritisch sich der Partner dem Patienten gegenüber verhielt (Hooley u. Teasdale 1989). Die subjektive Bewertung des Partners durch den Patienten korrelierte hochsignifikant mit Rückfall (r = 0.64). Bei einem Rating von ≤ 2 ergab sich kein Rückfall, bei einem Rating von ≥ 6 wurden alle Patienten rückfällig.

4.2.2.2.3
Familiäre Unterstützung

Familiäre Unterstützung wurde als potenter Schutzfaktor gegen Depression in epidemiologischen Untersuchungen nachgewiesen (Brown u. Harris 1978), wobei die Art der Unterstützung wesentlich war. Erwachsene, die in Familien mit niedrigem Zusammenhalt und starken interpersonellen Konflikten lebten, zeigten mehr depressive Symptome.

4.2.3
Was möchten die Angehörigen selbst?

In der Psychiatrischen Praxis wurde kürzlich eine Umfrage von Angehörigen veröffentlicht (Kramer et al. 1996). 260 Mitglieder der österreichischen Angehörigenselbsthilfevereinigung wurden über ihre Zufriedenheit mit verschiedenen in der Psychiatrie tätigen Berufsgruppen befragt. Die psychiatrischen Kernberufe Psychiater, Psychologen und Krankenpflegepersonal bekamen die schlechtesten Beurteilungen. Als Grund gaben die Angehörigen die als mangelhaft erlebte Weitergabe von Information an die Angehörigen an. 93 % der Befragten wünschten sich über das Krankheitsbild und die Behandlungsmöglichkeiten eine verbesserte Information.

4.3
Informationszentrierte Angehörigengruppen bei Depressiven

4.3.1
Empirische Ergebnisse

Empirische Untersuchungen zur Angehörigenarbeit bei Depressiven gibt es kaum. Schneider et al. (1991) berichteten über psychoedukative Angehörigengruppen bei Patienten mit verschiedenen Diagnosen (n=16): die subjektive Belastung der Angehörigen nahm signifikant ab, sie beschrieben höhere Akzeptanz, Wissenszuwachs und höhere Kompetenz im Umgang mit dem Patienten.

Jacob et al. (1987) evaluierten im Rahmen der Erhaltungstherapien der Interpersonellen Psychotherapie psychoedukative eintägige Workshops in Pittsburgh mit insgesamt 278 Angehörigen depressiver Patienten: 83 % beschrieben die erhaltene Information als hilfreich, den Austausch mit anderen Betroffenen wertvoll, die emotionale Unterstützung wohltuend.

Wir fanden in einer eigenen Untersuchung bei zwei informationszentrierten Angehörigengruppen (n=25) einen signifikanten Wissenszuwachs, positivere Einstellungen zum Erfahrungsaustausch und mehr Verständnis für die Erkrankung.

Alle genannten Studien waren ohne Kontrollgruppendesign und sind daher von eingeschränkter Aussagekraft.

4.3.2
Entwicklung eines eigenen Konzeptes für informationszentrierte Angehörigengruppen

Trotz dieser unbefriedigenden empirischen Absicherungen lassen sich informationszentrierte Angehörigengruppen als ein wichtiges Element eines umfassenden Behandlungsangebotes der Depression begründen. Es ist zu erwarten, daß die Angehörigen

- durch die Erfahrung, mit den Problemen nicht alleine dazustehen, und die Verminderung von Schuld- und Versagensgefühlen entlastet werden und darüber eine gelassenere Einstellung der ganzen Situation gegenüber gewinnen können,
- ein sachlicheres, weniger emotional beladenes Krankheitsverständnis entwickeln können und darüber Kritik und Feindseligkeit abnehmen und Interaktionsprozesse weniger stark eskalieren,
- durch Hinweise auf Problemlösemöglichkeiten und durch Entlastung und Austausch in der Gruppe Bewältigungsverhalten und Ressourcen aktivieren.

Wir entwickelten im Rahmen unserer Arbeit auf der Depressionsstation ein Konzept für Angehörigenarbeit, nach dem wir seit über drei Jahren arbeiten und das sich in dieser Zeit bewährt hat (Mahnkopf u. Müller 1996). Bei der Entwicklung des Konzeptes waren wir geleitet von den bisher beschriebenen Überlegungen. Wir wollten

- den Angehörigen unser Fachwissen verständlich vermitteln,
- zum Austausch darüber anregen,
- den Angehörigen Unterstützung anbieten und sie entlasten,
- das – oft monatelange – Bemühen der Angehörigen um den Patienten würdigen und anerkennen,
- Austausch über negative Erfahrungen mit der Psychiatrie oder Vorbehandlungen ermöglichen,
- mittelfristig Einstellungs- und Verhaltensveränderungen dem Patienten und der Erkrankung gegenüber anregen,
- die Aneignung von Bewältigungsstrategien fördern,
- den Angehörigen erleichtern, wieder guten Gewissens für sich selbst etwas zu tun.

4.3.2.1
Ablauf

Alle vier Monate bieten wir eine Angehörigengruppe an, die an drei aufeinanderfolgenden Mittwochabenden stattfindet. Die Gruppe findet auf unserer Station im Gruppenraum statt. Konzept, Inhalte und Ziele werden den Patienten vor Beginn auf der Stationsversammlung vorgestellt. Wir laden schriftlich diejenigen Angehörigen ein, die die Patientinnen und Patienten dabeihaben möchten. Manchmal kommen ganze Großfamilien, z. B. der Ehemann und vier erwachsene Kinder, manchmal auch gute Freunde und Vertraute der Patienten.

Die Gruppe wird regelmäßig geleitet von dem Stationsleiter und der Stationspsychologin, wechselnd von einer der Stationsärztinnen.

4.3.2.2
Inhalte

Die einzelnen Abende bestehen aus mehreren kurzen Informationsblöcken mit anschließender Diskussion. Wir ermuntern die Angehörigen, Fragen zu stellen und die eigenen Erfahrungen zum Gehörten einzubringen.

Am ersten Abend informieren wir über die Symptomatik der Depression auf der psychischen, der psychomotorischen und der körperlichen Ebene (Wolfersdorf 1992), beschreiben die verschiedenen Formen und Schweregrade der Depression und auch, wie sich die wissenschaftliche Klassifikation in den letzten Jahren gewandelt hat. In der Diskussion zu diesem Themenblock beschreiben die Angehörigen oft leidvolle Erfahrungen mit dem Etikett der Endogenität in früheren Behandlungen („da helfen nur Medikamente" oder „das kommt immer wieder").

Abschließend stellen wir ein multifaktorielles Krankheitsmodell vor (Rahn 1996) und diskutieren darüber. Die Angehörigen versuchen oft, das Modell direkt auf ihre Vorstellung über die Erkrankung des Patienten/der Patientin anzuwenden.

Am zweiten Abend (Tabelle 4) informieren wir über medikamentöse, psychotherapeutische und soziotherapeutische Behandlungsformen der Depression und die Behandlungsphasen (Rahn u. Mahnkopf 1992).

Die Eingewöhnungsphase dient der Entlastung, Bewältigung der akuten Krise und Wissensvermittlung. In der Behandlungsphase wird mit jedem Patienten anhand des Krankheitsmodells erarbeitet, was zur depressiven Episode beigetragen haben kann. Danach wird ein Schwerpunkt für das psycho- und soziotherapeutische Vorgehen gemeinsam festgelegt, beispielsweise Durcharbeiten von Trauerprozessen, Aufbau von Aktivitäten und Sozialkontakten, Veränderung der depressiven Gedanken und Aufbau von Aktivitäten, Übernahme neuer Rollen und deren Training. Die Grundgedanken der von uns eingesetzten therapeutischen Methoden – Verhaltenstherapie (Hautzinger et al. 1988), kognitive Therapie (Beck et al. 1992), interpersonelle Psychotherapie

---

1. Abend:
- Symptomatik der Depression
- Wandel der psychiatrischen Klassifikationssysteme
- multifaktorielles Krankheitsmodell

2. Abend
- Behandlungsformen der Depression:
  medikamentös
  psychotherapeutisch
  soziotherapeutisch
- Behandlungsphasen während der stationären Behandlung

3. Abend
- Verlauf der Depression
- Gefahr der Suizidalität
- Umgang mit einem depressiven Angehörigen

Tabelle 4. Informationszentrierte Angehörigengruppen bei depressiven Erkrankungen (Ablauf)

Tabelle 5. Umgang mit einem depressiven Angehörigen. (Nach Wolfersdorf 1992)

- verständnisvoll einfühlen
- warm-empathisch, fürsorglich, wie auch für einen körperlich Kranken
- Nähe herstellen, aber auch Distanz halten
- Geduld mit sich selbst und dem Kranken haben
- Hilfe in Anspruch nehmen und akzeptieren
- echt bleiben, eigene Enttäuschungen zulassen und Aggressionen auf den Kranken erkennen, bei sich als menschlich und verstehbar zulassen, aber nicht ausleben
- alle nicht-depressiven Äußerungen, Handlungen lobend aufgreifen
- auffordern zu (gemeinsamer) Aktivität, nicht über- oder unterfordern
- Tagesablauf gestalten vom morgendlichen Aufstehen bis zur (gemeinsamen) Zeit am Abend

(Klerman u. Weisman 1993, Schramm 1996) und klientenzentrierte Grundhaltung (Finke 1994) – werden den Angehörigen dargestellt und an Beispielen verdeutlicht.

In der Entlassungsphase steht der Abschied im Vordergrund und die stärkere Orientierung an der heimatlichen Realität.

Am dritten Abend informieren wir über Verlauf, wellenförmige Rückbildung und den Umgang mit Suizidwünschen und -äußerungen und wahnhafter Depression. Wir geben einige Anregungen, wie man aus professioneller Sicht günstig mit einem depressiven Angehörigen umgehen kann (Wolfersdorf 1992) (Tabelle 5).

Die Anregungen, den Tag zu strukturieren, in kleinen Schritten vorzugehen, zu ermuntern statt Druck auszuüben, finden die meisten Angehörigen sehr hilfreich. Die Diskussion entzündet sich fast immer an dem Punkt der Aggressionen, wobei die Angehörigen deutlich machen, daß sie oft wütend sind und daß wir ja gut reden können. Wir würdigen an dieser Stelle die schwierige Aufgabe der Angehörigen und empfehlen ihnen, etwas für sich zu tun und die Wut an anderer Stelle loszuwerden.

Abschließend geben wir noch Literaturempfehlungen (Wolfersdorf 1994, Lehmann u. Lehle 1993, Schramm 1996 – Materialien).

4.3.2.3
Rückmeldung der Angehörigen

Die Angehörigen beschrieben in den Rückmeldungsrunden, daß sie die sachlichen Informationen sehr hilfreich fanden und oft erstmalig so etwas gehört hätten. Sie wollten teilweise noch mehr Abende mit mehr Information, aber auch noch mehr Austausch untereinander. Meist fanden sie den dritten Abend am wichtigsten, da habe man „endlich ein Packende".

4.3.2.4
Diskussion

Kurz noch sollen die beobachteten Veränderungen beschrieben werden.

4.3.2.4.1
Veränderungen für die Professionellen

– Wenn wir durch die Berichte der Angehörigen die Belastungen „der anderen Seite" hören, fällt es uns leichter, zu erkennen, wann wir in Gefahr sind, unsere Neutralität zu verlieren.
– Wir sind aufgefordert, eine Sprache zu entwickeln, die verständlich und klar ist und den Dialog ermöglicht. Von diesem Prozeß haben wir auch im Team profitiert, beispielsweise im Dialog zwischen den Berufsgruppen.
– Wir bekamen durch die interessierten Nachfragen der Patienten die Anregung, unser Konzept zu erweitern und psychoedukative Elemente für die Patienten stärker darin zu verankern.

4.3.2.4.2
Veränderungen für die Patienten

Manche Patienten beschrieben, daß ihre Angehörigen verständlicher und weniger drängend reagierten (Mahnkopf 1995).

Viele werden von ihren Angehörigen angeregt, selbst verstärkt Fragen zu Symptomatik, Verlauf und Krankheitsmodell zu stellen und berichteten uns vor der Entlassung, daß diese Informationen stützend und hilfreich gewesen seien.

Auswirkungen auf den Krankheitsverlauf, die Krankheitsbewältigung und Rückfallgefährdung untersuchen wir derzeit.

4.4
Ausblick

Neben dem bisher beschriebenen Vorgehen gibt es noch weitere Möglichkeiten, die Angehörigen am Prozeß der Bewältigung der Depression zu beteiligen. Hell (1988) postulierte ähnlich wie Reiter (1995) ein Phasenmodell, das zunächst für alle Angehörigen informationszentrierte Gruppen forderte und in weiteren Gruppen- oder Familiengesprächen problem- und konfliktorientiertes Vorgehen. Für die Phase nach der Informationsvermittlung (Pott 1996) halten wir bei Familien mit einem depressiven Patienten jedoch ein lösungs- und an der Bewältigung orientiertes Vorgehen für hilfreicher (Mahnkopf 1995). Wir sind dabei, die dafür entwickelten Konzepte zu evaluieren.

4.5
Literatur

Anderson C, Griffin S, Rossi A, Pagonis I, Holder D, Treiber R (1986) A comparative study of the impact of education vs. process groups for families of patients with affective disorder. Fam. Process 25: 185 – 205

Bäuml J, Kissling W, Buttner P, Peuker J, Pitschel-Walz G, Schlag K (1993) Informationszentrierte Patienten- und Angehörigengruppen zur Compliance-Verbesserung bei schizophrenen Psychosen. In: Mundt C, Kick H, Fiedler P (eds) Angehörigenarbeit und psychosoziale Intervention in der Psychiatrie. Roderer Verlag, Regensburg pp 109 – 118

Beck A, Rush A, Shaw BF, Emery G (1992) Kognitive Therapie der Depression. Psychologie Verlagsunion Weinheim

Brown G, Harris T (1978) Social origins of depression: a study of psychiatric disorder in women. Free Press, New York

Clarkin J, Haas G, Glick I (1992) Family and marital therapy. In Paykel ES (ed) Handbook of affektive disorders. Edinburgh: Churchill Livingstone

Coyne J, Kessler R, Tal M, Turnbull J, Wortman C, Greden J (1987) Living with a depressed Person. Journal of Consulting and Clinical Psychology, Vol 55, No. 3: 347 – 352

Dörner K, Egetmeyer A, Koenning K (1987) Freispruch der Familie. Psychiatrie-Verlag Bonn

Fiedler P, Niedermeier T, Mundt C (1986) Gruppenarbeit mit Angehörigen schizophrener Patienten. Psychiatrie Verlagsunion, München

Finke J (1994) Empathie und Interaktion. Methodik und Praxis der Gesprächspsychotherapie. Georg Thieme Verlag Stuttgart

Hahlweg K (1991) Interpersonelle Faktoren bei depressiven Erkrankungen. In Mundt C, Fiedler P, Lang H, Kraus A (eds) Depressionskonzepte heute. Springer Verlag Berlin, 268 – 279

Hautzinger M, Linden M, Hoffman N (1982) Distressed couples with and without a depressed partner: an analysis of their verbal interaction. Journal of Behavior Therapy and Experimental Psychiatry 13: 307 – 314

Hautzinger M, Stark R, Treiber R (1988) Kognitive Verhaltenstherapie bei Depressionen. Psychologie Verlagsunion, München

Hell D (1988) Angehörigenarbeit und Schizophrenieverlauf. Nervenarzt 59: 66 – 72

Hooley J, Orley J, Teasdale J (1986) Levels of expressed emotion and relapse in depressed patients. British Journal of Psychiatry, 148: 642 – 647

Hooley J, Teasdale J (1989) Predictors of relapse in unipolar depressives: Expressed emotion, marital quality and perceived criticism. Journal of Abnormal Psychology 98: 229 – 235

Hornung W, Holle R, Schulze Mönking H, Klingberg S, Buchkremer G (1995) Psychoedukativpsychotherapeutische Behandlung von schizophrenen Patienten und ihren Bezugspersonen. Nervenarzt 66: 828 – 834

Jacob M, Frank E, Kupfer D, Cornes C, Carpenter L (1987) A Psychoeducational Workshop for depressed Patients, Familiy, and Friends: Description and Evaluation. Hospital and Community Psychiatry, Vol.38, No 9, 968 – 972

Katschnig H (1984) Die andere Seite der Schizophrenie. Urban & Schwarzenberg, München

Katschnig H, Konieczna T (1984) Typen der Angehörigenarbeit in der Psychiatrie. Psychiatrische Praxis 11: 137 – 142

Keitner G, Miller I (1990) Family functioning and major depression: An overview. Am. Journal of Psychiatry 147/9: 1128 – 1137

Klerman GL, Weissman M. (1993) New Applications of Interpersonal Psychotherapy. American Psychiatric Press, Washington

Kockott G, Möller H J (1994) Sichtweisen der Psychiatrie. Zuckschwerdt Verlag, München

Kramer B, Simon M, Katschnig H (1996) Die Beurteilung psychiatrischer Berufsgruppen durch die Angehörigen. Psychiatrische Praxis 23: 29 – 32

Lehmann A, Lehle B (1993) Depressionen. Ein Ratgeber für Betroffene und Angehörige. Lambertus Verlag Freiburg

Mahnkopf A (1995) Systemische Elemente in der Depressionsbehandlung. In Bock T, Buck D, Gross J, Maß E, Sorel E, Wolpert E. (eds) Abschied von Babylon. Psychiatrie Verlag, Bonn

Mahnkopf A, Müller HK (1995) Informationszentrierte Angehörigengruppen bei depressiven Erkrankungen. Psych. Pflege Heute Heft l: 43 – 47

Pott W (1996) Die Angehörigengruppe bei schizophrenen Erkrankungen. Psychiatrische Praxis 23: 219–225

Rahn E, Mahnkopf, A (1992) Konzept für die Fachstation für depressive Erkrankungen in der Stiftung Tannenhof. Unveröffentl. Manuskript, Remscheid

Rahn E (1996) Einführung in die Psychiatrie. Remscheid (im Druck)

Reiter L (1995) Die Rolle der Angehörigen in der Therapie depressiver Patienten. Psychotherapeut 40: 358–366

Scherrmann T, Seizer H, Rutow R, Vieten C (1992) Psychoedukative Angehörigengruppe zur Belastungsreduktion und Rückfallprophylaxe in Familien schizophrener Patienten. Psychiatrische Praxis 19: 66–71

Schneider F, Leitner D, Heimann H (1991) Psychoedukative Angehörigengruppen bei psychiatrischen Patienten verschiedener Diagnosen. Schweizer Archiv für Neurologie und Psychiatrie, Band 142, 3: 247–258

Schramm E (1996) Interpersonelle Psychotherapie. Schattauer Verlag Stuttgart

Strack S, Coyne J (1983) Social Confirmation of dysphoria: Shared and private reactions to depression. Journal of Personality and Social Psychology 44/4: 798–806

Wolfersdorf M (1992) Hilfreicher Umgang mit Depressiven. Hogrefe Verlag für Angewandte Psychologie, Göttingen

Wolfersdorf M (1994) Depressionen. Verstehen und bewältigen. Springer, Berlin Heidelberg New York Tokyo

KAPITEL 5

Wege entstehen, wenn man sie geht – Sozialarbeit auf einer Depressionsstation

B. Schuler und I. Grünewald

5.1
Einleitung

Auf Depressionsstationen kommen Menschen in einer schweren Depression, die sich manchmal in Folge einer langjährigen ungünstigen Persönlichkeitsentwicklung bei chronischen Konflikt- und Überforderungssituationen manifestiert hat oder reaktiv durch schwerwiegende Ereignisse ausgelöst wird. Bei manchen Patienten wiederum sind biologische Faktoren die Ursache der Depression. Bis die Betroffenen und ihr soziales Umfeld die Veränderungen jedoch als Erkrankung begreifen und sich entsprechende Hilfe suchen, vergeht in der Regel viel Zeit, in der sich aus Unverständnis vieles desolat entwickeln kann.

Fast immer findet man bei der Anamnese von depressiv erkrankten Menschen ein *erhebliches Ausmaß an schwierigen sozialen Konstellationen*. Häufig sieht die Situation eines Erkrankten so bedrückend aus, daß selbst Professionelle sich mitunter ertappen, wie sie den augenblicklichen Stand der Dinge wenig hoffnungsvoll beschreiben: „... an seiner Situation wird sich wohl nichts ändern ...". Eingefahrene, festgefahrene soziale Situationen können so massiv sein, daß sie selbst auf Therapeuten vorübergehend lähmend wirken.

Eine Depression ist nicht nur eine Krankheit, die den Menschen erschüttert. Sie ist vor allem Krise, Hilferuf und birgt damit die Chance, nötige Veränderungen einzuleiten. Sie eröffnet die Möglichkeit, Weichen entscheidend neu zu stellen. In der Arbeit mit depressiven Menschen gewinnt man großen Respekt vor den Möglichkeiten und Fähigkeiten der Patienten, sich zu entwickeln (neue Wege zu gehen und alte Wege neu zu erschließen). Im Sinne einer Arbeit, die sich an den vorhandenen Ressourcen orientiert, ist es entscheidend, die Potentiale der Patienten aufzuspüren. Sozialarbeiter versuchen, Fähigkeiten, die in der Therapie wiederentdeckt werden, in der realen Lebensumwelt neu umzusetzen. Sozialarbeiterische Tätigkeit besteht daher u.a. darin, Patienten bei ihren ersten Schritten, wenn sie sich in ihrem sozialen Umfeld erstmals bewußt für ein nicht-depressives Verhalten entscheiden, zu begleiten. Von größter Wichtigkeit ist es, daß man sich in der Arbeit mit depressiven Patienten der pessimistischen Trance entgegen stellt und auch beim Patienten eine offenere Haltung hinsichtlich Entwicklungspotentialen und Bewältigungsstrategien anstößt. Dabei ist Sozialarbeit ein entscheidender therapeutischer Faktor.

5.2
Sozialarbeit als Brücke

Sozialarbeit ist die *Brücke von den in der Therapie eingeleiteten neuen Verhal-
tenweisen zur notwendigen Veränderung in der realen Lebensumwelt des Patienten.* Diese ganz konkreten Schritte auf einem neuen Weg sind am Anfang
klein und zaghaft, wobei zwischendurch auch viel auf der Stelle getreten wird.
Diese Schritte brauchen ein hohes Maß an Ermutigung und Stütze. Patienten
können vorab nicht glauben, daß ihre veränderte Sicht, ihr anderes Verhalten
und die Unterstützung durch die Sozialarbeiterin tatsächlich eine Veränderung in Gang setzen werden. So gehen die meisten mit großer Ängstlichkeit
und Abwehrhaltung an die kleinste Herausforderung heran, ob es sich nun um
eine Konfrontation mit ihrem Zuhause, ihrem Dorf, ihrem Arbeitsplatz,
ambulanten Beratungsstellen, Gläubigern usw. handelt. Die Patienten erkennen in dieser neuen Situation noch keinen Weg. Sie spüren nur die Anstrengung, die diese ungewohnten Schritte kosten. Sie sehen den Weg noch nicht,
obwohl sie ihn bereits gehen und sie müssen erst, unerwartet und unverhofft,
erfahren, daß sich etwas bewegt – in ihnen selbst, vielleicht auch in ihrer
Umgebung.

Mit dem Erlebten kann in der Einzeltherapie weiter gearbeitet werden. Es
ist die Aufgabe der SozialarbeiterInnen, solche Schritte zu begleiten und zu
stützen, wahrzunehmen, was im Patienten bereit ist, angestoßen zu werden,
und was blockiert. Dazu bieten sich in der Sozialarbeit vielfältige Möglichkeiten.

5.3
Aufgabenbereich

Erste *Aufgaben* ergeben sich bereits *bei der Aufnahme der Patienten.* Um auf
der Station anzukommen, muß ein Patient seine Pflichten vorübergehend
ruhenlassen können, ohne daß sich seine soziale Situation weiter zuspitzt.
Daher nimmt die Sozialarbeiterin dem Patienten und der Familie einiges ab,
was sie zu einem späteren Zeitpunkt der Behandlung wieder selbständig tun
werden. Bei einer Ersteinweisung sind die Angehörigen in der Regel unerfah-
ren, wo sie sich Hilfe holen können und was ihnen an finanzieller Unterstützung zusteht: Kinderbetreuung, Versorgung von pflegebedürftigen Angehörigen oder Dorf- und Betriebshelferinnen für landwirtschaftliche Betriebe,
müssen in Kürze organisiert sein. Krankenversicherungsangelegenheiten
müssen rasch erledigt werden.

Probleme der Angehörigen richten sich oft als Anspruch und Druck an den
Patienten, so schnell wie möglich wieder zu funktionieren. Der Sozialarbeiter
kann diesen Druck durch Übernahme einer Vielzahl anstehender Erledigun-
gen mildern. Ebenfalls in den ersten Tagen muß der Sozialarbeiter einen Überblick gewinnen, ob die Situation eines Patienten durch Dinge, wie eine Lohn-
pfändung, die eine Kündigung provoziert, Konkursverfahren oder verfallende

Einspruchsfristen eskalieren könnte. Hier gilt es vor allem, die Situation zu entschärfen und Zeit zu gewinnen.

5.4
Angehörigenarbeit

In der Weissenau wird die *Angehörigengruppe* von der Sozialarbeiterin hauptverantwortlich organisiert und geleitet; Erfahrungen liegen seit Jahren dazu vor (Kopittke et al. 1985, Bahnmüller 1989). Angehörigenarbeit ist seit ca. 10 Jahren regulärer Bestandteil des Therapiekonzeptes (z. B. Wolfersdorf 1989). Die Gruppe läuft das ganze Jahr hindurch 14tägig und ist immer gut besucht. Durch relativ viel organisatorischen Aufwand wurde erreicht, daß bis zur ersten Teilnahme an einer Gruppe heute nur noch 1½ bis 3 Wochen vergehen. Die Auswirkungen auf die Patienten, wenn Angehörige frühzeitig und parallel zur Behandlung an der Gruppe teilnehmen, sind nicht zu unterschätzen. Mehrfachbesuche sind die Regel und es zeigt sich, daß in verhärtete Strukturen Bewegung kommt. Für Angehörige, die nicht in die Gruppe kommen können, gibt es die Möglichkeit, kostenlose Broschüren zu erhalten oder sich einen Videofilm zu leihen.

5.5
Sozialtherapeutische Interventionen

Eine entscheidende sozialtherapeutische Intervention stellt die *Begleitung in die Alltagsumgebung des Patienten* dar. Darunter sind Fahrten und Wege zu verstehen, die bei einzelnen Patienten gezielt eingesetzt werden.

Zum einen sind sie als *diagnostisches Element* aufschlußreich, zum anderen ermöglichen sie den Schritt, konkret die Verbindung von Therapie und alltäglichem Leben zu vollziehen. Sie sind oft Auslöser für neue Schritte.

Zudem kann, wenn der Therapieprozeß stagniert, eine Fahrt in die Alltagswelt des Patienten ein gutes Mittel sein, den Prozeß wieder in Bewegung zu bringen.

Patienten sehen in der Regel einer solchen Intervention mit großer Skepsis entgegen. Rückhalt und Zusammenarbeit im Team sind dabei wichtig. Ängste, Vorbehalte und Schamgefühle müssen in vorbereitenden Gesprächen angesprochen werden. Der Patient braucht genügend Zeit, um sich auf etwas einzulassen, wovon er sich zunächst nichts verspricht. Verlassen Patient und Sozialarbeiterin den Schonraum Klinik, nähern sie sich gemeinsam sowohl räumlich als auch innerlich den quälenden Problemen des Patienten an. Begleitet man ihn hierbei wach und aufmerksam, empathisch und stützend, kann er mit den äußeren Schritten gleichzeitig große innere Schritte vollziehen. Damit kann ein dynamischer Prozeß in Gang kommen. Es ist wichtig, Ängste nicht zu übergehen, sondern sie zuzulassen, auszusprechen und zu klären.

5.5.1
Fallbeispiel

Dieser Prozeß läßt sich am besten am Beispiel einer depressiven Patientin im mittleren Lebensalter verdeutlichen:

Sie hatte sehr große Angst vor ihrer Arbeitssituation, die so stark war, daß sie sich selbst körperlich massiv auswirkte. Auf ihrem Arbeitsweg bekam sie seit Jahren jedesmals starke Schmerzen in den Beinen und im Unterleib, weswegen sie mehrmals schwer stürzte. Die Symptome hatten sich mittlerweile verselbständigt. Zunächst wurde versucht, ihre Arbeitssituation anzusprechen und eine Klärung vorzubereiten. Die Patientin war durch ihre Angst jedoch so blockiert, daß es auf diesem Weg nicht möglich war, Lösungsstrategien zu erarbeiten.

In Absprache mit dem Therapeuten und nach ausführlicher Vorbereitung wurde die Patientin an den Ort ihrer Angst begleitet. Sie reagierte bereits bei der Annäherung mit den bekannten Symptomen und Kurzatmigkeit. Es benötigte einige Zeit, bis sie sich durch Gespräch und Atemübungen entspannen konnte. Daraufhin wählte die Patientin (nach dem therapeutischen Ansatz von Schellenbaum 1992) einen Leitsatz, der jetzt für sie stimmte: „Ich bin jetzt eine andere." Sie konnte spüren, daß sie ihrer Angst nicht mehr hilflos ausgeliefert war. Danach fühlte sie sich wesentlich sicherer und war bereit, das schwierigste Stück des Weges anzugehen. An der Steigung zu ihrer Firma fand sie auf die gleiche Weise – allerdings erst nach erheblicher Anstrengung – zu dem Satz: „Ich darf's mir angenehm machen." Danach fühlte sie sich bald gelöst und fröhlich und bemerkte, daß ihre Beine nicht mehr schmerzten. Auf dem Rückweg war sie voller Unternehmungslust und Pläne, die Arbeitssituation anzugehen.

Zurück in der Klinik malte sie ein Bild über ihren Arbeitsweg mit ihren Leitsätzen. In der Nacht träumte sie von ihrem Weg: Das Gehen ging viel leichter, war nicht mehr bedrohlich. Am darauffolgenden Morgen entschied sie sich dann aus eigenem Antrieb für den dritten Satz, den sie am Morgen zuvor noch als zu „unverschämt" verworfen hatte: „Ich darf's mir leichter machen", und klebte einen Glückskäfer auf das Bild.

In der Folgezeit konnte die Rückkehr in den Betrieb konstruktiv geregelt werden. In Kooperation mit der Arbeitsassistentin wurden der stufenweise Wiedereinstieg und veränderte Arbeitsbedingungen vorbereitet. Die Patientin hatte den erforderlichen Elan gewonnen, trotz gelegentlicher Befürchtungen, die Herausforderung Arbeitsplatz bewußt anzugehen. Während des ganzen Prozesses bezog sie sich auf das Erlebnis, ihr Bild und die Leitsätze. Die neue Erfahrung gab ihr großen Auftrieb. Auch in anderen Lebensbereichen hielt sie nun Veränderungen für möglich. Selbständig machte sie kontinuierlich immer größere Schritte, die zuvor nicht denkbar gewesen wären.

5.5.2
Bedeutung

Andere, häufig nötige Schritte sind z. B., mit dem Patienten durch das Dorf zu gehen, ihn beim Einkaufen zu begleiten, die Konfrontation mit den Nachbarn zu suchen, zu Hause zu kochen, oder die Kinder wieder einmal selbst zu versorgen. In der Wohnung des Patienten kann über Bedrückendes, Vergangenes gesprochen werde. Wenn das Sprechen schwerfällt, dann ist es an Ort und Stelle oft möglich, sich nonverbal auszudrücken, Dinge zu zeigen. Nach einem Suizidversuch kann durch gemeinsames Aufräumen und das Beseitigen von bedrohlichen Dingen der Patient entängstigt werden. In der Wohnung kann zudem bewußt etwas verändert werden, indem der Patient sich einen schönen Platz gestaltet oder Bilder ab- oder aufhängt. Im Hinblick auf einen kommenden gefürchteten Wochenendurlaub können bspw. bereits Blumen und Essen bereitgestellt werden. Der Patient kann sich mit Unterstützung angstbesetzten Situationen stellen, indem z. B. Briefe vom Gerichtsvollzieher o.ä. durchgegangen werden. Zudem kann ein Besuch zu Hause die beste Gelegenheit für Angehörigenarbeit vor Ort sein.

Es sind äußerlich kleine, jedoch bedeutsame, oft symbolische Schritte, die ein Patient hier gehen kann. Es ist lohnend, sie im therapeutischen Prozeß der Klinik sowohl im Einzelgespräch als auch in den kreativen Therapien wieder aufzugreifen. Dort besteht die Möglichkeit, der Veränderung Ausdruck zu geben, indem z. B. der Patient etwas Symbolisches, Schönes für den Alltag zu Hause herstellt. Es geht darum, soviel Brücken wie möglich von Therapie zum Alltag und vom Alltag zur Therapie zu bauen.

5.6
Weitere Ansätze

Drei *Arbeitsbereiche* nehmen den größten Raum ein: zum einen die Bemühung um die *Erhaltung des Arbeitsplatzes,* auch die Unterstützung durch einen stufenweisen Wiedereinstieg, zum anderen ist zur Rückfallprophylaxe die soziale Einbindung je nach Alter und Lebenssituation notwendig. Ein wichtiger Punkt ist zudem die *Sicherung des Lebensunterhaltes* des Patienten, indem u. a. Rentenverfahren beschleunigt werden, die Schuldnerberatung eingeschaltet, oder die Nahtlosigkeitsregelung nach dem Arbeitsförderungsgesetz angewandt werden. Bei allen Wegen aus der Klinik geht es darum, daß der Sozialarbeiter mit dem Patienten die einzelnen Schritte in o. gen. Qualität vorbereitet und sie dann gemeinsam mit ihm geht.

Zum Schluß soll ein in der Zeit rasanter sozialpolitischer Veränderungen wichtig gewordener weiterer Aufgabenbereich angesprochen werden. Die derzeitige *ambulante psychiatrische Versorgung* ist vor allem auf an Psychosen erkrankte Menschen ausgerichtet, die häufig nicht depressiv Erkrankten entspricht. SozialarbeiterInnen können und sollten in ihrer Umgebung durch Teilnahme an regionalen Arbeitskreisen und Planungsgremien Einfluß neh-

Tabelle 1. Sozialarbeiterisch relevante Institutionen

Ambulantes Sozialpsychia- trisches Netz	Vermittlung zu Sozialpsychiatrischen Diensten, Tagesstätten, Kontaktcafés, Angehörigengruppen, Nachsorge, Berufsbe- gleitende Dienste, Integrationsprojekt, Betreutes Einzelwoh- nen, Rehabilitationseinrichtung für psychisch Kranke (RPK)
Krankenkassen	Versicherungsschutz, Krankengeld, Haushaltshilfe, Kinderbe- treuung, ambulante psychiatrische Pflege, BKK-Modell
Arbeitsamt	Arbeitsvermittlung, Stelleninformationssystem SIS, Arbeits- losengeld-, -hilfe, AFG-Finanzierung nach Krankengeld, Berufsberatung, Berufsinformationszentrum, Frauenförder- stelle, Rehaberatung, Umschulung
Versorgungsämter	Schwerbehindertenantrag zur Erweiterung des Kündigungs- schutzes
Sozialämter	Lebensunterhalt, einmalige Hilfen
Jugendämter	Sorge- und Umgangsrecht, Familienhelferinnen, Unterhaltsvorschußkasse
IAV-Stellen	Koordination von pflegerischen Diensten, Sozialstationen, Nachbarschaftshilfe, Wohnprojekten
für Senioren	Seniorenbegegnungsstätten, Rat, Wohnformen
für Frauen	Frauenzentrum, Förderstelle, Modell Mutter und Kind, Krabbelgruppen
Rentenversicherungsträger	Rente, Widerspruch, Rehafinanzierung
Landesbauernverband	Betriebs- und Dorfhelfer, Beratung bei Hofaufgabe, Pacht, Sonderfonds für Erholungszeiten
für Asylanten und Auslän- der	-beauftragte, Beratungsdienste für Ausländer-, ämter (Duldung)
Banken, Versicherungen, Inkassofirmen	
Schuldnerberatung, Rechtsanwälte, Verbraucherschutz	
Ordnungs-, Wohnungs-, Gesundheitsamt	
Amts- und Sozialgerichte	
Selbsthilfegruppen	
Arbeitskreise zur Planung und Vernetzung der Versorgung in der Region	

men und spezielle Angebote (z. B. angeleitete „Selbsthilfegruppen") anregen. Immer wieder wird deutlich, wie wenig bisher ambulante Dienste über das Krankheitsbild depressiv Erkrankter und vor allem über den erforderlichen Umgang mit ihnen in der Nachsorge wissen. Dies gilt auch für die Sozialpsychiatrischen Dienste im ländlichen Raum häufig, die zudem häufig unzureichend personell besetzt sind und so auf Komm-Strukturen angewiesen sind. Als Sozialarbeiter kann man daher den verschiedenen Diensten immer wieder Informationsgespräche und -materialien anbieten, was gerne in Anspruch genommen wird und wodurch die Zusammenarbeit effizienter geworden ist. Tabelle 1 listet abschließend all diejenigen Institutionen auf, mit denen Sozialarbeiter bei der Betreuung Depressiver in Kontakt kommen.

Drei Aspekte, die in der Weissenauer Depressionsstation bisher noch nicht realisiert werden konnten, wären für die Zukunft wünschenswert. Dazu gehören sowohl die *Bildung einer psychoedukativen Gruppe* als auch die Gestaltung einer *Angehörigenarbeit,* die sich in eigenen Formen auch den *Kindern der Patienten* zuwendet. Zuletzt wäre eine *längere Entlaßphase* zu wünschen, da eine zu knapp bemessene Zeit dazu verführt, für die Patienten zu organisieren, anstatt sie zu unterstützen, die Schritte in ihrem eigenen Tempo selbst zu tun. Damit könnte konsequenter nach dem Grundsatz der Sozialarbeit „Hilfe zur Selbsthilfe" gehandelt werden.

5.7
Literatur

Bahnmüller J (1989) Nachbetreuung und Angehörigenarbeit als Arbeit an und mit sozialen Netzwerken. In: Kopittke W, Rutka E, Wolfersdorf M (Hrsg) 10 Jahre Weisenauer Depressionsstation. S. Roderer, Regensburg, 95–114
Kopittke W, Brüstle-Müller S, John R, Nagel I, Rutke E (1985) Angehörigenarbeit der Weissenauer Depressionsstation – Erfahrungsbericht. In: Wolfersdorf M, Wohlt R, Hole G (Hrsg) Depressionsstationen. S. Roderer, Regensburg, 56–57
Schellenbaum P (1992) Nimm deine Couch und geh. DTV München
Wolfersdorf M (1989) Melancholie und Suizid oder: Die Freude am Jammern. Ein kritischer Rückblick. In: Kopittke W, Rutka E, Wolfersdorf M (Hrsg) 10 Jahre Weissenauer Depressionsstation. S. Roderer, Regensburg, 3–52

KAPITEL 6

Neue Richtungen bei der Interpersonellen Psychotherapie der Depression

E. Schramm

Das Spektrum wirksamer therapeutischer Möglichkeiten bei der Depressionsbehandlung erfuhr mit der Entwicklung der Interpersonellen Psychotherapie (IPT) durch Klerman und Weissman (1984) in den letzten Jahren eine unvorhergesehene Ergänzung. Die IPT zeigte sich in verschiedenen Untersuchungen – selbst bei schweren Depressionen – einer pharmakologischen Standardbehandlung mit Imipramin als mindestens ebenbürtig (s. zusammenfassend Schramm 1996).

Bei der IPT handelt sich in ihrer urspünglichen Form um eine Kurzzeittherapie zur Behandlung ambulanter depressiver Patienten, bei der der Schwerpunkt auf der Bearbeitung depressionsrelevanter zwischenmenschlicher Probleme liegt. Das Verfahren basiert in erster Linie auf empirischen Befunden, beispielsweise aus der Life-event- und Social-support-Forschung, und unterscheidet sich diesbezüglich von vielen anderen Psychotherapien, die eher stringent aus ausgereiften Ursprungstheorien abgeleitet wurden.

Die IPT läßt sich dementsprechend keiner der etablierten Therapieschulen zuordnen und beansprucht auch nicht den Status einer eigenen Schule. Sie beinhaltet vielmehr Strategien und Techniken verschiedener Therapierichtungen sowie eigene spezifische Elemente, ohne sich jedoch ideologisch der Theorie einer dieser Schulen zu verschreiben. In dieser Hinsicht stellt die IPT – laut Grawe (1994) – eine Psychotherapieform eines ganz neuen Typs dar.

Die IPT ist grundsätzlich orientiert am medizinischen Krankheitsmodell und kann mit oder ohne begleitende Medikation durchgeführt werden. Die beschränkte Dauer (12–20 Sitzungen) impliziert, daß der Behandlungsschwerpunkt im „Hier und Jetzt", also auf der Bearbeitung gegenwärtiger Probleme, liegt.

Die Grundannahmen dieses Verfahrens beruhen auf der Beobachtung, daß es einen entscheidenden Zusammenhang zwischen ineffektivem Umgang mit interpersonellen Belastungen und dem Auftreten einer depressiven Episode gibt. Das heißt, jede Depression ist unabhängig von ihrer komplexen Entstehung auch in einem psychosozialen Kontext erklärbar, z.B. im Rahmen eines aktuellen zwischenmenschlichen Konflikts (s. Abb. 1).

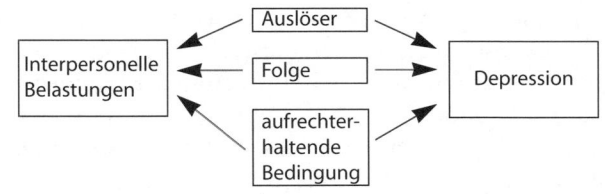

Abb. 1. Wechselseitige Beziehung zwischen interpersonellen Belastungen und Depression

Die Begründer der IPT gehen davon aus, daß das Erfassen und Verändern dieser Zusammenhänge depressionslindernde und möglicherweise prophylaktische Wirkung hat.

Es gibt vier Bereiche interpersoneller Belastung, die empirisch am häufigsten in Verbindung mit Depression gefunden wurden:

1) Pathologische Trauer
2) Interpersonelle Auseinandersetzungen und Konflikte
3) Rollenwechsel- und übergänge
4) Interpersonelle Defizite

Der Behandlungsablauf ist inhaltlich klar strukturiert, in drei Phasen unterteilt und in einem Manual (Klerman et al. 1984; dt. Version: Schramm 1996) beschrieben.

In der initialen Phase (Sitzung 1–3) findet eine genaue Abklärung der depressiven Symptomatik und des interpersonellen Bezugssystems des Patienten statt. Mit Hilfe ausführlicher Informationen über seine Störung sowie dem Zuteilen der Krankenrolle soll der Patient gezielt entlastet werden. Am Ende dieses Therapieabschnitts einigen sich Therapeut und Patient auf einen der vier o.g. Problembereiche als Behandlungsfokus. Dieser steht in engem Zusammenhang zur Entstehung der derzeitigen depressiven Episode. In der mittleren Phase (Sitzung 4–13), die das Kernstück der Therapie darstellt, ist die Symptomatik des Patienten üblicherweise zum großen Teil abgeklungen, und die Krankenrolle kann nach und nach zurückgenommen werden. Jetzt steht die Bearbeitung des ausgewählten Problembereiches im Vordergrund, wobei vor allem emotionale Themen Beachtung finden. Grob beschrieben soll je nach Problemfeld der Verlust einer Bezugsperson angemessen betrauert, Konflikte oder Rollenwechsel erkannt und gelöst, und soziale Defizite bewältigt werden mit dem Ziel, soziale Unterstützung zugänglich zu machen. Es wird unter Anwendung der im Manual beschriebenen Strategien und Zwischenziele an angemessenen Bewältigungsstrategien oder alternativen Verhaltensmöglichkeiten gearbeitet. Das therapeutische Vorgehen ist dabei in erster Linie unterstützend und ermutigend. Außerdem soll in der mittleren Phase weiterhin das Verständnis des Patienten für den Zusammenhang von depressiven Symptomen und Veränderungen innerhalb der Beziehungs- und Rollenkonstellation vertieft werden.

Die Beendigungsphase (Sitzung 14–16) unterscheidet sich nicht von anderen Kurzzeittherapien. Themen sind die Vorbereitung auf das Therapieende und die Zeit danach, Zusammenfassung der therapeutischen Fortschritte und das emotionale Begreifen dieser Therapiephase als Abschiedsprozeß.

Die Techniken der IPT sind größtenteils anderen Therapieformen entlehnt und z. T. modifiziert. Dieses Verfahren ist im Vergleich zu anderen Psychotherapieformen nicht besonders stark technikorientiert. Im ersten Teil kommen hauptsächlich explorative, psychoedukative und symptombewältigende Techniken (z. B. Ermutigung, Ratschläge, positive Rückmeldung) zur Anwendung. Im mittleren und letzten Abschnitt zielen sie vorwiegend auf die Förderung der Einsicht, des emotionalen Lernens und der zwischenmenschlichen Problemlösung ab (z. B. Ausweitung eines Themas, Klärung, Akzeptieren negativer Gefühlszustände, Kommunikationsanalyse).

Insgesamt läßt sich über diese Methode sagen, daß sie eine systematische Aufstellung von Vorgehensweisen bietet, von denen man weiß, daß sie für den Therapieerfolg von Bedeutung sind (z. B. explizit einen Behandlungsvertrag zu schließen) und die von kompetenten, erfahrenen Therapeuten meist ohnehin angewandt werden (z. B. bei der Therapiebeendigung auf Gefühle des Patienten zu fokussieren).

Trotz des relativ jungen Alters der IPT ist sie schon recht umfassend untersucht und weist laut Grawe (1994) eine überdurchschnittliche Effektstärke auf. Sie zählt heute zu den wirksamsten psychologischen Depressionstherapien. Die Qualität der Arbeiten zur IPT ist bis auf wenige Ausnahmen als sehr anspruchsvoll zu bezeichnen. Sie wurde als Einzelbedingung, im Vergleich zu oder in Kombination mit medikamentöser Therapie an meist großen Stichproben überprüft. Bei fast allen Studien wurden ambulante depressive Patienten untersucht.

In den 70er Jahren führte die Arbeitsgruppe um Klerman und Weissman mehrere Studien durch, die die Überlegenheit der IPT gegenüber unspezifischer psychotherapeutischer Behandlung zeigten.

Die Untersuchung, die der IPT jedoch zum Durchbruch verhalf, war die bekannte Multicenterstudie des National Institute of Mental Health (Elkin 1989). Eine Stichprobe von 250 depressiven Patienten wurde auf die Bedingungen „IPT", „Kognitive Verhaltenstherapie", „Imipramin und Clinical Management" und „Placebo und Clinical Management" randomisiert. Unter „Clinical Management" sind bis zu 30minütige, supportive und in erster Linie auf die Medikation und Nebenwirkungen bezogene Gespräche mit einem erfahrenen und umfassend ausgebildeten Psychiater zu verstehen. Die Patienten zeigten in allen Behandlungsbedingungen (auch in der sog. Placebo-Gruppe) eine signifikante Reduktion der depressiven Symptome sowie eine Verbesserung des psychosozialen Funktionsniveaus über den Behandlungsverlauf. Insgesamt zeigte sich jedoch, daß alle aktiven Behandlungsformen der Placebobedingung bei der Reduktion der depressiven Symptomatik über einen 16wöchigen Zeitraum überlegen waren. Über 2/3 der Patienten waren bei Behandlungsende symptomfrei.

In einer zweiten Analyse erwies sich die IPT als einzige Psychotherapie sogar bei der Gruppe der schwer Depressiven (Hamilton-Wert größer/gleich

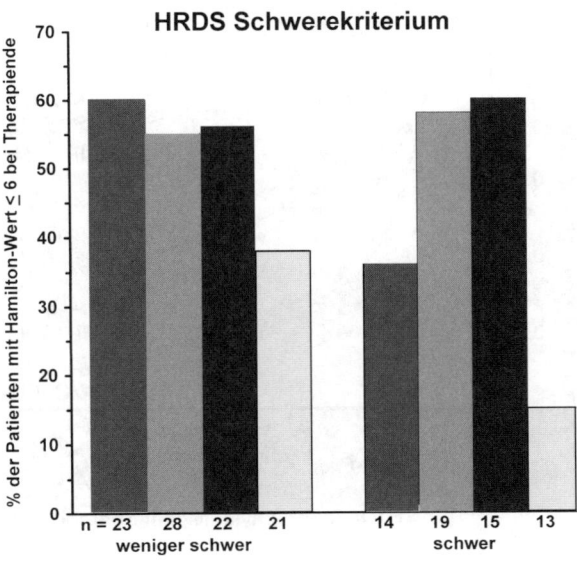

HRDS Schwerekriterium

Abb. 2. Prozent der weniger schwer und schwer depressiven Patienten, die bei Therapieende remittiert waren. (Nach Elkin et al. 1989, S. 977)

■ KVT = Kognitive Verhaltenstherapie
□ IPT = Interpersonelle Psychotherapie
■ IMI-CM = Imipramin, Clinical Management
□ PLA-CM = Placebo, Clinical Management

HRDS = Hamilton Rating Scale of Depression

20) der medikamentösen Behandlung als gleich wirksam. Dies traf nicht für die kognitive Therapie zu und auch nicht für ärztliche Gespräche in Kombination mit einem Placebo (s. Abb. 2).

Allerdings war man durch die Ergebnisse des naturalistisch erhobenen 18-Monats-Follow-up dieser Untersuchung ziemlich ernüchtert (Shea et al. 1992). Man mußte feststellen, daß die Akutbehandlung bestehend aus 16 wöchentliche Sitzungen für die meisten Patienten nicht ausreichte, um vollständig zu remittieren (d.h. 8 Wochen lang nach dem Ende der Therapie keine oder minimale Symptome) und länger als 18 Monate gesund zu bleiben. Nur 24% der Patienten erlitten keine neue Episode. Zwischen den Therapiebedingungen zeigten sich hierbei keine signifikanten Unterschiede.

In einer Untersuchung von Ellen Frank und ihrer Arbeitsgruppe in Pittsburgh wurde deswegen die Wirksamkeit der IPT als sog. maintenance- oder Erhaltungtherapie über einen Zeitraum von 3 Jahren überprüft (Frank 1990a) (s. Abb. 3).

In einem fünfarmigen Design wurde die Wirksamkeit von „Imipramin plus IPT" mit „Imipramin plus ärztliche Gespräche", „IPT alleine", „IPT plus Placebo" und „Placebo plus ärztliche Gespräche" bei 128 rezedivierenden Patienten verglichen. Die Therapiesitzungen wurden monatlich durchgeführt. Am erfolgreichsten hinsichtlich der Länge der phasenfreien Zeit

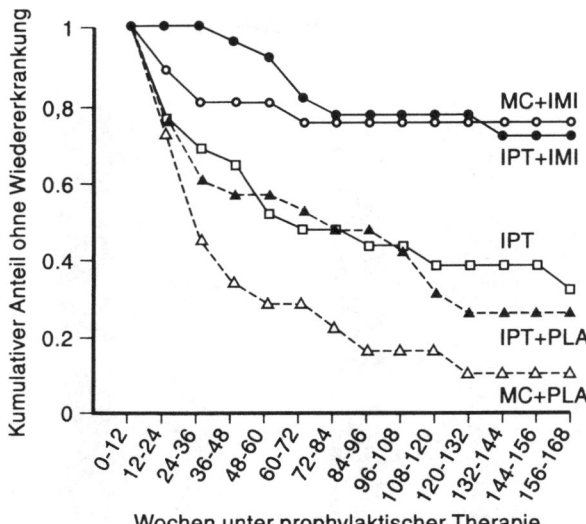

Abb. 3. Behandlungserfolg der verschiedenen rezidivprophylaktischen Bedingungen in der Studie von Frank et al. (1990a); *IMI* Imipramin, *MC* Medication Clinic (ärztliche Gespräche), *PLA* Placebo, *IPT* Interpersonelle Psychotherapie

schnitten die Bedingungen „Imi + IPT-M" und „Imi + MC" ab. Nur ca. 20 % der Patienten dieser beiden Behandlungsgruppen erlitten in dem 3jährigen Untersuchungszeitraum einen Rückfall. Dies übertraf die Befunde aller früheren Studien zur prophylaktischen Depressionsbehandlung. Nach 1 Jahr trat bei 18 % der Patienten, die Imi + MC erhielten, ein Rezidiv auf im Vergleich zu nur 8 % der Patienten, die kombiniert behandelt wurden. Trotz der klinischen Überlegenheit der Kombinationsbehandlung erreichte der Effekt keine statistische Signifikanz. Bei der Interpretation der Ergebnisse ist außerdem zu berücksichtigen, daß Imipramin in der höchsten (150 – 300 mg) und IPT in der niedrigsten „Dosis" verabreicht wurde, die bisher bei der Langzeittherapie untersucht wurde. Der dadurch erzeugte Deckeneffekt erklärt möglicherweise, warum keine signifikanten Unterschiede entstanden, wenn Imipramin mit IPT-M vs. nur mit Arztgesprächen kombiniert wurde. Diese Vermutung wird dadurch unterstützt, daß „IPT" und „IPT + Pla" signifikant wirksamer waren als „MC + Pla", die sich als die am wenigsten wirksame Maßnahme herausstellte.

Nach 3 Jahren betrug die mittlere phasenfreie Dauer in der Placebogruppe 45 Wochen, in der „IPT-M + Placebogruppe" 74 Wochen, bei den ausschließlich mit IPT-M Behandelten 82 Wochen, bei den mit Imi + MC Behandelten 124 Wochen und in der Kombinationsbedingung Imi + IPT-M 131 Wochen. Damit war die Nützlichkeit und Notwendigkeit einer Langzeitbehandlung für die Prävention von depressiven Rückfällen bzw. neuen Episoden nachgewiesen.

Hauptergebnis hinsichtlich der IPT war, daß die rückfallfreie Zeit nach Absetzen der Medikation signifikant und positiv mit der minimalen Fortsetzung der interpersonellen Psychotherapie korrelierte. Patienten, die IPT-M erhielten, blieben fast doppelt solange ohne erneute Episode wie Patienten, die mit Placebo und ärztlichen Gesprächen behandelt wurden. Eine integre bzw.

spezifische Durchführung der IPT-M, d. h., wenn sich der Therapeut eng an das im Manual beschriebene Vorgehen hielt, und wenn Patient und Therapeut den interpersonellen Fokus über die Behandlungsdauer beibehalten konnten, ging mit einer deutlichen Verlängerung der phasenfreien Zeit nach Absetzen der Medikation einher (Frank et al. 1991). Bei guter Fokussierung war eine depressionsfreie Zeit von durchschnittlich 101.7 Wochen zu erreichen, bei schwacher Fokussierung lag die Zeit nur bei 18.1 Wochen.

Die Frage, ob sich bei Patientinnen, die von Anfang an nur mit IPT behandelt werden, der Schutz gegen eine erneute depressive Episode durch die Erhöhung der Sitzungsfrequenz der IPT-M verlängern läßt, wird derzeit in einer weiteren Studie von der Pittsburgher Gruppe untersucht.

Trotz der hohen Wirksamkeit mit oder ohne zusätzliche Gabe von Medikamenten wird die IPT in den USA bisher fast ausschließlich lediglich im Rahmen von Forschungsprojekten angewandt und konnte sich darüber hinaus klinisch noch nicht durchsetzen. Der Grund dafür besteht wohl in mangelnden Ausbildungsangeboten, da es bisher kein Ausbildungsinstitut gibt, aber auch durch die Tatsache bedingt, daß die IPT nicht den beiden psychotherapeutischen Hauptrichtungen zuzurechnen ist. Erst die Publikation von sog. guidelines zur Behandlung depressiver Erkrankungen durch die Amerikanische Psychiatrische Gesellschaft (APA 1993) im Jahre 1993 löste breites internationales Interesse an der IPT, auch hinsichtlich der klinischen Anwendung aus.

Hier in den deutschsprachigen Ländern hat IPT zwar einen bestimmten Bekanntheitsgrad erreicht, ohne jedoch schon in den Klinikalltag übernommen worden zu sein. Mittlerweile wurden zahlreiche Kliniken und Institute in IPT ausgebildet und das Interesse nimmt ständig zu. Die Popularität ist unter anderem darauf zurückzuführen, daß die Effektivität der IPT gemessen am Therapieaufwand beeindruckend ist. Sie ist leichter zu erlernen als die Kognitive Therapie und läßt sich in der alltäglichen klinischen Arbeit weitaus breiter einsetzen.

Wie bei anderen effektiven Behandlungsformen wurde auch bei der IPT versucht, sie auf neue Anwendungsbereiche auszudehnen:

Störungsgruppen
- Dysthymie
- Bipolare Störungen
- Postpartum Depression
- HIV-positive Depression
- Drogen
- Bulimie
- Insomnie

Zeitperspektive
- Langzeitform

Setting
- Paartherapie

- Gruppe
- Beratung
- stationär

Altersbereiche
- geriatrische Depression
- jugendliche Depression

Modifikationen beziehen sich auf die ursprünglich postulierte Zeitdauer (z. B. Erhaltungsform, Kurzberatung), auf die spezifische Störungsform (z. B. Eßstörungen, Dysthymie, bipolare Störungen) oder auf Patientencharakteristika (z. B. Jugendliche, Alterspatienten) und dienen dazu, die Behandlung spezifischer zu gestalten und dadurch die Wirksamkeit zu erhöhen. Die ersten Ergebnisse zu den modifizierten Formen sind sehr ermutigend. Davon ausgenommen sind lediglich die beiden Studien von Rounsaville und Kollegen (1983; 1985), in denen sich IPT bei der Behandlung von Opiat- bzw. Kokainabhängigen als nicht besonders erfolgreich erwies.

Besonders überraschend erwies sich die Wirksamkeit der IPT für bulimische Patienten, die der der bewährten KVT langfristig ebenbürtig war. Vielversprechend, jedoch noch nicht vollständig überprüft zeigte sich die IPT bei jugendlichen Depressiven sowie bei depressiven Alterspatienten, bei Dysthymien und HIV-positiven depressiven Patienten. Auch in Beratungsform für leicht Depressive und als Paartherapie hat sich IPT bewährt.

Von besonderem Interesse für die Psychiatrie ist die Modifikation für bipolare Störungen, die sogenannte „Interpersonal and Social Rhythms Therapy" (IP/SRT; Frank, 1990b). Ermutigt durch den Erfolg bei der Kombinationsbehandlung unipolarer Störungen zielt diese Erhaltungstherapie nicht nur darauf ab, die Wirkung phasenprophylaktischer Medikamente zu erhöhen, sondern auch die interpersonelle Funktionsfähigkeit des Patienten zu verbessern. Diese ist bei Bipolaren bedingt durch den Krankheitsverlauf erfahrungsgemäß stark beeinträchtigt. Außerdem kann diese Intervention zur Erhöhung der bei bipolaren Patienten bekanntlich problematischen Medikamentencompliance beitragen. Das ursprüngliche IPT-Konzept wird hierbei um einen verhaltenstherapeutisches Element ergänzt, mit Hilfe dessen die sozialen Rhythmen des Patienten stabil gehalten werden. Diese Maßnahme basiert auf der Beobachtung, daß viele bipolare Patienten weniger Stimmungslabilität erfahren, wenn ihre täglichen Aktivitäten einem regelmäßigen Ablauf unterliegen. Dies trifft insbesondere auf den Schlafrhythmus zu, aber auch auf Essenszeiten, Arbeitstätigkeit, körperliche oder soziale Aktivitäten etc. Diese und andere Tätigkeiten werden vom Patienten unter fortwährender Selbstbeobachtung protokolliert und mit dem Therapeuten auf ihre Regelmäßigkeit hin überprüft. Falls erforderlich wird der soziale Rhythmus des Patienten so ausbalanciert, daß unter Beibehaltung einer gewissen Gleichmäßigkeit weder eine Unter- noch eine Überforderung entsteht. Durch dieses Vorgehen soll das Risiko für ein erneutes Auftreten einer manischen oder auch depressiven Phase reduziert werden.

Ein weiterer Schwerpunkt der IP/SRT liegt auf der Bewältigung der Residualsymptomatik und der psychosozialen Folgen der manischen oder depressiven Episoden (z. B. Auseinandersetzung mit der krankheitsbedingten Aufgabe von bestimmten Lebensplänen).

Die Wirksamkeit der IP/SRT in Kombination mit Pharmakotherapie wird derzeit in einer großangelegten Vergleichsstudie an der Pittsburgher Universitätsklinik von der Arbeitsgruppe um Professor Frank untersucht.

Die meisten klinischen Zentren, die bisher in deutschsprachigen Ländern in IPT trainiert wurden, wenden diese Methode im stationären Setting an. Obwohl ursprünglich als ambulante Therapiemethode entwickelt, gibt es mehrere Faktoren, die IPT als stationäre Behandlung geeignet erscheinen lassen. IPT ist

1) von kurzer Dauer,
2) in einem Behandlungsmanual beschrieben,
3) der üblichen psychiatrischen Vorgehensweise ähnlich,
4) relativ leicht zu erlernen,
5) im Gruppenformat an stationären Patienten überprüft und
6) für andere psychiatrische Störungen und Patientengruppen modifiziert.
7) Das medizinische Krankheitsmodell berücksichtigt explizit die Kombination mit Medikamenten.

Lediglich in *einer* deutschen Studie wurde die Wirksamkeit der IPT im Gruppenformat an stationären Patienten untersucht und mit KVT verglichen (Wahl 1994). Dabei wurden insgesamt 53 depressive Pat. in geschlossene Gruppen zu jeweils 7–9 Personen zusammengefaßt und 3x wöchentlich entweder nach dem IPT- oder KVT-Konzept behandelt. Es gab parallel dazu keine weitere Einzeltherapie oder medikamentöse Behandlung. Das Programm lief über 6 Wochen und beinhaltete insgesamt achtzehn 90minütige Sitzungen. In dieser Untersuchung erwies sich die interpersonelle Gruppentherapie als gleichwirksam wie kognitive Gruppenbehandlung. Die Bewertung der Effektivität des interpersonellen gruppentherapeutischen Vorgehens wird von Wahl als den Befunden der renommierten Studie von Elkin und Kollegen (1989) ebenbürtig bezeichnet.

Verschiedene Modifikationen sind nötig, um IPT im stationären Setting durchzuführen:

1) gegebenenfalls kürzere Sitzungsdauer zu Beginn;
2) höhere Sitzungsfrequenz (i.d.R. 2x wöchentlich);
3) Miteinbeziehung des gesamten Behandlungsteam (Pflegekräfte, Ärzte, Sozialarbeiter, etc.);
4) Miteinbeziehung der Angehörigen;
5) direkte Hilfestellung, Festlegen kurzfristiger Ziele sowie erhöhte Flexibilität des Therapeuten;
6) verlängerte Anfangsphase;
7) intensivere Abschiedsphase.

In der Universitätsklinik Freiburg, Abt. für Psychiatrie und Psychotherapie befindet sich die Durchführung des IPT-Konzepts auf einer Depressionsstation derzeit in Überprüfung. Nach einem 20stündigen Training für das gesamte Behandlungsteam dieser Station, bei dem die Grundlagen und Anwendung der Interpersonellen Psychotherapie vermittelt werden, sind alle Mitarbeiter in die IPT-Behandlung des Patienten involviert.

Das Behandlungsprogramm umfaßt 12 IPT-Einzelsitzungen, die zweimal wöchentlich von einem ärztlichen oder psychologischen Therapeuten für 40–50 Minuten durchgeführt werden. Einige dieser Sitzungen können unter Miteinbeziehung der Angehörigen stattfinden. Die Bezugspflegekraft nimmt an der ersten, letzten und an der Sitzung, in der der Behandlungsvertrag abgesprochen wird, teil. Außerdem können sich die Patienten bei aktuellen Belastungen (z. B. nach einem Wochenendausgang) an ihre jeweilige Bezugspflegeperson wenden, die über die interpersonelle Problematik bestens Bescheid weiß. Darüber hinaus nehmen die Patienten an zwei Gruppen teil: Die Gruppe „Informationen über Depression" findet über drei 45minütige Sitzungen statt und beginnt in der ersten oder zweiten Behandlungswoche. Die Gruppe „Interpersonelle Fertigkeiten" besteht aus sechs 90minütigen Sitzungen und setzt ein, nachdem ein Problembereich festgelegt ist. Beide Gruppen sind offen. Die Gruppen sind eng vernetzt mit der Einzeltherapie.

Die ambulante Weiterbehandlung soll zunächst 2 mal wöchentlich, danach 2 mal 14tägig und schließlich in monatlichen Abständen über den Zeitraum von mindestens einem Jahr erfolgen.

Die Wirksamkeit dieses Programms wird derzeit an unserer Klinik überprüft.

Das rasch zunehmende Interesse für dieses Verfahren bei Psychotherapeuten unterstreicht den Trend, sich von rigiden schulorientierten Vorgehensweisen zu lösen. Es ist zu erwarten, daß die IPT insbesondere in deutschsprachigen Ländern zukünftig in der Behandlung ambulanter und stationärer Patienten eine zunehmend bedeutendere Rolle einnehmen wird.

6.1
Literatur

American Psychiatric Association (1993) Practice guideline for major depression disorder in adults. Am J Psychiatry 150 (suppl.): 1–26

Elkin I, Shea T, Watkins JT et al. (1989) National Institute of Mental Health Treatment of Depression Collaborative Research Program: General effectiveness of treatment. Arch Gen Psychiatry 46: 971–82

Frank E, Kupfer D, Perel J et al. (1990a) Three-year outcomes for maintenance therapies in recurrent depression. Arch Gen Psychiatry 47: 1093–9

Frank E, Frankel D, Carter S, Cornes C, Kupfer DJ (1990b) Manual for the adaptation of interpersonal psychotherapy to the treatment of bipolar disorders. (Unpublished manuscript, University of Pittsburgh)

Frank E, Kupfer DJ, Wagner EF, McEachran AB, Cornes C (1991) Efficacy of interpersonal psychotherapy as a maintenance treatment of recurrent depression: contributing factors. Arch Gen Psychiatry 48: 1053–9

Grawe K, Donati R, Bernauer F (1994) Psychotherapie im Wandel – Von der Konfession zur Profession (3. Aufl.). Hogrefe, Göttingen

Klerman GL, Weissman MM, Rounsaville BJ, Chevron ES (1984) Interpersonal Psychotherapy of Depression. Basic Books, New York

Rounsaville BJ, Glazer W, Wilber CH, Weissman MM, Kleber HD (1983) Short-term interpersonal psychotherapy in methadone-maintained opiate addicts. Arch Gen Psychiatry 40: 629–36

Rounsaville BJ, Kleber HD (1985) Psychotherapy/counseling for opiate addicts: strategies for use in different treatment settings. Int J Addiction 20(6&7): 868–96

Schramm, E. (Hrsg) (1996) Interpersonelle Psychotherapie. Schattauer, Stuttgart

Shea MT, Elkin I, Imber SD et al. (1992) Course of depressive symptoms over follow-up: findings from the National Institute of Mental Health Treatment of Depression Collaborative Research Program. Arch Gen Psychiatry 49: 782–7

Wahl R (1994) Kurzpsychotherapie bei Depressionen – Interpersonelle Psychotherapie und Kognitive Therapie im Vergleich. Westdeutscher Verlag, Opladen

Sexueller Mißbrauch – auf Depressionsstationen ein Tabu? – Bericht aus einer Arbeitsgruppe

I. Grünewald

7.1
Einführung

Ein Rückblick auf 20 Jahre Depressionsstationen macht deutlich, daß es sich bei dieser spezialisierten Behandlungsform um ein notwendiges und effektives Konzept handelt. Der Zusammenschluß aller Depressionsstationen im Arbeitskreis „Depressionsstationen" mit regelmäßigen Arbeitstreffen zur Konzeptentwicklung, zur konstruktiv-kritischen Evaluation und zur Qualitätssicherung hat zu hohen Standards und überprüfbarer Effizienz dieses Behandlungsansatzes geführt. Hieraus sind anerkannte Richtlinien zu Rahmenbedingungen (z.B. offene Führung, gemischtgeschlechtlich, Aktivierungskonzept etc.), medikamentöser Therapie und integrierter Psychotherapie hervorgegangen. Die Behandlungsteams der verschiedenen Depressionsstationen haben sich fundierte und breitgefächerte Kompetenzen erarbeitet.

Beim Betrachten der vielfältigen und differenzierten Ansätze fällt auf, daß ein psychotherapeutisch relevanter und psychosozial bedeutsamer Faktor, zumindest in der deutschsprachigen Literatur zur stationären Depressionsbehandlung, weitgehend außer acht gelassen wird: Die Vorgeschichte eines sexuellen Mißbrauchs und dessen weitreichenden Einfluß auf Psychodynamik (Ich-Grenzen, Überanpassung, Abwehr), Verhaltenskompetenz und Motivation (gelernte Hilflosigkeit, mangelnde Bedürfnisäußerung) sowie das Interaktionsgeschehen (Spaltungstendenzen, Grenzziehung, sexualisiertes Verhalten, Überflutung).

Anläßlich des Arbeitskreistreffens am 14.9.1996 wurde von der Autorin eine Arbeitsgruppe zum Thema „sexueller Mißbrauch und seine Bedeutung für die stationäre Depressionsbehandlung" geleitet. Die hier vorliegende Arbeit stellt eine Zusammenfassung der Diskussionen dar. Aufgrund der hohen Prävalenzrate, die man bei Sichtung der entsprechenden Literatur findet, muß das Thema als relevant eingeschätzt werden. Mit dieser Arbeitsgruppe sollte überprüft werden, ob dies auf Depressionsstationen auch ausreichend berücksichtigt wird. Es ist zu vermuten, daß die Konfrontation mit Mißbrauchserfahrungen emotionale Reaktionen wie Ablehnung und Hilflosigkeit bei den Behandlern hervorruft, die die gesellschaftlichen Tendenzen zur Tabuisierung auch im Behandlungssetting fördern. Ein Weg aus dieser Hilflosigkeit kann nur über Weiterbildung und die Erarbeitung von Leitlinien gehen.

Im Rahmen dieser Arbeitsgruppe wurde zunächst ein kurzer Überblick der Literatur über die Häufigkeit zum Vorkommen von sexuellem Mißbrauch und Depressionen gegeben. Anschließend wurden anhand dreier kurzer Fallbeispiele Fragen und Probleme im stationären Setting aufgeworfen und zur Diskussion gestellt. Den Abschluß bildete der Konsens hinsichtlich weiterer Handlungsbedarfs innerhalb des Arbeitskreises.

7.2
Häufigkeit von Mißbrauch

Nicht nur die Flut an Publikationen zum Thema „sexueller Mißbrauch" hat in den letzten Jahren zugenommen, sondern auch die Höhe der geschätzten Prävalenzraten. Wenn auch der Ernst und das Ausmaß nicht unterschätzt werden dürfen, so führt doch die Ausweitung des Begriffs des „sexuellen Mißbrauchs" auf jede Form sexueller Belästigung eher zur Verschleierung der Problematik und ist dem Anliegen der Hilfe und Therapie nicht dienlich. In der wissenschaftlichen Literatur werden deshalb im wesentlichen 5 Merkmale beschrieben, die sexuellen Mißbrauch charakterisieren (nach Richter-Appelt 1995):

- eine sexuelle Handlung,
- eine Abhängigkeitsbeziehung,
- die Bedürfnisbefriedigung des Mächtigeren,
- die mangelnde Einfühlung des Täters in das Kind und
- das Gebot der Geheimhaltung.

Eine genaue Bestimmung der absoluten Prävalenzraten kann aufgrund der stark unterschiedlichen Daten nicht gegeben werden. Dabei werden aber übereinstimmend höhere Mißbrauchsraten bei psychiatrischen Patientinnen (36 bis 51 %, Übersicht nach Richter-Appelt 1995) im Vergleich zur Allgemeinbevölkerung gefunden. Cuttler u. Nolen-Hoeksema (1991) finden in einer Metaanalyse eine Life-Time-Prävalenz von child-sexual-abuse bei Frauen zwischen 7 und 19 % und bei Männern zwischen 3 und 9 %. Stein et al. (1988) geben eine Korrelationsschätzung über den Zusammenhang von Depression und sexuellem Mißbrauch. Anhand einer Zufallsstichprobe von n = 3.100 Personen werden die Raten der Mißbrauchserfahrung und der Life-Time-Prävalenz von Depressionen jeweils bei Frauen und Männern ermittelt. Sie finden, daß 22 % der Frauen und 19 % der Männer, die eine Mißbrauchsvorgeschichte haben, im Laufe ihres Lebens mindestens eine depressive Episode entwickeln (im Vergleich: ohne Mißbrauchserfahrung entwickeln 6 % der Frauen und 4 % der Männer dieser Stichprobe eine Depression). Und für diese Diskussion insbesondere wichtig ist die Schätzung, daß 60 % der Frauen und 39 % der Männer, die im Laufe ihres Lebens an einer Depression erkranken, einen sexuellen Mißbrauch in der Vorgeschichte haben. Die Zahlen machen deutlich, daß es sich um ein häufiges Vorkommen v.a. im Zusammenhang mit Depressionen handelt und damit die Einbeziehung des Themas „sexueller Mißbrauch" in stationäre Behandlungskonzepte notwendig wird.

7.3
Fallbeispiele

Im folgenden Abschnitt werden drei beispielhafte Fälle skizziert und anhand der dabei aufgeworfenen Fragen in die zu klärenden Aspekte eingeführt.

1. Frau A., 26 Jahre: Zum 3. Mal nach Suizidversuch in stationärer Behandlung, berichtet erstmals über jahrelangen sexuellen Mißbrauch durch fünf ihrer sechs älteren Brüder.
   Fragen: Warum berichtet die Patientin beim dritten Aufenthalt darüber? Liegt es an Therapeutenvariablen (beim ersten Aufenthalt wurde sie von einem erfahrenen männlichen Therapeuten, beim 2. von einer unerfahrenen weiblichen Therapeutin betreut, beim 3. Aufenthalt von einer erfahrenen weiblichen Therapeutin)?

2. Frau B., 33 Jahre: Kommt nach impulshaftem Suizidversuch erstmals in Behandlung. Im Laufe der Behandlung berichtet sie über einen Traum, in dem ihr Mann alkoholisiert ist und etwas „ganz Schreckliches passiert". Sie kann sich nicht erinnern, was passiert, hat auch keine Deutung, kann es sich nicht erklären. Die Patientin ist über 2 Wochen danach deutlich wieder symptomatisch verschlechtert, ist erregt, unruhig, wirkt gehetzt, ängstlich, hat einseitig Körpersensationen. Im Team entsteht der dringende Verdacht einer Mißbrauchsvorgeschichte.
   Fragen: Wie weit soll in Richtung Aufdeckung gearbeitet werden? Kann eine darauffolgende Destabilisierung im zeitlich möglichen Rahmen aufgefangen werden? Soll alles belassen werden und in Richtung Stabilisierung auf Symptomebene gearbeitet werden? Welche stationären/therapeutischen „klimatischen" Bedingungen fördern das Erinnern oder das Sprechen über sexuellen Mißbrauch?

3. Frau C., 42 Jahre, „überfährt" ihre Mitpatienten mit nicht enden wollenden Berichten über ihre Mißbrauchserfahrung, ohne Gespür für Grenzen und die Interaktion. Die Mitpatienten gehen ihr bereits aus dem Weg.
   Fragen: Wann und wie kann und muß man die Patientin eingrenzen, ohne das ehemalige Tabu in der Familie zu reinszenieren? Ein Kern der Therapie bei sexuellem Mißbrauch ist das Thema der Verantworungszuschreibung durch den Täter und damit das Gefühl des Opfers, „ich bin selbst schuld". Wie kann die Ballance zwischen „Entschulden" und der Verantwortungsübernahme durch die Patientin für Handlungen in anderen (außerhalb der Mißbrauchsthematik) Kontexten gelingen?

7.4
Diskussion

In der gut besuchten und mit „alten Hasen", wie auch „Neueinsteigern" aus verschiedenen Häusern durchmischten Arbeitsgruppe entsteht ein lebhafter Austausch. Anhand der Fallbeispiele und der dabei aufgeworfenen Fragen entwickelt sich eine Diskussion zu im wesentlichen drei Themen:

1. Werden sexueller Mißbrauch und seine Folgen im stationären Behandlungssetting der Depressionsstationen ausreichend erkannt und berücksichtig?

Zunächst wurde schnell deutlich, daß es sich bei sexuellem Mißbrauch und den therapeutischen Vorgehensweisen auf den Depressionsstationen um ein brisantes Thema handelt, dem bislang wenig Beachtung geschenkt wurde. Dabei deckt sich der klinische Eindruck der verschiedenen Teilnehmer, daß eine hohe Dunkelziffer vorhanden sein muß. So wird von den meisten der Umgang mit dem Thema wie auch die Diagnostik als unsystematisch und mit der Tendenz zur Nichtbeachtung beschrieben.

2. Was behindert die angemessene Berücksichtigung bzw. welche Voraussetzungen müssen geschaffen werden?

Zunächst wurden Erfahrungsberichte und Beobachtungen zusammengetragen sowie Vermutungen, weshalb Schwierigkeiten vorhanden sind. Dabei wurde auf die emotionale Reaktion der Behandler hingewiesen. Diese reicht von Scham über Erschütterung, Abgestoßensein und Angst. Häufig werden (Gegen-)Übertragungsphänomene berichtet, die aus Identifikation mit dem hilflosen Anteil der Patientin entstehen, zu Aggression oder auch zu Spaltungen im Team führen. Am häufigsten wird die Unsicherheit im pflegerischen Umgang und in therapeutischen Entscheidungen erwähnt, die einer Tendenz zum „Übersehen", Nichtbeachten oder zur Tabuisierung Vorschub leistet, wenn nicht gar einem polemischem Umgang mit dem Thema und den Gefühlen dabei.

3. Welche Implikationen für den Arbeitskreis ergeben sich daraus?

Während der Diskussion wird nachdrücklich darauf hingewiesen, daß im Umgang mit dem Thema sexueller Mißbrauch bei depressiven Patienten auf mehreren Ebenen konkrete Leitlinien fehlen. So ist das diagnostische Vorgehen oft unsystematisch. Wann und wie oder ob überhaupt das Thema vom Behandler aktiv angesprochen wird, ist unterschiedlich. Ob bei Verdachtsmomenten abgewartet oder forciert nachgefragt wird, ist stark geprägt von der therapeutischen Ausbildung und Erfahrung, der eigenen Auseinandersetzung mit dem Thema und dem Wissen um spezifische Therapiestrategien bei Patienten mit Mißbrauchsvorgeschichte. So muß das therapeutische Handeln in Fällen von sexuellem Mißbrauch unter gesamtkonzeptueller Sicht im besten Falle als durch Gefühl geleitet, wenn nicht gar als zufällig bezeichnet werden.

Daraus leiten die Teilnehmer der Arbeitsgruppe die Notwendigkeit ab, bezüglich Diagnostik, Grundkonzeption des stationären Settings, therapeutischer Grundzüge spezifische Anleitungen zu entwickeln und in bestehende Konzepte zu integrieren.

7.5
Ausblick

Die Vermutung, daß es sich bei dem Thema sexueller Mißbrauch und Depression um ein in den stationären Behandlungskonzepten zu wenig beachtetes Problem handelt, wurde von den Teilnehmern der Arbeitsgruppe bestätigt. Auch zeigte die Diskussion einvernehmlich einen Handlungsbedarf hinsichtlich konzeptueller Überlegungen.

Zusammenfassend wurde von den Teilnehmern der Umgang mit dem Thema sexueller Mißbrauch auf den Depressionsstationsstationen als „unprofessionell" bezeichnet.

Zum Vergleich wurde das Thema „Suizidalität" angeführt. Auch hierbei handelte (und handelt) es sich um ein gesellschaftlich tabuisiertes Thema mit hoher emotionaler Komponente und existenzieller Bedeutung, was im Gegenüber Abwehr auslöst. Beim Thema „Suizidalität" ist es im wesentlichen der Verdienst des Arbeitskreises, den Umgang professionalisiert, Leitlinien entwickelt zu haben, die handlungsrelevant und lehrbar sind.

So stand am Ende des Austausches in der Arbeitsgruppe die Anregung, das Thema innerhalb des Arbeitskreises der Depressionsstationen weiter zu bearbeiten, es in das therapeutische Gesamtkonzept zu integrieren, in einer internen Arbeitsgruppe Leitlinien zu entwickeln und damit den Umgang mit dem Thema und den Betroffenen, analog zum Thema „Suizidalität", zu professionalisieren.

7.6
Literatur

Cuttler SE, Nolen-Hoeksema S (1991) Accounting for sex differencies in depression through female victimization: Childhood sexual abuse. Sex Roles 24: 425–438
McGrath E, Keita GP, Strickland BR, Russo NF (1993) Frauen und Depression. Risikofaktoren und Behandlungsfragen. Mackinger Bergheim
Nolen-Hoeksema S (1987) Sex differences in unipolar depression: Evidence and theory. Psychological Bulletin 101: 259–282
Richter-Appelt H (1995) Psychotherapie nach sexuellem Mißbrauch in der Kindheit. Psychotherapeut 40: 2–8
Stein JA, Golding JM, Siegel JM, Burnam MA, Sorenson SB (1988) Longterm psychological sequelae of child sexual abuse: The Los Angeles epidemiologic catchmend area study. In: Wyatt GE und Powell GJ (eds) Lasting effects of child sexual abuse. Sage, Newbury Park, CA

20 Jahre Weissenauer Depressionsstation: Konzeption, Entwicklung, Erfahrungen, heutiger Stand – ein Rückblick

M. Wolfersdorf

8.1
Das Krankheitsbild Depression: Skizze und Anmerkung

Depressive Störungen sind neben Angststörungen die häufigsten psychischen Erkrankungen in der Allgemeinbevölkerung (z. B. Regier et al. 1993, Wittchen et al. 1994). Die Lebenszeitprävalenz depressiver Erkrankungen (nach ICD-10) in der Gesamtbevölkerung wird auf bis zu 17 % geschätzt, derzeit sollen etwa 10 % erkrankt sein. Dabei haben sich die Vorstellungen über Therapie und Verlauf unipolarer Depressionen in den letzten 20 Jahren insbesondere unter dem Einfluß der amerikanischen Studien deutlich verändert: Die depressive Erkrankung gilt als eine überwiegend rezidivierende Erkrankung, die mittlere Anzahl depressiver Episoden bei einem Menschen, der im mittleren Lebensalter erstmals erkrankt, soll bei 3 und mehr liegen, ein chronischer Verlauf mit Erkrankungsdauern von 2 und mehr Jahren wird bei bis zu 15 % erwartet, eine völlige Wiederherstellung der psychophysischen Gesundheit erleben innerhalb eines Jahres nur etwa 50 %. Desweiteren reicht die Lebenszeit-Suizidmortalität für schwer depressiv Kranke immer noch an 15 % heran. Die Kosten depressiver Erkrankungen lagen 1990 in USA nach Greenberg et al. (1993) bei 47.3 Billionen US $, was sich auf 7.5 Billionen US $ Kosten durch Suizidmortalität und zu 11 bis 12 Billionen US $ auf direkte und medikamentöse Therapiekosten, Arbeitsausfall und abgenommene Produktivität bezieht. Die häufige Komorbidität mit anderen Störungen, vor allem aus dem Bereich der Angst- und Persönlichkeitsstörungen, stellt eine zunehmende Therapieerschwernis dar.

Wenngleich *eindrückliche Fortschritte* von Psychotherapie und antidepressiver Medikation die letzten 20 Jahre kennzeichnen, verbleibt am Ende der 90er Jahre für die Behandlung depressiv kranker Menschen der Eindruck von einerseits erfreulichen Entwicklungen insbesondere in der Akuttherapie der Depression, andererseits ein *unbefriedigendes Gefühl bezüglich Prävention, Suizidalität, Chronifizierung und Rezidivierung depressiver Störungen.* Hierin – Reduzierung von Suizidmortalität, Reduzierung von Rezidivraten, Behandlung bei Chronifizierung – wird eine wesentliche klinisch-therapeutische und wissenschaftliche *Aufgabenstellung der nächsten Jahrzehnte* zu finden sein.

Das *Beschwerdebild einer Depression* (Tabelle 1) zeigt, daß eine depressive Erkrankung den „ganzen Menschen" hinsichtlich seiner Stimmung und Gefühle, seines Denkens, seiner Beurteilung der Zukunft, der Gegenwart und Vergangenheit, hinsichtlich seiner körperlichen Befindlichkeit und Leistungsfähigkeit sowie seiner Beziehung zur Umwelt umfaßt. Neben der depressiven

Tabelle 1. Krankheitsbild Depression – 7 zentrale Aspekte

Depressive Symptomatik
- Herabgestimmtheit
- Einengung im Denken: Nichtkönnen, Wertlossein, Nichtgeliebtsein, Verarmtsein, Erkranktsein, Schuldiggewordensein
- Anhedonie
- Vitalstörung
- Antriebsstörung

Depressives Verhalten
- Klagsamkeit, Appell
- Rückzug, Dysphorie, Entwertung

Depressive Verlust-, Kränkungs-, Überforderungssituation

Depressive Beziehungsgestaltung mit Umfeld

Depressive Vergangenheits-, Gegenwarts- und Zukunftssicht

Depressive Überansprüchlichkeit an Versorgung

Depressive Hoffnungslosigkeit, Suizidalität

Symptomatik mit ihrer Herabgestimmtheit, der Einengung im Denken auf die Themen von Insuffizienz, Wertlosigkeit, Schuld und Erkrankung, neben der vitalen Symptomatik im Bereich des Körperlichen sowie der Antriebsstörung steht depressives Verhalten mit Klagsamkeit und Appellation an das Umfeld, mit Rückzug, Kontaktvermeidung, Entwertung der Kommunikation und Antriebsgehemmtheit. Die klassische Formulierung eines oberschwäbischen depressiven Bauern: „Ich bin nichts, ich kann nichts, keiner mag mich, schuld bin ich selber daran, das Beste ist, ich bringe mich um, es fällt sowieso nicht auf, wenn es mich nicht mehr gibt", zeigt, wie aus dem depressiven Erleben, insuffizient, ein Versager und schuldig zu sein, über die fehlende Zukunftsperspektive und Hoffnungslosigkeit hinweg die Einschätzung des eigenen Lebens als wertlos und überflüssig sich ableitet und in Todeswünsche, Suizidideen und suizidales Verhalten mündet.

„Depression"/depressive Störung läßt sich beschreiben als eine *Erkrankung* der *„Gestimmtheit"* (Stimmung und Gefühle; synonym früher als „Gemütskrankheit" in Abgrenzung zur „Geisteskrankheit" bezeichnet), die mit einer spezifischen Symptomatik, mit Interaktionsstörungen, mit der Unfähigkeit, adäquat, sinnvoll, hilfreich mit dem Umfeld zu kommunizieren, einhergeht, eine hohe suizidale Selbstgefährdung aufweist und prognostisch seltener eine einmalige Krankheit im Leben, sondern eher eine rezidivierende Störung ist. Damit muß Therapie heute umgehen, darauf müssen Behandlungskonzepte abgestimmt sein, im ambulanten psychiatrisch-psychotherapeutischen und allgemeinmedizinischen Versorgungsbereich ebenso wie in der psychiatrisch-psychotherapeutischen Klinik.

In Abb. 1 ist dieses *Verständnis von depressiver Erkrankung* als Ergebnis eines Zusammenwirkens zwischen gegebener psychobiologischer Disposition, Vulnerabilitätsfaktoren aus dem individuellen lerngeschichtlich-biographischen Bereich und auslösenden Lebensereignissen/chronischen Belastun-

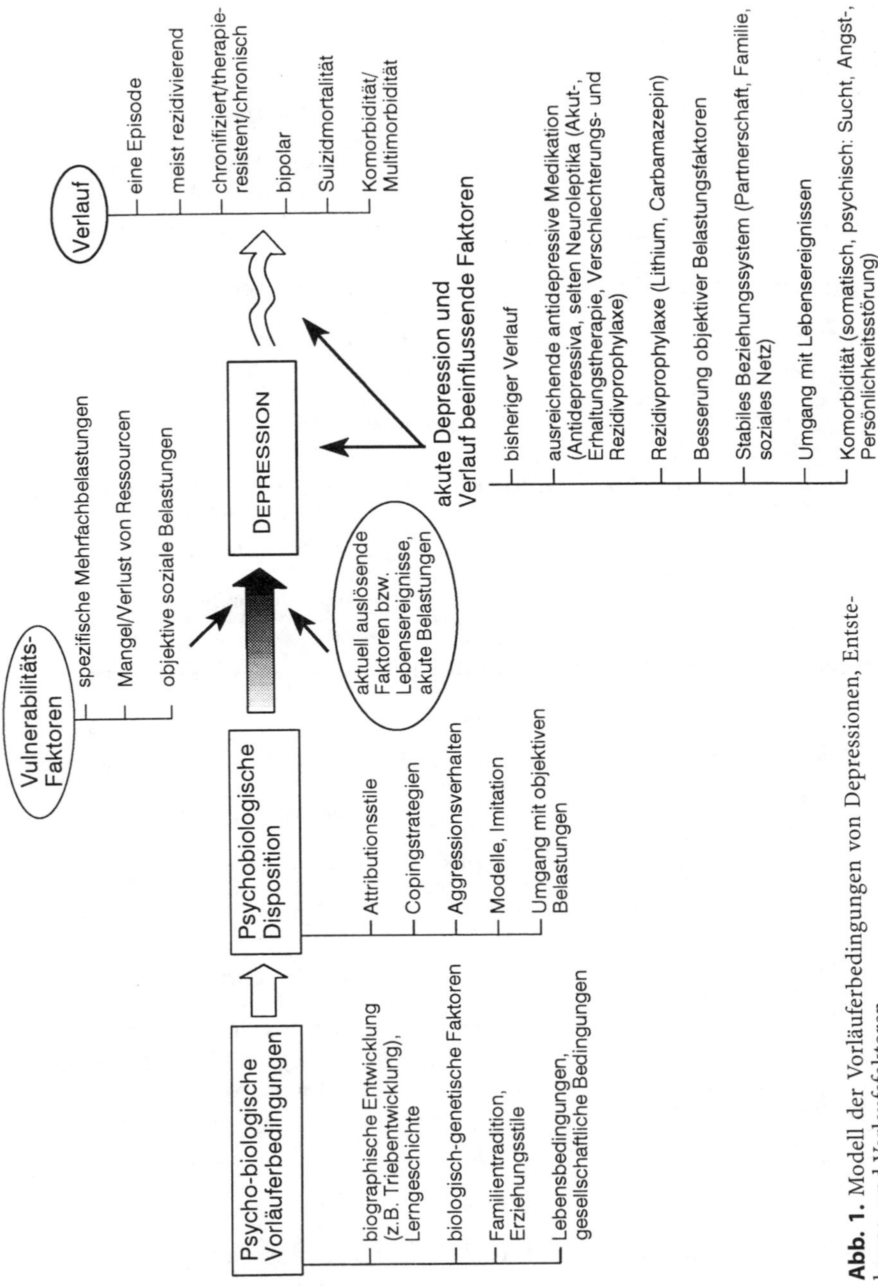

Verlauf
- eine Episode
- meist residivierend
- chronifiziert/therapie-resistent/chronisch
- bipolar
- Suizidmortalität
- Komorbidität/Multimorbidität

Vulnerabilitäts-Faktoren
- spezifische Mehrfachbelastungen
- Mangel/Verlust von Ressourcen
- objektive soziale Belastungen

DEPRESSION

akute Depression und Verlauf beeinflussende Faktoren
- bisheriger Verlauf
- ausreichende antidepressive Medikation (Antidepressiva, selten Neuroleptika (Akut-, Erhaltungstherapie, Verschlechterungs- und Rezidivprophylaxe)
- Rezidivprophylaxe (Lithium, Carbamazepin)
- Besserung objektiver Belastungsfaktoren
- Stabiles Beziehungssystem (Partnerschaft, Familie, soziales Netz)
- Umgang mit Lebensereignissen
- Komorbidität (somatisch, psychisch: Sucht, Angst-, Persönlichkeitsstörung)

aktuell auslösende Faktoren bzw. Lebensereignisse, akute Belastungen

Psychobiologische Disposition
- Attributionsstile
- Copingstrategien
- Aggressionsverhalten
- Modelle, Imitation
- Umgang mit objektiven Belastungen

Psycho-biologische Vorläuferbedingungen
- biographische Entwicklung (z.B. Triebentwicklung), Lerngeschichte
- biologisch-genetische Faktoren
- Familientradition, Erziehungsstile
- Lebensbedingungen, gesellschaftliche Bedingungen

Abb. 1. Modell der Vorläuferbedingungen von Depressionen, Entstehungs- und Verlaufsfaktoren

Tabelle 2. Depressionsbehandlung heute

Psychotherapie	– tiefenpsychologisch-klientenzentriert – Interpersonelle Psychotherapie – Kognitive Therapie – Verhaltenstherapie – Familien- und Angehörigenarbeit – Einzel- und Gruppenarbeit
Psychopharmakotherapie	– Antidepressiva, Hypnotika (seltener Neuroleptika)
Soziotherapeutische Maßnahmen	– Angehörigenarbeit, Umfeld – Arbeitsplatz, Wohnsituation – Trainingsmaßnahmen
Stationäres Setting	– Beziehungspflege – Tagesstruktur – Atmosphäre – Aktivierung
Ergotherapie, Musik- und Bewegungstherapie	– nonverbale, erfahrungsorientierte, Selbstwert und Körpergefühl fördernde Therapie
Nachsorge	– Hausarzt, Psychiater/Psychotherapeut – SPDi u. ä. – Selbsthilfe- und angeleitete Gruppen

Tabelle 3. Psychodynamische Modelle der Depressionsgenese und Konsequenzen

	Konsequenzen in Therapie
Tiefenpsychologisch psychoanalytisch („depressive Disposition") („Oralität")	Biographische Arbeit (Einzel-, Gruppenpsychotherapie) Erarbeitung eines psychodynamischen Verständnisses, Persönlichkeitsstruktur Erleben von Empathie, Fürsorge, Wertgefühl (Umgang, Akzeptanz)
Lerntheoretisch („Verstärkerverlust") („soziale Kompetenz")	Soziales Training, Aktivierung, positive Verstärkung (Umgang, Tagesstruktur, Aktivitäten) Kompetenztraining (Gruppe) Angehörigenarbeit (Gruppe, Einzelgespräche)
Kognitive Theorie („depressive Attributionsstile") („kognitive Schemata")	Identifikation von depressiogenen Denk- und Bewertungsstilen (Einzel-, Gruppen-Psychotherapie, Umgang) Alltagserfahrung (Umgang) umbewerten

gen dargestellt. Therapieergebnis und Verlauf beeinflussende Faktoren finden sich dann im Bereich von Psychopathologie, objektiven lebenssituativen Bedingungen, im Bereich bisheriger Verlauf, Psychopharmako- und Psychotherapie sowie sozialer Unterstützung. Die daraus abgeleitete Anforderung an Behandlung ist in Tabelle 2 zusammengefaßt. Psychodynamische Ansätze der Depressionsgenese und deren Konsequenzen für das therapeutische Handeln sind in Tabelle 3 genannt (Wolfersdorf 1995, 1996).

Verkürzt lassen sich für den *Umgang mit depressiv kranken Menschen* und
für die Einzel- und Gruppenpsychotherapie ableiten: Hohe Zuwendungsbe-
dürftigkeit auf Patientenseite benötigt Zeit, Fürsorge, Empathie, Akzeptanz,
biographisches Verständnis des Patientenverhaltens; Selbstunsicherheit und
Hilflosigkeit auf Patientenseite bedingen positive Verstärkung, bedingungsfreie Zuwendung und aktivierende Maßnahmen als Therapieangebot;
„depressives Denken" und Selbstentwertung auf Patientenseite erfordern
Erkennen, Akzeptanz, Realitätsüberprüfung, Umbewertung und Entwicklung
von Zukunftsperspektive mit therapeutisch-pflegerischer Hilfe. Neuere psychotherapeutische Ansätze weisen dabei der Angehörigenarbeit, der verstärk-
ten Einbeziehung von Mitgliedern des näheren und weiteren Umfeldes der
Betroffenen große Bedeutung zu.

Daß die *Psychopharmakotherapie,* als Domäne der Symptombehandlung
und Rezidivprophylaxe, ein wesentliches Standbein der Depressionsbehandlung darstellt, muß nicht begründet werden. Ein Rückblick über zwei Jahrzehnte stationäre Depressionsbehandlung beinhaltet auch die Entwicklung
der Therapie mit Antidepressiva von den klassischen tri- und tetrazyklischen
hin zu den neueren Substanzen, z. B. den selektiven Serotonin-Wiederaufnahmehemmern, den SNRI, NaSSR oder den reversiblen Monoaminoxydase-
hemmern mit einerseits verbessertem Nebenwirkungsprofil und deswegen
erleichterter Anwendbarkeit, andererseits differenzierteren Vorstellungen bezüglich Wirksamkeit, Wechselwirkungen und Stoffwechsel.

8.2
Depressionsstation am Zentrum für Psychiatrie Weissenau: Versorgungsangebot und -modell im oberschwäbischen Raum

Rechnet man auf der Basis der Angaben von Wittchen et al. (1994) mit einer
1-Jahresprävalenz für eine depressive Episode/Dysthymie von ungefähr 9.8 %
der Bevölkerung, so ergibt dies, bezogen auf etwa 350 000 Einwohner mit 18
und mehr Lebensjahren etwa 34 000 von einer depressiven Störung betroffene
Menschen. Etwa 4 % aller primär depressiv Kranken zeigen eine ausgeprägte
depressive Störung; 20 von 100 als depressiv krank diagnostizierten Patienten
werden stationär behandlungsbedürftig. Die durchschnittliche Aufnahmezahl
der Depressionsstation am Zentrum für Psychiatrie Weissenau liegt zwischen
180 bis 220 pro Jahr; damit wird die Weissenauer Depressionsstation im oberschwäbischen Raum bei etwa Dreiviertel aller an schweren Depressionen
erkrankten Patienten mit stationärer Behandlungsbedürftigkeit ihrem speziellen Behandlungsauftrag gerecht.

Im „Memorandum Psychiatrie" des Ministeriums für Arbeit, Gesundheit,
Familie und Sozialförderung Baden-Württemberg, herausgegeben in Stuttgart 1989, findet sich in der Stellungnahme des *Landesarbeitskreises Psychiatrie zur Weiterentwicklung der psychiatrischen Versorgung in Baden-Württemberg* die Formulierung, daß die stationäre psychiatrische Vollversorgung
gegenwärtig von den psychiatrischen Landeskrankenhäusern gewährleistet

werde. Diese seien „heute... differenziert in Akutbehandlung, Suchtkrankhei-
ten/Entgiftung, Gerontopsychiatrie, Rehabilitation und Sozialpsychiatrie,
Psychotherapie". Als „überregionale Aufgaben" werden zugewiesen „Forensische Psychiatrie, Kinder- und Jugendpsychiatrie, ggf. Suchtkrankheiten (Ent-
wöhnung), Spezialisierung in noch zu definierende Behandlungsbereiche
(Differenzierung nach regionalen und fachspezifischen Erfordernissen möglich, wie z. B. Depressionsstationen, Fachstationen zu längerfristigen Spezial-
behandlungen jüngerer Schizophrener etc.)...". Die Einrichtung von Depressionsstationen wird unter den überregionalen Aufgaben aufgeführt, wobei die
Versorgungsphantasien des Landesarbeitskreises Psychiatrie über die Spezia-
lisierungs- versus Sektorisierungsdiskussion Ende der 80er Jahre hinaus
bereits in Richtung der Überlegungen zu einer vermehrter „innerer Differenzierung" in psychiatrischen Krankenhäusern ging.

Weig (1994) hat in seinem Beitrag beim Ravensburger Symposium „Spezialisierung in der Psychiatrie" 1993 ausgeführt: „Eine sich als wissenschaftlich verstehende Psychiatrie muß Konzepte erarbeiten und fortschreiben, die
auf die Behandlung definierbarer Störungen gerichtet sind; sie muß ausreichende und strukturierte Erfahrungen mit von diesen Störungen betroffenen
Menschen sammeln, differenzierte Aus-, Weiter- und Fortbildung und angemessene Spezialisierung ihrer Mitarbeiter ermöglichen. Einschlägige Forschungsergebnisse legen es nahe, das gesamte Milieu psychiatrischer Einrichtungen und den Umgangsstil auf die erkannten Defizite und Bedürfnisse von
Patienten einzustellen. Gerade milieutherapeutische Bemühungen werden
aller Erfahrung nach am effektivsten bei hinsichtlich ihres Therapiebedürf-
nisses einigermaßen homogenen Patientengruppen sein". Ähnlich sprach
Weig bei seinem Vortrag zum „Standard der Versorgung in der Psychiatrie"
am 09.11.1996 in Bayreuth davon, daß Psychiatrie-Enquête und Experten-
kommission enorme Entwicklungen in der klinischen Psychiatrie und der
gemeindepsychiatrischen Versorgung in Gang gebracht hätten, aber auch
Verhärtungen entstanden seien; so sei „Gemeindenähe wichtig, darf aber
nicht überstrapaziert werden. Eine maßvolle Dezentralisierung ist notwendig, aber ohne Übertreibung zur Kleinteiligkeit." Es dürfe durch *Sektorisierung als wichtiges Gliederungsprinzip* nicht das andere und forschungsnähere
Versorgungsprinzip der „inneren Differenzierung" blockiert werden, das sich
eher am aktuellen klinisch-wissenschaftlichen Versorgungs- und For-
schungsfortschritt orientiere. Hier müsse ein vernünftiges Gleichgewicht
zwischen den beiden Prinzipien Gemeinde-/Bürgernähe und Behandlungs-
orientiertheit angestrebt werden. Sicher ist, daß heute die noch vor Jahren
heftig geführte Diskussion „Spezialisierung versus Sektorisierung" sozusa-
gen vom Tisch ist und spezialisierte Behandlungsangebote im Sinne der
„inneren Differenzierung" nicht mehr alternativ zur Sektorisierung/Durch-
mischung (beides ist nicht deckungsgleich, dies sollte beachtet werden) diskutiert werden. Es könnte nämlich durchaus sein, daß die Bedürfnisse von
Patienten – zu denken ist an den Aspekt Patientenzufriedenheit im Rahmen
von Qualitätssicherungs-Diskussionen – eher in andere Richtung gehen und

Behandlungskontinuität der Therapeuten und Bezugspflege, Stationen mit ähnlichen Patienten, höchste Versorgungsstufe und Spezialisierung gewünscht werden.

Nimmt man *Äußerungen von Patienten* – „endlich muß ich nicht mehr jedem erzählen, was mit mir los ist", so eine schwer depressive Mitarbeiterin bei stationäre Aufnahme oder: „Mein Mann versteht mich nicht, bei meinen Kindern muß ich mich zusammenreißen. Da bin ich froh, daß ich einen Ort habe, wo ich so sein kann, wo ich darüber reden kann, wie es mir ist und ich mich verstanden fühle", oder: „Es hat mir in den Monaten gut getan, nur mit Menschen zusammenzusein, die auch in dieser Krankheit sind und die sehr viel darüber wissen und vor allem liebevoll miteinander umgehen und empfinden"; Formulierung einer depressiven Patientin in einem Brief –, so erfährt man eine Reihe guter Gründe für die Zusammenlegung der depressiven Patienten. Das Gefühl, vom Mitpatienten tief verstanden zu werden, bewirkt eine große Entlastung. Depressive Patienten fühlen sich in einem „Netz affektiver Resonanz der Mitpatienten" verstanden und aufgefangen. Die Mitpatienten unterstützen nicht nur durch Verstehen, sie bieten auch ein gutes Modell der Möglichkeit von Besserung und sie können dies glaubwürdiger als Therapeuten im Sinne der stellvertretenden Hoffnung vermitteln. Auch die Motivation zu Aktivitäten trotz des Gefühls der Insuffizienz und des Versagens gelingt einem Mitpatienten eher als die Aufforderung durch eine noch so einfühlsame Krankenschwester. Dem Mitpatienten wird das Verstehen, daß man sich schlecht fühlen und trotzdem etwas tun könne, eher geglaubt, während sonst rasch der Vorwurf an pflegerische und therapeutische Mitarbeiter kommt, man verstehe den depressiven Patienten nicht, denn sonst würde man ihn nicht zu einer Aktivität veranlassen wollen, wenn er sowieso das Gefühl habe, es gehe nichts mehr. Andere Patienten haben, nachdem sie früher auf einer allgemeinpsychiatrischen Station in Behandlung waren, formuliert: „Nähe zu anderen entsteht dadurch, daß mir das Krankheitsbild vertraut ist – mehr soziales Verhalten, mehr Vertrauen auf der Station, Erfahrung, daß viele ähnliche Gefühle haben. Man fühlt sich mehr verstanden, es ist vorteilhaft, man wird nicht abgelenkt von eigenen Problemen." Es ist nicht verwunderlich, daß depressive Patienten so reagieren. Das Gefühl, sich im Mitpatienten verstanden zu sehen, das Erleben der Besserung am Modell des anderen, das Miteinbezogensein in die Gruppe der Mitpatienten, die affektive Nähe zwischen den Patienten auf Grund der hohen Affinität führt letztlich zu einem Konsens des grundsätzlich Sich-Verstanden- und -Akzeptiert-Fühlens im depressiven Erleben. Denn in der Vorphase stationärer Therapie haben Depressive im allgemeinen das Umgekehrte erfahren, nämlich die Ermahnung, nicht depressiv, nicht klagsam, nicht schwach, nicht suizidal sein zu dürfen, sich zusammenreißen, sich verstellen, sich dauernd anstrengen zu müssen. Das Verstandenwerden, ohne sich in seiner Erkrankung dauernd erklären zu müssen, erlaubt erste Distanz zum eigenen Erleben und Verhalten und Kommunikation mit anderen, mit Menschen mit gleichem Befinden und Erleben.

Müller (1989) hat das subjektive Erleben einer betroffenen Patientengruppe

als wichtiges Evaluationskriterium für Spezialstationen gegenüber anderen
Behandlungseinheiten bezeichnet. Ein Gegenargument gegen Spezialisierung,
der Anspruch, psychiatrische Krankenhäuser müßten das bunte Leben außerhalb abbilden, findet in der Therapieerwartung und im Krankheitsverständnis von Patienten und deren Angehörigen wenig Entsprechung. Zum einen
entspricht Psychopathologie eben nicht dem „realen Leben", zum anderen
steht der spezifische patienten- und störungszentrierte Behandlungsauftrag
im Vordergrund (ein Gedanke, den Ciompi 1988 unterstrichen hat). Daß die
Behandlung von Suchtkranken auf entsprechenden Entgiftungs- und Entwöh-
nungsabteilungen am sinnvollsten ist, wird heute kaum jemand ernsthaft
bezweifeln. Wieso jedoch der schizophrene, der schwer neurosegestörte Patient, der Depressive von einer gemeinsamen Behandlung auf eine gemischten
Station profitieren sollen, hat bis jetzt niemand belegen können. Im Gegenteil
sprechen Anzeichen dafür, daß gerade Depressive auf gemischten Stationen,
lerntheoretisch gesehen, ungünstige Versorgungs- und Behandlungsbedingungen vorfinden und die Möglichkeit der Einbeziehung des gesamten therapeutisch-pflegerischen Teams wegen der immer wieder akut notwendig wer-
denden Bewältigung psychopathologisch auffälligen Verhaltens anderer Patienten zu kurz kommt.

Die Zukunft des psychiatrischen Krankenhauses vom Typ des ehemaligen
Großkrankenhauses wird in seiner Wandlung/Wandlungsfähigkeit zum
Schwerpunktkrankenhaus mit ausgeprägter innerer Differenzierung und Spe-
zialangeboten im Rahmen eines mehrstufigen Versorgungskonzeptes für die

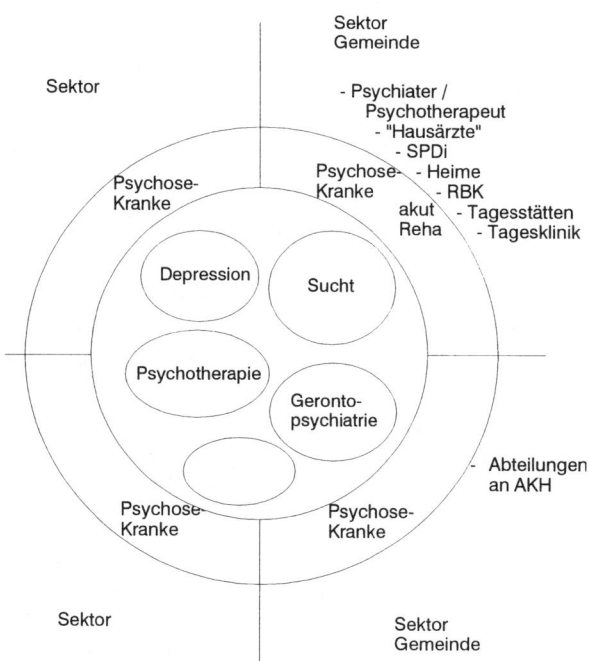

Abb. 2. Struktur des Psychiatrischen Fachkranken-
hauses

Allgemeinbevölkerung liegen (Abb. 2). In einem derartigen Konzept findet eine qualifizierte psychiatrisch-psychotherapeutische Grundversorgung beim niedergelassenen Psychiater und Psychotherapeuten, beim qualifizierten Psychologen in eigener Praxis, aber auch beim Hausarzt mit entsprechenden psychiatrisch-psychotherapeutischen Kompetenzen statt, gefolgt von der Stufe Tagesstätte/Kontakttreff/Sozialpsychiatrischer Dienst/Tagesklinik, dann psychiatrische Abteilung am Allgemeinkrankenhaus sowie „Restzuständigkeit" des Schwerpunktkrankenhauses/Fachkrankenhauses mit intern und extern sektorisierter Versorgung Psychosekranker, mit Spezialangeboten/innerer Differenzierung für Suchtpatienten, hospitalisierungsbedürftige chronisch psychisch Kranke, für Menschen mit schweren Persönlichkeits- und Verhaltensstörungen, für schwer depressiv erkrankte Patienten, mehrfach behinderte psychisch Kranke, usw.

Nach heutigem Wissensstand sind *für depressiv Kranke* in erster Linie *subjektbezogene Therapieansätze* (Ciompi 1988, Janssen 1987, Streeck 1991, Sulz 1983) wichtig, welche interaktionelle Aspekte wie Beziehungspflege und Psychotherapie neben einer biologisch orientierten Therapie betonen. Erst in zweiter Linie sind für depressiv Kranke Aspekte bedeutsam, wie sie es für Psychosekranke sind, nämlich Gemeindenähe und Einbindung in ein psychosoziales Versorgungsnetz. Auf einer Depressionsstation wird eine Verbesserung des Behandlungsangebotes durch eine *störungsbezogene Behandlungsorientierung* erreicht. Hierbei werden genutzt 1) die *individuelle Patient-Therapeut-Beziehung* im Alltag auf der Station und in der individuellen Einzel- und Gruppenpsychotherapie, 2) die *Beziehungsarbeit* von pflegerischen MitarbeiterInnen in einer psychotherapeutischen Basisorientierung auf der Ebene des stationären Settings mit stützenden, empathisch-akzeptierenden und förderlichen Aspekten, 3) sodann *das gesamte stationäre Setting* mit einer familiär-warmen, fürsorglichen und schützenden Atmosphäre sowie einer deutlichen und klaren, zur Orientierung sich anbietenden Organisationsstruktur.

Man sollte im Sinne von Kunze (1995) die „leidige Diskussion" Sektorisierung versus innere Differenzierung endlich lassen und sich fragen, was Patienten wo benötigen, wobei dann Kriterien wie gemeindenahe Grundversorgung in kleinen Abteilungsstrukturen und/oder hochspezialisierte Stationen/Abteilungen an größeren psychiatrischen Einrichtungen/ehemaligen Landes- oder Bezirkskrankenhäuser als sich gegenseitig ergänzend und nicht ausschließend betrachtet werden müssen.

In diesem Kontext ist die „Depressionsstation" am Zentrum für Psychiatrie Weissenau und sind die Depressionsstationen (s. Tabelle 5) und deren Aufgabenstellungen im Rahmen des Versorgungsnetzes psychiatrischer Einrichtungen in Deutschland (und auch international) zu verstehen (Rydman 1982, Brodaty et al. 1987, Heuft u. Kayser 1985, Hole 1985, Laux 1985, Kopittke et al. 1989, Szczesny 1992, Wohlt 1984, Wolfersdorf 1988, 1989, Wolfersdorf et al. 1984, 1988, 1993, 1994, 1995).

8.3
Weissenauer Depressionsstation

8.3.1
Definition

Bei einer „*Depressionsstation*" handelt es sich um die zeitliche und räumliche Verdichtung aller klinisch sinnvollen und wissenschaftlich belegten, heute möglichen Behandlungsmaßnahmen für depressiv Kranke in einem atmosphärisch fürsorglich-empathischen, anti-depressiven und anti-suizidalen sowie optimal förderlichen Setting (Abb. 3). Depressionsstationen, so auch die Weissenauer Depressionsstation, verstehen sich als Akut-Behandlungsstationen für alle primär depressiv kranken Menschen. Zielgruppe sind also schwer und schwerst depressiv Kranke mit stationärer Behandlungsbedürftigkeit (Tabelle 4): Hohe Werte auf einer Depressionsskala, Depressionen mit psychotischen Merkmalen, mit akuter Suizidalität, mit somatischer Multimorbidität, mit schwierigen sozialen Problemen, mit schweren regressiven Syndromen, mit hoher pflegerisch-medizinischer Versorgungsnotwendigkeit.

Bei der Depressionsstation am ZfP Weissenau (ähnlich wie bei den anderen Depressionsstationen) handelt es sich um eine offene und gemischtgeschlechtlich belegte Station, zu Zweidrittel mit weiblichen, zu einem Drittel mit männlichen Patienten. Depressionsstationen streben üblicherweise die Vollversorgung aller stationär behandlungsbedürftigen, primär depressiven Patienten an, wobei dieser Vollversorgungsauftrag häufig aufgrund unzureichender Bettenzahlen nicht erreicht werden kann; die Weissenauer Depressionsstation versorgt etwa 90 bis 95 % aller eingewiesenen primär Depressi-

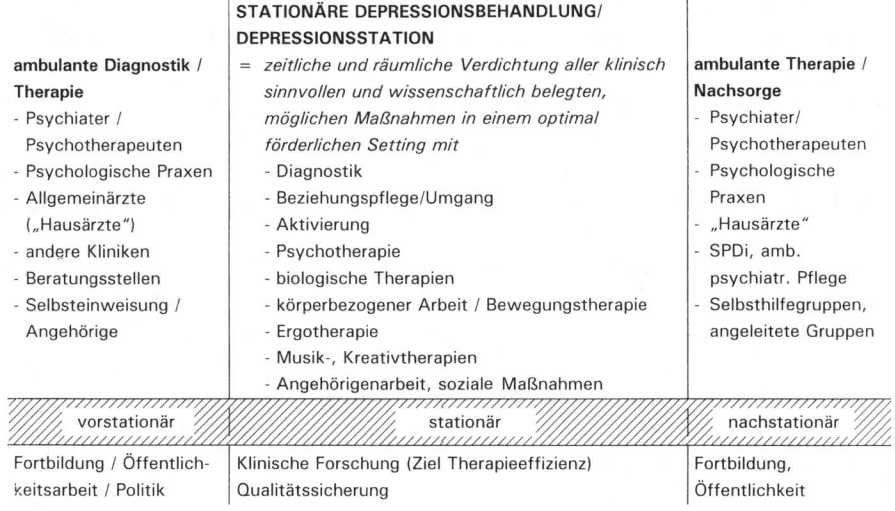

Abb. 3. Stationäre Depressionsbehandlung/Depressionsstationen

Tabelle 4. Patienten auf Depressionsstationen – Kennzeichen einer schwer depressiv kranken Klientel

---

▸ *hoher Summenwert* auf einer Depressionsskala (z.B. Hamilton-Depressionsskala, Beck-Depressionsinventar) bzw. auf einer globalen Meßskala für Schweregrad (z.b. Clinical Global Impression)
▸ Depression und erhöhtes *Suizidrisiko*, Zustand nach schwerem *Suizidversuch*
▸ Depression mit psychotischen Merkmalen: *wahnhafte Depression*
▸ Depression und *somatische Multimorbidität*
▸ Depression und *psychische Komorbidität*
▸ Sog. *chronische* und/oder *therapieresistente* Depression
▸ Depression und *schwierige soziale Situation*

---

ven. Nicht aufgenommen werden schizophrene Patienten oder suchtkranke Menschen mit depressiven Verstimmungen, auch keine Patienten mit ausgeprägten Persönlichkeitsstörungen, z. B. vom Borderline-Typus, oder Patienten mit Eßstörungen. Akute Suizidalität, Zustand nach Suizidversuch oder ganz konkrete Suizidabsicht sowie das Vorliegen eines depressiven Wahns sind keine Ausschlußkriterien. Derartig kranke Patienten müssen über eine hohe pflegerische und therapeutische Beziehungsdichte nach dem Prinzip „Kommunikation und Kontrolle" betreut werden. Gerade hierfür erklären sich Depressionsstationen an psychiatrischen Krankenhäusern besonders zuständig, nämlich die Gruppe der schwer und schwerst Depressiven zu versorgen. Schlechte Erfahrungen liegen vor mit suchtkranken Patienten, die entweder primär depressiv waren oder im Rahmen ihrer Suchterkrankung sekundär depressiv wurden, sodann mit Patienten mit Persönlichkeitsstörungen, insbesondere vom Charakter der emotional instabilen Persönlichkeitsstörung vom Borderline-Typus, da hier z. B. Suizidalität intentional-manipulativ, entgegen des sonst depressiven Modus von Suizidalität aus Hoffnungslosigkeit heraus, agierend zum Tragen kommen kann. Schlechte Erfahrungen liegen auch vor mit schizophrenen Patienten in einer postremissiven Depressivität oder mit chronisch schizophrenen Patienten, die im Rahmen ihres schizophrenen Residuums depressive Symptomatik aufweisen, da hier die therapeutisch enge interaktionelle und emotionale Atmosphäre sehr leicht grenzüberschreitend bei Ich-Störungen bedrohlich werden und zur psychotischen Dekompensation führen kann. Aus früheren Untersuchungen ist bekannt, daß die Klientel der Depressionsstation am ZfP Weissenau nach ICD-9-Klassifikation etwa 50 bis 60 % primär psychoreaktiv-neurotisch depressive Erkrankungen (überwiegend neurotische Depressionen und depressive Entwicklungen vom Typ des Erschöpfungsdepression) und etwa 30 bis 40 % sogenannte endogene Depressionen, überwiegend unipolar und rezidivierend, umfaßt. Nach ICD-10-Klassifikation handelt es sich bei Dreiviertel der Patienten um solche mit einer typischen depressiven Episode, erstmalig oder überwiegend rezidivierend, zum restlichen Anteil um Patienten mit einer Dysthymia. Auf die Beschreibung der Klientel wird unten noch eingegangen.

8.3.2
Geschichte und Entwicklung der Depressionsstation

Im September 1976 wurde nach etwa halbjähriger Vorlaufzeit die Weissenauer Depressionsstation als erste Modellstation, inzwischen längst eine Versorgungsstation, für schwer und schwerst depressiv Kranke in Deutschland von G. Hole, R. Straub, E. Rutka und M. Wolfersdorf gegründet (Hole 1985, Kopittke et al. 1989). Daß dies ein Gewinn für die Versorgung der schwer depressiven Patienten in Oberschwaben war und ist, steht außer Zweifel. Daß die Depressionsstation sehr rasch eine hohe Akzeptanz sowohl in der Allgemeinbevölkerung als auch bei depressiven Patienten, in der Szene der „Hausärzte" (nicht zuletzt aufgrund der über lange Jahre regelmäßig angebotenen Fortbildungsmöglichkeiten für Nicht-Psychiater auf der Depressionsstation, sogenannte „Hospitationen"), der niedergelassenen Psychiater und Psychotherapeuten gefunden, sich über die Jahre hinweg erworben und erhalten hat, ist bekannt. Die Depressionsstation ist eine der konzeptuell und personell stabilsten Stationen des ehemaligen PLK, jetzigen ZfP Weissenau über nun 20 Jahre (Tabelle 5).

Die konzeptuellen *Entwicklungsschritte* sind der Tabelle 6 zu entnehmen. Als Prof. Dr. G. Hole Mitte 1975 die Leitung der Ärztlichen Direktion am damaligen PLK Weissenau, Abteilung Psychiatrie I der Universität Ulm, übernahm, wurden sehr rasch Überlegungen hinsichtlich einer „Spezialisierung", heute „innere Differenzierung" genannt, angestellt. Im Rahmen dieser inneren Umstrukturierung des Hauses wurde aus einem sehr traditionellen psychiatrischen Landeskrankenhaus mit überwiegend geschlossenen Stationen eine moderne Klinik für Psychiatrie und Psychotherapie, die sich in den ersten Jahren aufgrund der vorbestehenden klinikinternen Situation notwendigerweise der Entwicklung von Bereichen wie Gerontopsychiatrie, Forensische Psychiatrie, Psychotherapie, Sucht und auch Depression widmete. So stand in den 70er Jahren die Ausdifferenzierung störungsspezifischer Konzepte und die Entwicklung hierfür geeigneter Stations- und Bereichsstrukturen im Vordergrund.

Tabelle 5. Depressionsstation ZfP Weissenau

- *Gründung Sept. 1976* (als 1. Depressionsstation in Deutschland, derzeit – Stand Sept 1996 – 27 Dst)
- als *Spezialstation* für stationär behandlungsbedürftige, schwer und schwerst Depressive:

> Diagnostik, Psycho-, Pharmako- und Soziotherapie in einem auf Depressive ausgerichteten Behandlungssetting (Beziehungsarbeit, Verständnis und Akzeptanz, Fürsorge)

- *offene* Station, gemischt-geschlechtlich belegt, alle *Altersgruppen* (Schwerpunkt 18–65 Lj.)
- durchschnittliche *Behandlungsdauer* 9 Wo (4–12 Wochen)
- *Indikation:* alle primär depressiv Kranken
- *Versorgungsgebiet:* Raum Ravensburg/Friedrichshafen (ca. 10 % überregional)

Tabelle 6. Depressionsstation am ZfP Weissenau – konzeptuelle Schritte

– ca. Herbst 1975:	Beginn *innere Umstrukturierung* („Spezialisierung"), klinikinterne Entscheidung (Wechsel des ÄD, ab Mitte 1975 Prof. Dr. G. Hole) für Einrichtung einer „Depressionsstation" nach Sucht-, Geronto-, Forensik-, Psychotherapie-Station
– ca. Herbst 1975 bis Sommer 1976:	Planungsphase „Depressionsstation"
– 16. Sept. 1976:	Offizielle Eröffnung der „*Depressionsstation*", Umstellung der Klientel (jetzt gemischt-geschlechtlich), Gestaltung Neues Team, Öffnung der Station 12. Jan. 1977 (von da an „offene Station")
– 1977 – ca. 1980/81:	Entwicklung des „*Stationskonzeptes*": familiäre Atmosphäre der Station; Bezugspersonen (Pflegekräfte), psychotherapeutisches Basisverhalten (wie gehe ich um mit einem Depressiven? Empathie/pos. Verstärkung) klientenzentriert-verhaltenstherapeutisch; Einzel- und Gruppenpsychotherapie; Stationsforum; „Aktivierung" (Spiel/Sport), Entspannung; Teamstruktur (Fortbildung, „aktuell", interne Supervision; Therapeutensupervision statt OA-Visite
– 1981/82 – ca. 1986:	*Umbau Station* 1982/83 bei laufender therapeutisch-pflegerischer Arbeit; konzeptuell *Schwerpunktverschiebung in Richtung tiefenpsychologisch orientierter Einzel- und Gruppentherapie* (Ausbildung der Ärzte); mit Betonung der Interaktion, von Übertragung/Gegenübertragung: insgesamt relativ stabile Zeit (erste Konsolidierung) mit Beginn von *Außenaktivitäten* (z. B. Symposien 1983, 1985) und Forschung (z. B. SFB), Gründung der AG „Suizidalität und Psychiatrisches Krankenhaus" 1979/80, des AK „Depressionsstationen" 1985.
– ca. 1986/87 – 1992:	*Phase konzeptueller Erweiterungen* (Schlagwort: vom Patient via Interaktion jetzt Familien-/soziales System): Einbeziehung familiensystemischer Überlegungen. Start einer Angehörigengruppe (seit 1986); weitere Gruppenaktivitäten: Bewegungstherapie, Musiktherapie, „Kleingruppe". Vermehrte „Sozialarbeit". Beschäftigung mit depressiven Problemgruppen: „chronisch" Depressive, Depressive mit Wahn, Suizidalität mit spezifischen Therapieüberlegungen. Externe Supervision etabliert. Personelle Instabilitäten vor allem im Pflegebereich. Forschung etabliert.
– seit ca. 1992/93 bis jetzt:	*anfänglich ausgeprägte therapeutisch-pflegerische Instabilität:* Weggang mehrerer Pflegekräfte, sowie langfristiger therapeutischer Mitarbeiter (Psychologe, Sozialarbeiter, Arzt). Einarbeitungsphase für neue Mitarbeiter/Innen unter Versuch der *Beibehaltung konzeptueller Konstanz*; Entstehung neuer Strukturen (Leitung, Selbstbild) im pflegerischen („Pflegeteam", Definition von Bezugspflege/Beziehungsarbeit) und therapeutischen Team (neue Bereichsstruktur mit Oberarztposition); Restaurierung verhaltenstherapeutischer Elemente (Umgang, Aktivitäten; sog. VT-Gruppe), Betonung von Gruppenaktivitäten, neuer Stellenwert von Bewegungs- und Musiktherapie sowie Ergotherapie.

Tabelle 6. (Fortsetzung)

	Forschung: Therapiebezogen (biologische bzw. psychobiologische Aspekte), Suizidforschung, u. a.
zwischenzeitlich:	*AK-Depressionsstationen*: derzeit 29 Depressionsstationen in Deutschland und 2 in der Schweiz; zahlreiche Aktivitäten. Hoher Bekanntheitsgrad.
	Probleme: immer schwerere Patienten, somatische Komorbidität. Integration eines neuen pflegerischen Selbstverständnisses und -anspruches (Problem Ausbildungsstand, Supervision, „Zusammen-" Arbeit; jetzt Bezugs-/Beziehungspflege gut etabliert, dabei übliche Probleme, z. B. zu wenig Personal), ab 1996 erneut stabiles Pflegeteam. Aufrechterhaltung eines psychotherapeutischen Selbstverständnisses und Basisverhaltens.
	Sektorisierungsdiskussion 1995, 1996 Aufteilung des ZfP in 2 Abteilungsbereiche. Depressionsstation kommt als Abteilung Depression/Suizidologie in Abteilungsbereich 1

Die Einrichtung einer „Depressionsstation", in Anlehnung an das Basler Konzept der dortigen Depressionsforschungs- und -behandlungsstation (Hole 1985), begann mit einer Planungsphase im Herbst 1975 bis Sommer 1976, wobei in dieser Zeit auch erste Kontakte mit einem Sonderforschungsbereich der Universität Ulm und die Teilnahme der Depressionsstation mit einem psychophysiologischen Projekt stattfanden. Am 16.09.1976 erfolgte die offizielle Eröffnung der Depressionsstation, die aus einer bis dahin geschlossenen allgemeinpsychiatrischen Frauenaufnahmestation entstand. Die Umstellung auf die neue Klientel erfolgte bis Ende des Jahres 1976, im Januar 1977 wurde die Station geöffnet und ist seit dieser Zeit eine „offene" Station. In den Jahren 1977 bis 1980/81 erfolgte die Entwicklung eines „Stationskonzeptes", wobei Stichworte wie Atmosphäre der Station, Bezugspersonensystem der Pflegekräfte, psychotherapeutisches Basisverhalten, Stationsforum aller Patienten und pflegerischer Mitarbeiter, Einführung von Einzel- und Gruppenpsychotherapie, Einführung aktivierender Elemente mit Schwerpunkten im Bereich von „Spiel und Sport", Einführung des Muskelentspannungstrainings und der gesamtstationären sowie der Therapeuten-Supervision anstanden.

Anfang der 80er Jahre wurde die bis dahin mit zwei 6-Bettzimmern und Glaswänden zur Durchsicht von seiten des Stationsganges versehene Station umgebaut; die 6-Bettzimmer wurden verkleinert, die Glaswände durch feste Wände ersetzt. Gleichzeitig kam es, nicht zuletzt auch in Zusammenhang mit der psychotherapeutischen Ausbildung der Ärzte, zu einer Schwerpunktverschiebung in Richtung tiefenpsychologisch orientierter Einzel- und Gruppentherapie. Betont wurde nun die Interaktion, diskutiert wurden Übertragung und Gegenübertragung, die Station konsolidierte sich. In diese Zeit fällt auch der Beginn von Außenaktivitäten mit der Veranstaltung erster Tagungen 1983 und 1985, mit Beteiligung am Sonderforschungsbereich 129 der Universität Ulm, was die Gründung eines sogenannten Psychophysiologischen Labors (gefördert von der DFG) erforderte. Die Beschäftigung mit Suizidalität unter stationären psychiatrischen Behandlungsbedingungen führte zu ersten Ansätzen, sich mit Suiziden und suizidalen Handlungen auf der Depressionsstation auch wissenschaftlich auseinanderzusetzen sowie zur Gründung der baden-württembergischen Arbeitsgemeinschaft „Suizidalität und Psychiatrisches Krankenhaus". Aus dem Bedürfnis, ein gemeinsames Diskussionsforum zu schaffen, entstand 1985, gemeinsam mit den Depressionsstationen am damaligen PLK Reichenau bzw. Hirsau, der Arbeitskreis „Depressionsstationen". Aus diesem Arbeitskreis, der heute die MitarbeiterInnen von über 30 Depressionsstationen Deutschlands und der Schweiz umfaßt, entstammen ein Reihe von weiteren konzeptuell-therapeutischen und pflegerischen Behandlungsmaßnahmen und Strukturelementen von Depressionsstationen. Der Arbeitskreis wurde damit, neben einem Forum des Austausches dreimal pro Jahr im Rahmen einer jeweils wandernden Veranstaltung, ein Forum der „Qualitätssicherung" bzw. der gegenseitigen Supervision, Beratung und Unterstützung. So konnten im Arbeitskreis der Depressionsstationen Themen wie Gestaltung von Stationsversammlung, von Morgenrunde, von Gruppentherapie mit Depressiven, Umgehen mit sogenannten monosymptomatischen Gruppen und deren Widerständen, Probleme der Psychopharmakotherapie z.B. bei wahnhaft Depressiven, Probleme des Umganges mit chronisch Depressiven, mit fehlplazierten Patienten, aber auch personelle und institutionelle Erfahrungen, wie Umgang mit personeller Knappheit, Mindestanforderungen an Personal, Umgang mit dem Neidphänomen in der Klinik, Umgang mit Angst vor Suizidalität, vor Weglaufgefahr, in den letzten Jahren auch Fragen des Mißbrauches bei depressiven Patientinnen, der Problematik des Umganges mit Suizidalität, mit depressiven Patienten mit Persönlichkeitsstörungen u.ä. diskutiert werden. Zwischenzeitlich wurden auch Symposien z.B. im Rahmen der Tagung der Deutschen Gesellschaft für Psychiatrie, Psychotherapie und Nervenheilkunde (DGPPN) von den Depressionsstationen organisiert.

In der zweiten Hälfte der 80er Jahre kam es auf der Weissenauer Depressionsstation zu konzeptuellen Erweiterungen. Erstmals wurde das soziale System, nicht zuletzt in Zusammenhang mit der familientherapeutischen Ausbildung zweier Mitarbeiter, verstärkt insbesondere hinsichtlich seiner Bedeutung für die Aufrechterhaltung chronisch depressiven Verhaltens gesehen und in therapeutische Überlegungen einbezogen. Hierzu gehörte die Einrichtung einer 14-tägig veranstalteten Angehörigengruppe für Angehörige Depressiver seit 1986. Gleichzeitig wurden vermehrt sozialarbeiterische Elemente, vom Hausbesuch bis zur Organisation von Arbeitsplatzproblemen, von der Heimunterbringung bis zur Einbeziehung der Angehörigen, sowie zusätzliche Gruppenaktivitäten wie Bewegungstherapie-, Musiktherapiegruppe und sogenannte „Kleingruppe", eine Gruppe für das Training sozialer Kompetenz, implantiert. In diese Zeit fällt auch die zunehmende Beschäftigung mit sogenannten depressiven Problemgruppen, die sich auf der Depressionsstation häuften; dies waren insbesondere die sogenannten chronisch Depressiven, depressiv Kranke mit Wahnsymptomatik, deren psychopharmakotherapeutischen Behandlung in verschiedenen Anwendungsbeobachtungen verbessert wurde, Depressive mit erhöhtem Suizidrisiko. Außerdem wurde eine regelmäßige externe Supervision, anfänglich auf eigene Kosten des Teams, derzeit zu Zweidrittel durch das Haus finanziert, etabliert.

Anfang der 90er Jahre kam es zu ausgeprägten therapeutisch-pflegerischen Instabilitäten; mehrere langjährig auf der Depressionsstation tätige Pflegekräfte und therapeutische Mitarbeiter aus dem ärztlichen, psychologischen und sozialarbeiterischen Bereich gingen aus unterschiedlichen Gründen (Familiengründung, Studium, Verbesserung der beruflichen Situation) weg. Die Einarbeitungsphase für die neuen Mitarbeiter führte zur Entstehung neuer Strukturen sowohl im ärztlichen wie auch im pflegerischen Bereich. Bezugspflege/Beziehungsarbeit wurde nun eingeführt, auch von offizieller Seite der Pflegedienstleitung, und im ärztlich-psychotherapeutischen Team wurde eine Oberarztposition eingerichtet. Inhaltlich kam es zu einer Neubelebung lerntheoretischer Elemente, was den Umgang mit depressiven Patienten und Aktivierung anbelangte, auch wurde die sogenannte Verhaltenstherapie-Gruppe wieder eingeführt.

Zwischenzeitlich hatte sich der Arbeitskreis „Depressionsstationen" in Deutschland etabliert und auch die Aktivitäten der verschiedenen, zum Bereich Depression gehörigen Forschungsgruppen hatten deutlich zugenommen.

8.3.3
Inhaltliche Konzeption der Weissenauer Depressionsstation

Depressionsstationen sollen *Übungs-, Erfahrungs- sowie Schonraum* für neues, für „antidepressives" Erleben und Verhalten werden. Um solche Erfahrungen mit sich selbst und in der Gruppe zu ermöglichen, wird besonders Wert auf eine psychotherapeutisch orientierte Interaktion zwischen Behandlungsteam (Beziehungspflege, psychotherapeutisches Basisverhalten, Psychotherapie im engeren Sinne) gelegt, welches die Besonderheiten depressiven Verhaltens und Erlebens berücksichtigt.

Ein Überblick ist in Abb. 4 gegeben, der die „stationäre Atmosphäre" und die *Organisationsstruktur* sowie den *Umgang mit Depressiven* einschließlich *Aktivierung* als Basis des stationären Konzeptes ausweist.

Grundelemente hilfreichen Umganges mit Depressiven, die in Einzel- und Gruppenpsychotherapie sowie in die „Beziehungspflege" eingehen, sind in der Tabelle 7 zusammengefaßt. Die *Interaktion* zwischen Behandlungsteam und Patienten muß systematisch hilfreich gestaltet werden und Aspekte von Empathie, Fürsorge und stellvertretender Hoffnung beinhalten. Hierzu gehört eine hohe *Beziehungsdichte*. „Aktivierung" sowie „Tagesstruktur", im Sinne von Aufforderung und Anforderung zu gemeinsamem Tun, sind essentieller Bestandteil trotz des subjektiven Erlebens von Insuffizienz und Versagen. So sind Ablenkung, Tätigkeiten, Freizeitgestaltung auf den Erwerb neuer

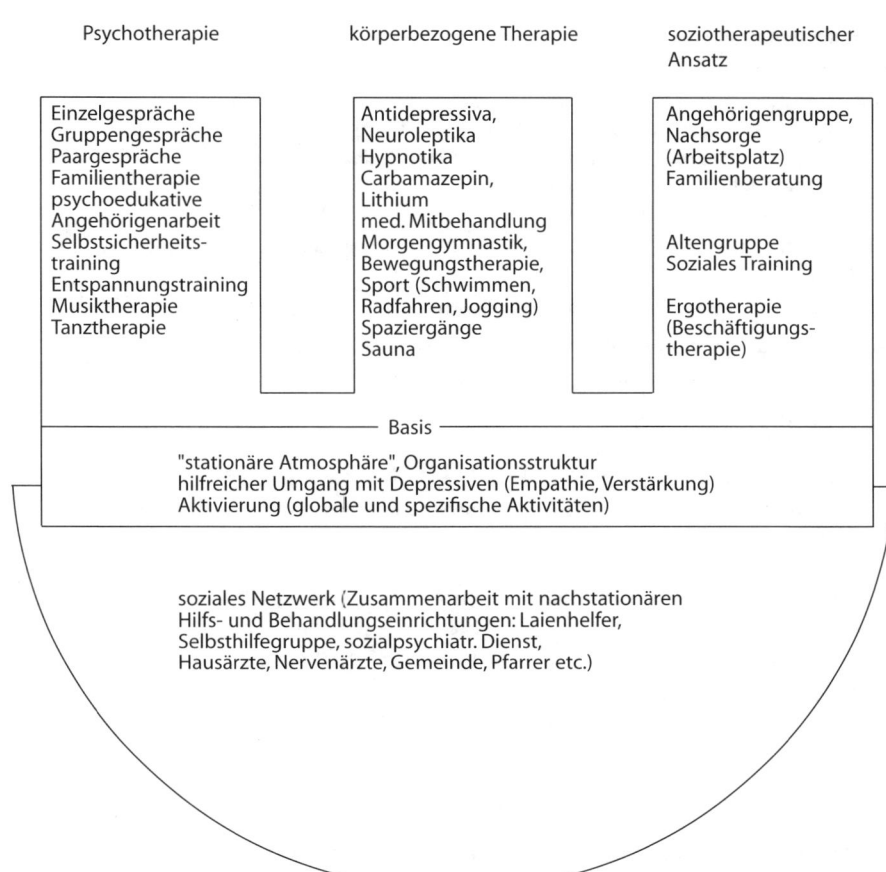

Psychotherapie   körperbezogene Therapie   soziotherapeutischer
                                                          Ansatz

Einzelgespräche	Antidepressiva,	Angehörigengruppe,
Gruppengespräche	Neuroleptika	Nachsorge
Paargespräche	Hypnotika	(Arbeitsplatz)
Familientherapie	Carbamazepin,	Familienberatung
psychoedukative	Lithium	
Angehörigenarbeit	med. Mitbehandlung	Altengruppe
Selbstsicherheits-	Morgengymnastik,	Soziales Training
training	Bewegungstherapie,	
Entspannungstraining	Sport (Schwimmen,	Ergotherapie
Musiktherapie	Radfahren, Jogging)	(Beschäftigungs-
Tanztherapie	Spaziergänge	therapie)
	Sauna	

———————— Basis ————————

"stationäre Atmosphäre", Organisationsstruktur
hilfreicher Umgang mit Depressiven (Empathie, Verstärkung)
Aktivierung (globale und spezifische Aktivitäten)

soziales Netzwerk (Zusammenarbeit mit nachstationären
Hilfs- und Behandlungseinrichtungen: Laienhelfer,
Selbsthilfegruppe, sozialpsychiatr. Dienst,
Hausärzte, Nervenärzte, Gemeinde, Pfarrer etc.)

Abb. 4. Therapiekonzept Depressionsstation

Erfahrungen mit sich selbst, auf den Wiedererwerb von Selbstwertgefühl, von Selbstachtung, auf eine Besserung des Erlebens von Insuffizienz und Minderwertigkeit der eigenen Person ausgerichtet. Die Mitarbeiter der Depressionsstation müssen deswegen Offenheit für Klage und Leid des Depressiven, Akzeptanz und Wertschätzung des depressiv kranken Menschen, empathische Einfühlung und identifikatorische Nähe im Sinne des Bemühens um Verständnis des innerseelischen Erlebens des depressiv Kranken, im Sinne der Vermittlung von stellvertretender Hoffnung und antisuizidaler Lebenskontinuität bieten können (Wolfersdorf 1988, Wolfersdorf et al. 1984).

Aspekte der *Gesprächsführung* mit Depressiven, sowohl in der Einzel- wie auch in der Gruppenpsychotherapie, sind in der Tabelle 8 zusammengefaßt, Tabelle 9 nennt die derzeit auf der Depressionsstation des ZfP Weissenau geübten *Gruppenaktivitäten*.

Tabelle 7. Aspekte des hilfreichen Umgangs mit Depressiven auf der realen Alltagsstations- und dualen Beziehungsebene

Offenheit für Klage und Leid des Depressiven
    Krankseindürfen des Patienten, Verstehen und Einfühlen,
    Zulassen von Depression, *Möglichkeit zur Klage*, Zulassen von Klage
    als grundsätzliche Anforderung
    an Personal von Depressionsstationen („Affinität"; notwendig?!)

Akzeptanz des Soseins, kein dauernder Veränderungszwang, insbesondere nicht zu Thera-
    piebeginn

Akzeptierende *Wertschätzung* und *Nähe* als Angebot

Verstehenwollen und *Verständnis für das innerseelische Erleben*

Beruhigende Versicherung und stellvertretende Hoffnung

Betonung des *Fürsorge-Aspektes,*
    (auch „sichernde Fürsorge")

Betonung der *gemeinsamen Arbeit*
    (Eigenverantwortung des Patienten, Kompetenz und therapeutisch-pflegerische Fremd-
    verantwortung)

Gestaltung des Behandlungssettings
    (Stationäre Atmosphäre, räumlich ansprechend, Umgangsatmosphäre)

Aktivität
    (Erleben von Können, trotz Nichtkönnen/Nichtwollen-können) als *Anforderung*

Anregung zu *Gemeinsamkeit*

Tabelle 8. Aspekte der Gesprächsführung mit Depressiven

Äußerer Rahmen:
– entspannte Atmosphäre; regelmäßige, verbindliche Termine; begrenzte, aber ausreichende Zeit

Methodik:
– klientenzentrierte Beziehungsgestaltung, tiefenpsychologisches Verständnis, Verwendung kognitiver Elemente (two-stage-treatment, Sicherung vitaler Bedürfnisse vorrangig)
– psychotherapeutische Behandlungssequenz (nach Hole) im Verlauf:
   – empathische Identifikation (Akzeptanz, Nähe, Zulassen von Klage, stellvertretende
     Hoffnung, Stützung)
   – Bewußtmachen (Anschauen, was ist, Realitätsprüfung, Situationsbeschreibung)
   – Konfrontieren (eigene Anteile, eigenes Verhalten, Interaktion)
   – Durcharbeiten (an der aktuellen Realität immer wieder besprechen)

Wichtige Grundthemen:
– Verlust und Existenzbedrohung, Enttäuschung und Sich-nicht-wehren-Dürfen
– orale und narzißtische Wünsche, Abhängigkeit, Ablösung, Autonomie
– Leistung und Selbstwert, Versagen und Schuldgefühl
– Hilflosigkeit und Hoffnungslosigkeit
– psychophysische Befindlichkeit
– aktuelle Verlust-, Trauerthematik
– chronische Verlustthematik
– lebensgeschichtlich „zu kurz gekommen" (orale Thematik)
– Selbstwertproblematik, Bedürfnis nach Anerkennung
– depressives Verhalten langfristig ineffektiv und antikommunikativ
– dysfunktionales depressives Denken und Bewerten

Tabelle 9. Derzeitige Gruppenaktivitäten auf der Depressionsstation ZfP Weissenau

– Gruppentherapie klientenzentriert-interaktionell

– kognitive Verhaltenstherapie-Gruppe

– Musiktherapie-Gruppe

– Bewegungstherapie/(Tanz-)therapie-Gruppe

– Jogging-Gruppe
– Jonglier-Gruppe   } Selbstwert orientiert

– Kleingruppe
– Seniorengruppe   } sozialtherapeutisch

– Angehörigengruppe

– Gesprächsgruppe mit } ökumenisch religiöse
  Geistlichem   Fragen

Bezüglich des stationären Aufenthaltes wird an ein *Phasenmodell des Therapieverlaufes* gedacht. Üblicherweise sollen die ersten Tage der „Ankunft" auf der Depressionsstation der Herstellung einer tragfähigen Beziehung, der Durchführung von Diagnostik mit einem vertieften psychodynamisch-psychopathologischen Verständnis der Erkrankung des Patienten, mit einer Integration in die Gruppe der Mitpatienten dienen. Nach dieser *Aufnahmephase,* die meist die ersten Tage umfaßt, wird in die eigentliche *Therapiephase* eingetreten, in der es um Symptombesserung, um die Auseinandersetzung mit Erwartungen des Patienten bei gleichzeitiger Überidealisierung des Therapeuten und der pflegerischen Beziehungen, um Entwicklung eines Psychogeneseverständnisses aus lerntheoretisch oder tiefenpsychologisch orientierter Sichtweise, um den Beginn von Aktivitäten und die Auseinandersetzungen in Einzel- und Gruppenpsychotherapie geht. Dieser Prozeß nimmt aus klinischer Erfahrung etwa 4 bis 6 Wochen Zeit in Anspruch, geht zwanglos in eine *Phase der Stabilisierung* (weitere 3–4 Wochen), der erhöhten Aktivität des Patienten, auch der Ablösung aus der einzeltherapeutischen ärztlich-psychologischen bzw. pflegerischen Beziehungssituation über. In dieser 3. Phase des therapeutischen Verlaufes stehen dann zunehmende Auseinandersetzungen mit Partner und Umfeld, mit Arbeitsplatzsituation, mit depressionsfördernden Elementen der eigenen Lebensgeschichte und Persönlichkeit, mit aktuellen interaktionellen Problemen im Vordergrund, wobei die Beurlaubungen nach Hause, die Einbeziehung der Angehörigen sowohl in Therapie, auf informativer Ebene, in der Angehörigengruppe zur realitätsnahen Auseinandersetzung, zeitweise auch mit Symptomverschlechterung, führt. Eine adäquate antidepressive Medikation, im Einzelfall in Kombination mit Neuroleptika und Benzodiazepin-Tranquilizern/Hypnotika beginnt bereits am Aufnahmetag, wobei rasch ausreichende antidepressive Dosierungen, im Einzelfall auch Sedierung und Neurolepsie bei depressivem Wahn, psychomotorischer Agitiertheit, ausgeprägter Suizidalität angestrebt werden.

Abb. 5 gibt den *Wochenplan* nach derzeitigem Stand wieder.

	Montag	Dienstag	Mittwoch	Donnerstag	Freitag	Samstag	Sonntag
7.00	Frühstück-Pat. Gymnastik	Frühstück-Pat. Gymnastik	Frühstück-Pat.	Frühstück-Pat. Gymnastik	Frühstück-Pat. Gymnastik	8.00 Frühstück-Pat.	8.00 Frühstück-Pat.
8.00	Info-Frühstück Personal	Info-Frühstück Personal	Info-Frühstück Personal	Info-Frühstück Personal	Info-Frühstück Personal	Info-Frühstück Personal	Info-Frühstück Personal
9.00	8^{45} - 11^{00} Teambesprechung	8.30 - 10.00 Therapiegruppen	8.30 - 10.00 Personalfortbg. 14-tägig Supervision	8.30 - 10.0 Therapiegruppen	8.30 Stationsversammlung	9.00 Marktbesuch in der Stadt mit anschließ. Cafebesuch	Kirchgang 9.00 ev. Predigtgottesdienst
	8^{45} - 9^{30} Fitness 1	10.10 - 11.00 Fitness 2					
10.00	10^{15} - 11^{00} Gymnastik	10.00 - 11.30 BT	8.45 - 10.30 Tanztherapie	10.00 - 11.30 BT	10.00 - 11.30 BT		10.00 kath. Gottesdienst
11.00	11^{15} - 12^{00} Klein/Akut	10.15 - 11.30 Supervision (Pat.)	10.00 - 11.30 BT			Freizeitprogramm nach Plan	11.00 kath. Spätgottesdienst
11.00	10^{00} - 11^{30} Musiktherapie						
12.00	Mi.-Essen u. Mi.-Pause 14.00	Mi.-Essen u. Mi.-Pause 14.00	Mi.-Essen u. Mi.-Pause 14.00	Mi.-Essen u. Mi.-Pause 14.00	Mi.-Essen u. Mi.-Pause 14.00	Mittagessen	Mittagessen
13.00	Sauna: 12.45 - 14.30 Männer/Frauen	13.00 - 14.00 Bewegungsbad f. ältere Pat.	13.00 Hallenbad in der Stadt mit Cafebesuch	14.00 - 16.00 BT	13.00 - 14.00 Bewegungsbad	danach Wochenendbesprechung Mittagsruhe bis 14.00	Mittagsruhe bis 14.00
14.00	14.30 - 16.30 Frauen/Männer 14.00 - 16.00 BT	14.00 - 16.00 BT bzw.Programm auf Stat. f.Pat. die nicht in die BT gehen	Freizeitprogramm nach Plan	bzw.Programm auf Stat. für Pat., die nicht in die BT gehen	14.00 - 16.00 BT bzw.Programm auf Stat. für Pat. die nicht in die BT gehen	Freizeitprogramm nach Plan	Freizeitprogramm nach Plan
15.00	15.45 Info-Tee	15.45 Info-Tee	15.45 Info-Tee	15.45 Info-Tee	15.45 Info-Tee		
16.00	Jongliergruppe	Entspannungstraining			Entspannungstraining		
17.00	Abendessen	Abendessen	Abendessen	Abendessen	Abendessen	Abendessen	Abendessen
18.00	14-tägig Gesprächsrunde Pfarrer Waldbaur	18.00 Gottesdienst auf Stat.	Freizeitprogramm nach Plan	Freizeitprogramm nach Plan 18.00 Kegeln	Freizeitprogramm nach Plan	Freizeitprogramm nach Plan	Freizeitprogramm nach Plan

Abb. 5. Wochenplan Depressionsstation

Bewegungstherapie, Musik- und *Ergotherapie* gelten heute als wichtige erfahrungsorientierte Therapieangebote, die Selbstwertgefühl und Körpergefühl fördern. Soziotherapeutische Maßnahmen wie *Angehörigenarbeit,* umfeld-, arbeits- und wohnsituationsbezogene Maßnahmen gehören ebenso dazu wie die Organisation der *Nachsorge* und der weiteren Betreuung in enger Zusammenarbeit mit niedergelassenen Allgemein- und Nervenärzten/Psychiatern und Psychotherapeuten.

8.4
Kurze Beschreibung der Patientengruppe

Die Übersicht in Tabelle 10 zeigt, daß in den letzten 20 Jahren auf der Depressionsstation des ZfP Weissenau ca. 2271 Personen stationär behandelt wurden, die Zahl der *Aufnahmen* bis Sept 96 beträgt 3785. Der Anteil der Erstaufnahmen mit 55 bis 69 % blieb relativ konstant. Die *Aufenthaltsdauer* beträgt im Mittel um die 50 Tage. So betrug die Aufnahmedauer 1976 bis einschließlich 1982 im Mittel 51,8 Tage (Männer 49,7, Frauen 52,5 Tage) bei einer Spannweite von 1 bis 322 Tagen, im Jahre 1994 waren die Patienten durchschnittlich 48,8 Tage auf der Depressionsstation (Erstaufnahmen weiblich 61,0, männlich 37,5 Tage, Wiederaufnahmen weiblich 62,7, männlich 44,6 Tage). Eine *Diagnoseverteilung* findet sich in der Tabelle 11. Der Anteil von Patienten jenseits des 65. Lebensjahres nahm von 1990 bis 1996 von 14 % auf 4 % (im Mittel 8 %) ab,

Tabelle 10. Depressionsstation Aufnahmen 15. Sept 1976 – 30. Dez. 1995 (Angaben soweit erfaßt)

	Aufnahmen	Frauen/Männer (%)	EA(%)	Aufenthaltsdauer Tage
1976 von (15/09 – 31/12)	055	047/08	–[1]	1976 – 1982 N = 654 Pat.
1977	173	138/35 (20)	–	t = 51,8 Tage
1978	204	158/46 (23)	–	–
1979	242	182/60 (25)	–	–
1980	202	147/55 (27)	–	–
1981	189	138/51 (27)	–	–
1982	155	114/41 (26)	–	–
1983	172	122/50 (29)	–	–
1984	182	136/46 (25)	–	–
1985	173	107/66 (38)	107 (62)	–
1986	163	110/53 (33)	094 (58)	–
1987	185	123/62 (34)	128 (69)	–
1988	167	117/50 (30)	107 (64)	–
1989	204	123/81 (40)	113 (55)	54,8
1990	196	133/63 (32)	127 (65)	53,0
1991	200	134/66 (33)	124 (62)	56,6
1992	185	126/59 (32)	114 (62)	54,9
1993	194	126/68 (35)	109 (56)	56,7
1994	206	123/83 (40)	114 (55)	48,8
1995	194	118/76 (39)	118 (61)	50,4
	3641	2522/1119 (31)		

EA = Anteil Erstaufnahmen
[1] = keine Angaben

ICD-9	1976–82 (N=661) (%)	1978 (N=159) (%)	1994 (N=197) (%)
290.x	1)	05	01
295.1	–	–	01
295.6	–	02	–
295.7	016	01	–
296.1	137 (21)	059 (37)	92 (47)
293.3	006 (01)	006 (04)	08 (04)
298.0	–	002	–
300.0	1)	003	–
300.1	1)	002	–
300.4	299 (45)	56 (35)	66 (34)
303.0	1)	001	–
304.0	1)	001	–
305.0	1)	–	02
307.1	–	–	01
308.0	–	–	01
309.0	70 (11) (23)	04 (03) (11)	12 (06) (9)
309.1	80 (12)	13 (08)	05 (03)
302.2	–	–	03
309.4	–	001	01
311	07	–	01
TNZ (+1)	46	–	–
KA	–	028	12
Gesamtauf- nahmen	661	184	206 pro Zeit- abschnitt

Tabelle 11. Depressionsstation: Diagnosen-(ICD-9)-Verteilung zu verschiedenen Zeitabschnitten (soweit erfaßt; Hauptdiagnose) (KA = keine Angaben, TNZ = trifft nicht zu)

Jahr	Aufnahmen	Anzahl ≥ 65 Lj (%)	EA (% von allen)
1983	173	32 (19)	15 (47)
1984	182	40 (22)	16 (40)
1985	173	27 (16)	12 (78)
1986	163	26 (16)	11 (42)
1987	185	30 (16)	19 (63)
1988	167	33 (20)	17 (52)
1989	204	19 (09)	07 (37)
1990	196	28 (14)	16 (57)
1991	200	22 (11)	10 (45)
1992	185	11 (06)	07 (64)
1993	194	14 (07)	03 (21)
1994	206	13 (06)	06 (46)
1995	194	07 (04)	02 (29)
	2421	302 (13)	141 (47)

Tabelle 12. Depressionsstation ZfP Weissenau Entwicklung Aufnahmen ≥ 65 Jahre alt

wobei überraschenderweise der Anteil depressiver Patienten in der Gerontopsychiatrie des Hauses (was zu vermuten gewesen wäre) im gleichen Zeitraum nach Aussage der dortigen Therapeuten nicht zunahm. Dies scheint mit veränderten Einweisungsgewohnheiten, möglicherweise auch in Zusammenhang

mit der relativ unproblematischen Handhabung der neueren Antidepressiva bei
alten Menschen zusammen zu hängen (Tabelle 12). Der Anteil depressiver Patienten mit Wahnsymptomatik betrug seit Anfang der 80er Jahre konstant 8 bis
12 % der Aufnahmen. Als sogenannte *Problempatienten* haben sich über die Jahre
hinweg solche mit depressivem Wahn, Patienten mit Suizidabsichten und -ideen,
Patienten nach Suizidversuch, depressive Patienten mit Komorbidität mit Angst-
und insbesondere Persönlichkeitsstörungen, depressiv Kranke im höheren
Lebensalter insbesondere wegen der somatischen Komorbidität sowie sogenannte therapieresistente bzw. chronifizierte depressive Patienten erwiesen.

Abschließend zur Beschreibung der Klientel soll auf das Problem *Suizid*
während stationärer Behandlung eingegangen werden. Am Anfang stand die
Befürchtung, daß durch die Zusammenfassung von suizidalen depressiven
Patienten – 50 bis 60 % mit Todeswunsch, Suizidideen, 20 % Aufnahmen nach
Suizidversuch – das allgemeine suizidale Niveau der Depressionsstation
erhöht werde. Befürchtet wurde eine deutliche Zunahme von Weglaufgefahr,
von Suizidhandlungen, von gegenseitiger Verstärkung suizidaler Ideen, von
depressiver Hoffnungslosigkeit. In Tabelle 13 und 14 werden die Suizide während stationärer Behandlung aufgelistet; insgesamt 25 Patienten haben sich im
Zeitraum 01.01.1977 bis 31.12.1994 suizidiert (im ersten Vierteljahr September
bis Dezember 1976 keine Suizide; 1995 kam 1 Suizid hinzu (n gesamt = 26); im
Jahre 1996 (1.1.9.-31.12.1996) verstarb kein Patient durch Suizid. Die mittlere
Suizidrate liegt bei 737 auf 100 000 Aufnahmen depressiv kranker Menschen;
ein statistischer Trend auf Zunahme der Suizide ist nicht nachweisbar. Auch

Tabelle 13. Depressionsstation: Suizide während stationärer Behandlung

Jahr	Aufnahmen insg.	EA	Suizide insg.	MA	EA	depressiver Wahn	SR (auf 100 000 Aufnahmen)
1977	173		1	1	–	–	578
1978	204		2	2	–	1	980
1979	242		0	–	–	–	0
1980	202		1	1	–	1	495
1981	189		3	1	2	1	1587
1982	155		0	–	–	–	0
1983	172		0	–	–	–	0
1984	182		2	2	–	2	1099
1985	173	107	3	3	–	–	1734
1986	163	94	2	2	–	–	614
1987	185	128	0	–	–	–	0
1988	167	107	0	–	–	–	0
1989	204	113	1	1	–	–	490
1990	196	127	1	–	1	–	510
1991	200	124	3	–	3	1	1500
1992	185	114	2	1	1	–	1081
1993	194	109	3	2	1	2	1546
1994	206	114	1	–	1	–	485
	3392		25	16	9	8	737

kein Trend auf Zunahme der Suizide (Spearman rho) 1977 – 1994 nachweisbar
MA=Mehrfachaufnahme, EA=Erstaufnahmen, SR=Suizidraten

Tabelle 14. Depressionsstation: stationäre Suizide Überprüfung auf Gleichverteilung während inhaltlich definierten 5-Jahresabschnitte

Jahre (5-Jahresabschnitte)	Aufnahmen	Suizide	Suizidraten (auf 100 000 Aufnahmen)
1976–81	1065	7	657
(15.09.76–31.12.81)			
1982–86	845	7	828
1987–91	952	5	525
1992–95	684	7	1023
(3½ Jahre bis 30.06.95)			
	3546	26	733

Jahresabschnitte
- 15.09.1976 – 81: (5¼ Jahre)   Umstellung (Klientel)-, Entwicklungsphase (Konzepterprobung)
- 1982 – 86: (5 Jahre)   erste Konsolidierung (inklusive Umbauphase 1982/83)
- 1987 – 91: (5 Jahre)   konzeptuelle Erweiterungen, erneute Veränderungen
- 1992 bis heute: konzeptuelle Stabilisierung; personelle Veränderungen und erneute Konsolidierung

Chi-Quadrat-Test (auf Gleichverteilung): $\chi^2 = .462$, df = 3
$p = .927$, nicht signifikant

der Vergleich verschiedener Zeitabschnitte, soweit sie inhaltlich einigermaßen begründbar sind, zeigt im Chi-Quadrat-Test keinen signifikanten Unterschied. Dies als Hinweis, daß die Zusammenfassung depressiver Patienten einschließlich der Gruppe von Patienten mit hoher Suizidalität nicht zu einer Erhöhung der Suizidrate auf der Depressionsstation geführt hat. Zu ergänzen ist, daß, wie eingangs aufgeführt, suizidale depressive Patienten direkt auf der Depressionsstation aufgenommen werden; der einzige Grund, einen suizidalen depressiven Patienten nicht aufzunehmen, wäre Weglaufgefahr. Eine Verlegung von der Depressionsstation auf eine geschlossene Station wegen akuter Suizidgefahr wäre ebenfalls nur bei Weglaufgefahr indiziert; eine derartige Situation kommt im Jahr ein- bis zweimal vor, wobei die jeweiligen Patienten befristet für wenige Tage auf eine geschlossene Station verlegt und dann zurück auf die Depressionsstation übernommen werden.

8.5
Anmerkung zu Forschungsaktivitäten der Depressionsstation

Nahezu von Beginn der Einrichtung der Depressionsstation an war der klinischen Arbeitsgruppe auch eine Forschungsgruppe zugeordnet. Zwischenzeitlich entstanden 5 Forschungsschwerpunkte: Klinische Psychophysiologie und Verhaltensmedizin, Suizidforschung, Verlaufsforschung bei depressiv Kranken, allgemeine klinische Depressionsforschung und Qualitätssicherungsfragen. Im wesentlichen handelt es sich um Fragestellungen, die aus dem klinisch-therapeutischen und diagnostischen Feld stammen und auf eine Verbesserung der Versorgungsbedingungen, von Diagnostik und Therapie, insbesondere bei Problemgruppen abzielen. So waren *Themen* z.B. Risikopsychopathologie bei suizidalen Depressiven zur Verbesserung der Diagnostik von Suizidrisiko, Anwendungsbeobachtungen zur Psychopharmakotherapie mit Antidepressiva und Neuroleptika bei wahnhaft Depressiven zur Verbesserung der medikamentösen Behandlung dieser Patientengruppe, somatisch-diagnostische Fragestellungen bei der Depression z. B. hinsichtlich Schilddrüsenerkrankungen, die Bedeutung von sozialen Faktoren und Lebensereignissen für den Verlauf depressiver Erkrankungen usw.

Die Kombination von klinisch-therapeutischer und wissenschaftlicher Tätigkeit hat sich als sehr befruchtend erwiesen. In den ersten Jahren war es schwierig, „Forschung" an einer psychiatrischen Einrichtung zu etablieren, bei der anfänglich Forschungsstellen die klinische Versorgung subventionieren mußten. Die Argumentation von seiten der Ärztlichen Direktion war, daß bei einem Mangel an ärztlich-psychologischer Grundversorgung Forschung sich an den gegebenen Möglichkeiten orientieren müsse und nur im Rahmen klinischer Versorgung geschehen könne. Dabei hat sich die Verknüpfung von sogenannten Forschungsstellen und Versorgungsaufgaben letztendlich als hilfreich und für die klinische Versorgung ertragreich erwiesen und für die ForschungsmitarbeiterInnen längerfristige Forschungsfragestellungen ermöglicht. Sicher war dies jedoch nur möglich, weil es Ende der 70er Jahre gelang, über die Mitarbeit im Sonderforschungsbereich 129 der Universität Ulm das sogenannte Psychophysiologische Labor von der DFG mitfinanziert zu erhalten.

Die *Forschungs-Ideologie des Depressionsbereiches* war immer primär klinisch-therapeutisch orientiert, dafür sprechen auch die Projekte, die beispielhaft in der Tabelle 15 aufgelistet sind. Aus den Forschungsgruppen, die dem Depressionsbereich zugehörig sind, stammen zahlreiche Originalarbeiten in Fachzeitschriften, insgesamt sind von MitarbeiterInnen des Depressionsbereiches bis heute ca. 250 Publikationen erschienen. Derzeitige Forschungsschwerpunkte sind psychobiologische Fragestellungen zur Belastbarkeit bzw. Anpassungsfähigkeit an Belastungen bei Depressiven, Fragen zum Zusammenhang Schmerz, Angst, Depression, suizidologische Fragestellungen, psychophysiologische Untersuchungen bei schizophrenen und depressiven Patienten, klinisch-diagnostische Fragestellungen, die sich um Probleme des Zusammenhanges von Schilddrüsenstörungen und Depressivität, um den Zusammenhang von Cholesterin, Fettstoffwechsel, Depressivität und Suizidalität, Magnesium und Depressivität, u. ä. drehen, sodann im engeren Sinne pharmakotherapeutische Fragestellungen, bei denen anhand von Anwendungsbeobachtungen der Einsatz neuer Antidepressiva und Neuroleptika, z. B. Zotepin-Monotherapie bei wahnhafter Depression, Paroxetin bei schwer Depressiven, Moclobemid in Kombination mit klassischen tri- und tetrazyklischen Antidepressiva bei der sogenannten therapieresistenten Depression, betrachtet wird. Sodann interessierten Fragen der notfallpsychiatrischen Versorgung und Krisenintervention im oberschwäbischen Raum und in den letzten Jahren auch Fragen der Qualitätssicherung der stationären Depressionsbehandlung in Baden-Württemberg, wobei die Weissenauer Depressionsstation hier in eine Projektgruppe mit anderen psychiatrischen Einrichtungen eingebunden ist.

Tabelle 15. Forschungsgruppen zugehörig zur Depressionsstation am ZfP Weissenau

---

AG Klinische Psychophysiologie
- ehemals Projektgruppe C3 des SFB 129 Universität Ulm
- Leitung R. Straub, MitarbeiterInnen T. Barg, P. Lauwasser, D. Herforth

AG Suizidologie
- AG „Suizidalität und psychiatrisches Krankenhaus" in Baden-Württemberg, Bayern (wechselnde Kooperation klinikintern und -extern, z.B. mit BKH Günzburg R. Vogel u.a.)
- Leitung M. Wolfersdorf und jeweilige MitarbeiterInnen

AG Verlaufsforschung
- Projekt Katamnese (A. Ruppe, F. Keller, M. Wolfersdorf, ehemals B. Steiner)
- Projekt Erhaltungstherapie (U. Zimmermann, F. Keller, M. Wolfersdorf)
- weitere Projekte, z.B. „Lebensereignisse" u.a. (F. Keller)
- Leitung F. Keller

AG Klinische Depressionsforschung (Beispiele)
- Depression und Schilddrüse (F. König)
- Med. Therapie der chronifizierten Depression (F. König)
- Wahnhafte Depression (M. Wolfersdorf, F. König u.a.)
- Geschlechtsspezifische Aspekte (I. Grünewald)
- Folsäure (M. Wolfersdorf, W. Fröscher)
- Depression, Suizidalität und Epilepsie (M. Wolfersdorf, W. Fröscher)
- Anwendungsbeobachtungen Paroxetin, Zotepin, Moclobemid (F. König, M. Wolfersdorf)
- Cholesterin, Depression, Suizid (M. Wolfersdorf, F. König u.a.)
- Leitung F. König/M. Wolfersdorf/I. Grünewald (je nach Projekt)

AG Qualitätssicherung der Depressionsbehandlung
- Projekt „QS der Depressionsbehandlung Baden-Württemberg" (M. Wolfersdorf, A. Ruppe, F. Keller und MitarbeiterInnen der beteiligten Kliniken, insbs. R-D Steglitz, Freiburg)
- Projekt „QS Depressionsstationen" (M. Wolfersdorf, A. Ruppe, F. Keller und Mitarbeiter Innen der Depressionsstationen Wehnen und Hildburghausen)

Forschungsideologie der Depressionsstation ist, daß – im Gegensatz zur Forschung an einer „primären" Universität – ein psychiatrisches Großkrankenhaus mit primären Versorgungsaufgaben eigene und spezifische Fragestellungen entwickeln muß, die sich der stationären Atmosphäre, stationären Strukturen und Therapiekonzepten, der spezifischen Klientel der Alltagsversorgung, Fragen mit therapeutischer, epidemiologischer, katamnestischer, diagnostischer Relevanz für den Alltag widmen. Hier wird auch eine spezifische Chance der Forschung an psychiatrischen Großkrankenhäusern gesehen.

8.6
Wichtige und therapierelevante Entwicklungen in der Depressionsdiagnostik und -therapie im letzten Jahrzehnt – persönliche Anmerkungen

Eine bedeutsame Veränderung war, rückblickend gesehen, der „*Paradigmen-Wechsel*" in der *Beurteilung des Verlaufes depressiver Erkrankungen* Mitte der 8oer Jahre. Deutlich wurde, daß die Depression eine häufige, eine schwere, eine rezidivierende und chronifizierende Erkrankung ist, die mit einem hohen Ausmaß an suizidaler Gefährdung einhergeht. Damit wurde die bisherige „Lehrbuchmeinung", hier überspitzt formuliert, „eine Depression geht und kommt und dazwischen muß man verhindern, daß der Patient sich umbringt", unglaubwürdig. Hintergrund dieser Veränderung waren die amerikanischen ECA- und Verlaufsstudien, deren Ergebnisse dann auch Anlaß für die eigene Verlaufsforschung, für die Gründung einer Arbeitsgruppe „Verlaufsforschung" wurde. Ziel der eigenen *Verlaufsforschung* bei depressiv Kranken war es, therapierelevante Faktoren zu finden, die eine bessere Nachsorge und Rezidivprophylaxe planen und organisieren helfen, die Hinweise auf pharmakotherapeutische und psychotherapeutische Erhaltungstherapie geben, die die Bedeutung von Lebensereignissen, von chronischen Belastungen, die Bedeutung des Umfeldes und der Angehörigen klären helfen. Daß konstante antidepressive Medikation über mehrere Jahre hinweg zu einer Erniedrigung der Rezidivrate führt, ist belegt. Was zuwenig berücksichtigt wird, und dies war eines der Ziele der eigenen Forschungsgruppe im Hause, ist die Bedeutung *sozialer Aspekte,* von Lebensereignissen und die von konstanter Medikation für den weiteren Verlauf. Hier gibt es Hinweise, daß sowohl objektive Belastungen wie auch negative Lebensereignisse hinsichtlich der Rückfallhäufigkeit eine Rolle spielen. Dies bedeutet auch, daß tertiär-präventive Maßnahmen im Sinne der Rückfallprophylaxe bei der Depression, neben konstanter Pharmakotherapie, auch Bewältigungsstrategien, Erkennen von Risikozeichen, sowohl was den Betroffenen als auch das familiäre Umfeld angeht, also Psychoedukation im weiteren Sinne, eine vermehrte Rolle in der Therapie spielen müssen. Letztlich mündet an dieser Stelle Langzeitbehandlung von Depressiven, insbesondere bei rezidivierender Depression bzw. bei Chronifizierung, in das Netzwerk gemeindepsychiatrischer Versorgung.

Grundsätzlich besteht therapeutisch keine Einigkeit, welche *Langzeitstrategie bei der Behandlung chronisch depressiv kranker Menschen* anzustreben ist. Die eine Seite benennt maximale und immer wieder erneute Pharmako- und Psychotherapie im Sinne einer wiederholten Akuttherapie, die andere Seite zieht Begleitung, psychosoziale Betreuung, damit „Leben mit Erkrankung/Behinderung" vor. Beispiele für das Zutreffen beider Überlegungen sind aus der eigenen klinischen Erfahrung bekannt. So war zu beobachten, daß ausreichende und langfristige, zum Teil auch hochdosierte Psychopharmakotherapie der chronischen Depression Psychopathologie noch einmal deutlich verändern konnte. Hier wäre es wichtig, auch aus sozialmedizinischen Gründen, Strategien vorzulegen, wie chronisch Depressive in der Allgemeinbevölkerung zu behandeln sind. Ob z. B. Tageskliniken geeignete Institutionen für chronisch Depressive sein können, ist umstritten, wäre jedoch, ähnlich wie „Selbsthilfe", zu untersuchen.

Noch ein Wort zum Thema *„Selbsthilfegruppen".* Aufgrund eigener schlechter Erfahrungen wurden von der Weissenauer Depressionsstation Selbsthilfegruppen für konzeptuell unmöglich gehalten, nachdem mehrere im oberschwäbischen Raum wegen Suizidalität aufgelöst werden mußten. Seit dieser Zeit wurde die Auffassung vertreten, Selbsthilfegruppen für Depressive seien nicht möglich, weil sich der externe Moderator oder Initiator nicht herausziehen kann, dann die Gruppe zerfällt, oder weil sie sich in ihrer eigenen Depressivität verstärkt. Andererseits gibt es neuere Erfahrungen mit Selbsthilfeorganisationen, z. B. bei KISS in Hamburg, die seit langen Jahren über gut funktionierende, autonome „Selbsthilfegruppen für Depressive" verfügen. Bei den in diesen Selbsthilfegruppen befindlichen Patienten handelt es sich um mittelgradig oder auch schwerer ausgeprägt depressiv Kranke, die klinisch-stationäre Erfahrungen haben und die die Selbsthilfegruppe als stabilisierenden Faktor mit großer Gruppenkohäsion, hohem Verständnis und Stützungswert untereinander erleben, auch nicht in Konkurrenz zu ihrer jeweiligen Therapie beim Nervenarzt, Psychotherapeuten oder in einer Institutsambulanz. Der Aspekt „Selbsthilfegruppe für Depressive" wird künftig mehr beschäftigen, zumal hier ein zu entwickelndes Potential zu sehen ist. Überhaupt muß man zukünftig mehr den gesamten Bereich „Betroffene" miteinbeziehen und bedenken, unter Umständen auch auf einer gesundheitspolitischen Ebene für Depressive und mit ehemals depressiv Kranken aktiv zu werden, für die in Deutschland, im Gegensatz z. B. zu dem Depression-Awareness-Tag in Großbritannien, der Vereinigung der Manic-Depressives in USA, die eine starke Bedeutung haben, nichts etabliert ist.

Ein weiterer wichtiger Schritt war der Sprung von DSM-II zu DSM-III und -IV bzw. von ICD-9 zu *ICD-10*. Die früher häufig übertonte Diskussion „endogen versus neurotisch", wie sie noch Ende der 70er Jahre geführt wurde, war für die praktische Arbeit bei schwer und schwerst Depressiven therapeutisch schon immer nicht relevant. Für die Diagnostik auf der Depressionsstation waren immer schon Schwere einer Erkrankung, Symptombild, bisheriger Verlauf, allgemeine Psychodynamik, aktuelle Konfliktdynamik, Persönlichkeitsstruktur, körperliche Erkrankung usw. bedeutsamer. Diagnostische Benennungen, zu ihrer Zeit hilfreich, weil sie erlaubten, sich nicht „endogen" oder „psychogen" festlegen zu müssen, wie „endoreaktiv, endoneurotisch, mehrschichtig" u. ä., sind heute durch eine multiaxiale Diagnostik zwar nicht überflüssig geworden, jedoch aus der Alltagsdiagnostik verschwunden. Voraussetzung ist allerdings, daß neben der phänomenologisch orientierten Achse-I-Diagnostik auch die anderen Achsen von Persönlichkeitsstörung, körperlicher Erkrankung, Belastungsfaktoren usw. zum Tragen kommen.

In der Entwicklung der *Pharmakotherapie* der Depression kam es in der 2. Hälfte der 80er und insbesondere in der ersten Hälfte der 90er Jahre durch die Einführung der selektiven Serotonin-Wiederaufnahmehemmer und jetzt auch weiterer neuer Substanzen zu einem deutlichen Fortschritt. Bei aus klinischer Sicht gleicher therapeutischer Effektivität liegt ein für den Patienten und seine Lebensqualität deutlich günstigeres Nebenwirkungsprofil vor. Mundtrockenheit, kognitive Störungen, kardiale Rhythmusstörungen, Miktionsstörungen usw., Diskussionen um Erhaltungstherapie bzw. Abwägen von Pharmakotherapie mit Antidepressiva beim alten oder beim internistisch kranken Menschen sind heute vor dem Hintergrund dieser Entwicklung nicht mehr in dem Ausmaß notwendig, wie dies früher erforderlich war. Es ist zu hoffen, daß sich dieser Fortschritt weiter etabliert und durchsetzt.

Die Entwicklung der *Psychotherapie* depressiver Erkrankungen kann man als stürmisch bezeichnen. Mitte der 70er Jahre lag der Schwerpunkt, auch für psychotherapeutisch interessierte Ärzte, im Bereich der Humanistischen Psychologie; die Gesprächspsychotherapie bzw. die klientenzentrierte Psychotherapie mit ihren Variablen wie Empathie und Akzeptanz, die sich ja gerade für den Umgang mit depressiv Kranken bewähren, stand im Mittelpunkt. Daneben wurden von psychologischer Seite lerntheoretische Konzepte, vor allem das Verstärker-Prinzip bei depressiv Kranken, eingeführt. Die Kombination von lerntheoretischen und klientenzentrierten Elementen war für den Umgang mit depressiv Kranken ein außerordentlich hilfreicher Schritt, zumal bis dahin nur tiefenpsychologisch-psychoanalytisch orientiertes Gedankengut für die interaktionelle Arbeit mit Depressiven vorlag. Zwischenzeitlich entstanden modifizierte tiefenpsychologische Ansätze, welche Persönlichkeitsstruktur, Objektbeziehungen, Selbstpsychologie einbeziehen und auf tiefenpsychologisch fundierte Kurzpsychotherapie abheben. In den 80er Jahren wurden dann die ersten depressionsspezifischen Psychotherapieformen wie die kognitive Verhaltenstherapie verbreitet, neuerdings wird die sogenannte Interpersonelle Psychotherapie bei der Depression propagiert. Allerdings ist die Verbreitung dieser depressionsspezifischen Therapien (Kognitive Therapie, Verhaltenstherapie, Interpersonelle Psychotherapie) zumindest in Deutschland unbefriedigend. Ab Mitte der 80er Jahre wurden auch erste Ansätze für Familien- und Angehörigenarbeit bei der Depression, erste Überlegungen spezifischer Familientherapie bei depressiv Kranken vorgestellt.

So kann man zusammenfassend von einer sehr bewegten Entwicklung der Therapie sowohl pharmako- wie auch psychotherapeutischer Art für depressiv Kranke in den letzten 20 Jahren sprechen.

Damit zeichnet sich auch ein „psychotherapeutischer Entwicklungsschritt" in der Konzeption der Depressionsstation am ZfP Weissenau ab, die Entwicklung von einem anfänglich klientenzentriert-lerntheoretischen Konzept zu einem tiefenpsychologisch-biographisch orientierten und zuletzt interaktionell-systemischen Modell. D.h., aus „empathischer Zuwendung zum Individuum depressiv kranker Mensch" wird „interaktionelle Orientierung", bei der viele Beziehungen, auch im stationären Bereich, Förderung von Gruppenaktivitäten, Gruppenkohäsion, Wegentwicklung von der dualen Beziehung und ihrer biographisch begründeten Gestörtheit zur Beziehungs- und Lebenssituation und -qualität im Hier und Jetzt bedeutsam werden. Damit verbunden ist die Entwicklung von der Betrachtung des Individuums hin zur Betrachtung seiner Integration im Lebensfeld. Aus der auf der Depressionsstation in der ersten Hälfte der 80er Jahre stark betonten Einzelpsychotherapie wird heute Beziehungsarbeit/Bezugspflege, Angehörigenarbeit, Sozialarbeit im Feld, vermehrte Gruppenarbeit und, so zukünftig ins Auge gefaßt, auch vermehrte „Selbsthilfe-Arbeit".

Die ideologiefreie *Kombination verschiedener Therapieansätze*, z.B. psychotherapeutische Arbeit und Verordnung von Antidepressiva, war von Anfang an „Ideologie" der Weissenauer Depressionsstation. Die Literatur zu dieser Thematik zeugt häufig von Realitätsferne, sowohl was Versorgungsnotwendigkeiten als auch zu versorgende Klientel anbelangt. Dies führte auch zu

der von Anfang an mehr oder weniger praktizierten Ätiologie-Unabhängig-
keit der Therapie, d. h. die Zuordnung zu einer endogenen oder neurotischen
Depression war nicht relevant für die Behandlung des depressiven Patienten.
Relevant waren akute Symptomatik und deren Ausprägung, der bisherige Verlauf, das Vorliegen aktueller Suizidalität, die Behandlungsnotwendigkeiten
körperlicher Erkrankung, die Persönlichkeitsstruktur, -störung und/oder
-akzentuierung, aktuelle Lebensereignisse und -belastungen, die Kulturzuge-
hörigkeit, die Altersgruppe.

8.7
Abschlußbemerkung

Die *Entwicklung der klinischen Psychiatrie* hat in den letzten drei Dekaden
einen außerstationären, sogenannten sozialpsychiatrischen Schwerpunkt auf-
gewiesen, bei dem es um die Intergration des psychiatrischen Krankenhauses
in ein gemeindepsychiatrisches Versorgungsnetz ging (und heute noch geht;
dieser Prozeß ist nicht abgeschlossen). Gleichzeitig wurde ein innerklinischer
Schwerpunkt entwickelt, der heute als „innere Differenzierung" mit qualitativer Verbesserung der Behandlungs-, Unterbringungs- und Versorgungsbedingungen von bestimmten Patienten- und Störungsgruppen einhergeht. Während die erstere Entwicklung vor allem den chronisch schizophrenen Patienten hilfreich war und ist, dient „innere Differenzierung" vor allem den Patientengruppen, bei denen die Akuität von Erkrankung im Vordergrund und die
Notwendigkeit von Gemeindenähe im Hintergrund steht. Je ‚langzeitkränker',
je „rehabilitationsbedürftiger", je „chronischer" ein Patient ist, desto bedeutsamer ist die Gemeindenähe, die Integration in den Lebens-, Wohn- und
Arbeitsbereich, desto bedeutsamer ist „Leben mit Erkrankung". Je akuter und
ohne langfristige Versorgungsnotwendigkeit, desto wichtiger wird ein diffe-
renziertes Behandlungsangebot, auch wenn es außerhalb der Gemeinde oder
weiter weg vom gemeindepsychiatrischen Versorgungsnetz entfernt ist.

Die Einführung sogenannter *Depressionsstationen* ist ein Meilenstein in
Richtung einer qualitativen Verbesserung der Behandlungs- und Versor-
gungsbedingungen für depressiv kranke Menschen. Derzeit, Anfang 1997, gibt
es in Deutschland über 30 Depressionsstationen, die meisten an sogenannten
psychiatrischen Großkrankenhäusern; eine Entwicklung die in den letzten
Jahren stürmisch vorangeschritten ist. Dabei sind Depressionsstationen keine
neue Therapieform, sondern es handelt sich um eine zeitlich befristete Bünde-
lung von therapeutischen Maßnahmen in einem gesamtstationären, förderlichen und antidepressiven Rahmen. Hierzu gehören Beziehungspflege, empathische und bedingungsfreie Fürsorge, Psychotherapie in Einzel- und Gruppenarbeit, Familien- und Angehörigenarbeit, sozialarbeiterische und systemische Maßnahmen, körperbezogene, kreative, aktivierend-tagesstrukturie-
rende sowie biologisch-psychopharmakologische Behandlungsmaßnahmen.

Die Weissenauer Depressionsstation wurde im September 1976 nach etwa
halbjähriger Vorlaufzeit als erste Modellstation für schwer und schwerst de-

pressive Kranke in Deutschland gegründet. Dies wurde zum Gewinn für die Versorgung von schwer depressiven Patienten in Oberschwaben. Die hohe Akzeptanz der Depressionsstation in der Allgemeinbevölkerung, bei den depressiven Patienten, bei den zuständigen und einweisenden Hausärzten, den Psychiatern und Psychotherapeuten, den Nervenärzten unterstreicht dies. Untersuchungen zur Zufriedenheit von Patienten mit Ergebnis- und Prozeßqualität, zur Wahrnehmung von Depressionsstationen durch Patienten sowie klinische Beobachtungen sprechen dafür, daß Depressive sich in den Behandlungssettings von Depressionsstationen gerne behandeln lassen, qualitativ therapeutisch-pflegerisch auf hohem Niveau behandelt werden und den Ruf eines Krankenhauses und seiner Qualifikation im jeweiligen Umfeld bessern helfen. Dies unterstreicht die Sinnhaftigkeit eines derartigen Behandlungsansatzes und den Nutzen spezialisierter Behandlungsangebote für die Bevölkerung eines Einzugsgebietes.

Dabei muß deutlich werden, daß es sich bei dem *schwer depressiv Kranken* um einen Patienten handelt *mit hoher sozialmedizinischer Bedeutung* und der deswegen besonders intensiver Behandlungsangebote und differenzierter Therapie bedürftig ist. Wichtig wird, daß hierfür spezifische Behandlungsangebote, „Depressionsstationen", vorgehalten werden müssen, nicht nur weil die Patientenzahl schwer Depressiver in Kliniken nicht abnimmt (bei Verkleinerung der psychiatrischen Krankenhäuser sogar relativ zunimmt), sondern weil es aufgrund der Entwicklung in den letzten 20 Jahren heute spezifische und hilfreiche Behandlungsangebote gerade auch für schwer depressiv kranke Menschen gibt. Auf diese hat ein depressiver Patient Anspruch.

8.8
Literatur

Brodaty H, Boys P, Wilhelm K, Mitchell P, Parker G (1987) The establishment of a mood disorders unit. Australian and New Zealand Journal of Psychiatry 21: 375 – 381
Ciompi L (1988) Gedanken zu einer patienten-, statt institutszentriertem psychiatrischen Versorgungsstruktur. (Unveröffentlichtes Manuskript, zitiert nach C. Müller, 1989)
Greenberg P, Stiglin LE, Finkelstein SN, Berndt ER (1993) The economic burdon of depression in 1990. Journal of Clinical Psychiatry 54: 405 – 418
Heuft G, Kayser H (1985) Concept of psychiatric-psychotherapeutic ward for the treatment of acutely depressive and suicidal patients. In: Proceedings VI South East European Neuro Psychiatric Conference, Halkedeke, Griechenland, 616 – 621
Hole G (1985) Depressionsstationen: Idee, Erfahrungen, Konsequenzen. (Festschrift „25 Jahre Baseler Psychiatrie" unter Leitung von Prof. Dr. P. Kielholz. Basel, PUK 1985, Eigendruck)
Janssen P (1987) Psychoanalytische Therapie in der Klinik. Klett-Cotta, Stuttgart
Kasper S, Buchkremer G, Dilling H, Gaebel W et al. (1994) Depressive Störungen. Erkennen und behandeln. Karger, Basel
Kopittke W, Rutka E, Wolfersdorf M (1989) 10 Jahre Weissenauer Depressionsstation zwischen Versorgungsauftrag und Forschung – eine Rückblick. Roderer, Regensburg
Kunze H (1995) Psychiatrie-Personalverordnung: Qualitätsoptimierung der stationären Versorgung. In: Gaebel W (Hrsg) Qualitätssicherung im psychiatrischen Krankenhaus. Springer, Wien New York, 58 – 65
Laux G (1985) Probleme bei der Einrichtung der Depressionsstation am Psychiatrischen Landeskrankenhaus Weinsberg. Ein erster Erfahrungsbericht. In: Wolfersdorf M, Straub R, Hole G (Hrsg) Depressionsstationen. Roderer, Regensburg, 32 – 45

Müller C (1989) Wandlungen der psychiatrischen Institutionen. In: Kesker K et al. (Hrsg) Psychiatrie der Gegenwart 9. Springer, Berlin Heidelberg New York, 339–368

Regier DA, Narrow WE, Rae DS, Manderscheid RW, Locke BZ, Goodwin FK (1993) The de facto US mental and adective disorders service system. Archives of General Psychiatry 50: 85–94

Rydman L (1982) The affective disorder clinic: A specialized setting. In: Val ER et al. (eds) affective disorders. Year book medical publishers, Chicago London, 345–359

Streeck U (1991) Klinische Psychotherapie als Fokal Behandlung. Zeitschrift für Psychosomatische Medizin 37: 3–13

Sulz KD, Lauter H (1983) Stationäre Verhaltenstherapie der Depression. Ein multimordaler Ansatz in der klinischen Praxis. Psychiatrische Praxis 10: 33–40

Szczesny R (1992) Die Entwicklung der Depressionsstation der Rheinischen Landesklinik Bedburg-Hau 1986–1990. Eine Studie zur Konzeption und Klientel einer Spezialstation für Depressive am psychiatrischen Krankenhaus. Med. Diss., Fakultät für Klinische Medizin, Universität Ulm, Ulm (Donau)

Weig W (1994) Überlegungen zu einem gestuften regionalen Psychiatrie-Konzept. Psycho 20: 9–13

Weig W (1996) Standort der versorgenden Psychiatrie. (Vortrag am 06.09.1996 in Bayreuth zur Verabschiedung von Prof. Dr. F. Böcker, unveröffentlichtes Vortragsmanuskript)

Wittchen HU, Knäuper B, Kessler RC (1994) Lifetime risk of depression. British Journal of Psychiatry 165 (Suppl. 26): 16–22

Wohlt R (1984) Erfahrungen mit der Behandlung depressiv Erkrankter auf der Spezialstation des PLK Reichenau. In: Wolfersdorf M, Straub R, Hole G (Hrsg) Depressiv Kranke in der psychiatrischen Klinik. Roderer, Regensburg, 37–47

Wolfersdorf M (1988) Konzepte und Therapieangebote von Depressionsstationen. Schweizer Archiv für Neurologie und Psychiatrie 139: 77–87

Wolfersdorf M (1989) Melancholie und Suizid oder: Die Freude am Jammern – ein kritischer Rückblick. In: Kopittke W, Rutka E, Wolfersdorf M (Hrsg) 10 Jahre Weissenauer Depressionsstation zwischen Versorgungsauftrag und Forschung – ein Rückblick. Roderer, Regensburg, 3–52

Wolfersdorf M (1995) Depressive Störungen. Phänomenologie, Aspekte der Psychodynamik und -therapie. Psychotherapeut 40: 330–347

Wolfersdorf M (1996) Klinisches Bild depressiver Störungen. Management of depression 1, Arcis Verlag, München

Wolfersdorf M, Bahnmüller J, Bretschneider S et al. (1988) Depressionsstationen. Eine Übersicht zum heutigen Stand. Psychiatrische Praxis 15: 134–141

Wolfersdorf M, Bretschneider S, Demhartner D et al. (1995) Standards stationärer Depressionsbehandlung auf Depressionsstationen. Krankenhauspsychiatrie 6: 63–69

Wolfersdorf M, Grünewald I, Lehle B et al. (1994) Depressionsstationen. Spezialisierung in der stationären Depressionsbehandlung. Psycho 20: 14–20

Wolfersdorf M, Grünewald I, Lehle B et al. (1993) Spezialisierung am Beispiel der stationären Depressionsbehandlung: Depressionsstationen. (Vortrag auf dem Symposium „Spezialisierung in der Psychiatrie", 13.05.1993 im Rahmen der Bundesdirektorenkonferenz im ZfP Weissenau, Ravensburg (Leitung Prof. Dr. med. G. Hole); unveröffentlichtes Manuskript)

Wolfersdorf M, Kopittke W, Straub R, Metzger R, Witznick G, Studemundt H, Hole G (1984) Grundbedingungen und Probleme in der Behandlung depressiv Kranker im Rahmen stationärer Therapiekonzepte – Erfahrungen der Weissenauer Depressionsstation. In: Wolfersdorf M, Straub R, Hole G (Hrsg) Depressiv Kranke in der Psychiatrischen Klinik. Roderer, Regensburg, 19–36

Wolfersdorf M, Stieglitz RD, Metzger R et al. (1997) Modellprojekt zur Qualitätssicherung der klinischen Depressionsbehandlung. Erste Ergebnisse und Erfahrungen aus einem Pilotprojekt zur Prozeß- und Ergebnisqualität der Behandlung depressiver Patienten in 4 psychiatrischen Krankenhäusern Baden-Württembergs. In: Berger M, Gaebel W (Hrsg) Qualitätssicherung in der Psychiatrie. Springer, Berlin Heidelberg New York Tokyo, 67–86

Depression und Melancholie – Tiefpunkt des Lebens aus theologischer und anthropologischer Sicht

G. Hole

9.1
Einleitende Gedanken

Was eine Depression ist, welche Symptomatik depressive Menschen zeigen, bedarf an diesem Ort keiner Darstellung. Auch nicht, wieviel unterschiedliche Erscheinungsformen, welche individuelle Vielfalt es in der Ausprägung von Depressionen gibt. Freilich ist schon diese Vielfalt oft sehr irritierend.

Es geht mir hier vielmehr zunächst um ein Innehalten: ein Zulassen unseres eigenen Betroffenseins durch das, was durch eine Depression mit einem Menschen geschieht. Was ist das für eine Krankheit!? – Dies mit Erschütterung festzustellen und zu fragen, steht uns gut an. Wo gibt es eine Krankheit mit dieser großen Verbreitung, gleichzeitig mit dieser hohen Mortalität und Letalität, und gleichzeitig mit dieser großen Qual über Tage, Wochen und Monate hinweg? Fragt man depressive Patienten selbst, mit was sie noch am ehesten vergleichen könnten, was sie erleben, so kommt, oft nach langem Zögern, die Antwort: mit starkem körperlichem Schmerz – aber den könne man ja medizinisch rasch lindern, die Depression hingegen nicht.

„Tiefpunkt des Lebens", diese Formulierung aus dem Titel sollten wir ganz ernst nehmen. Zu diesem Ernstnehmen bedarf es für den Gesunden einer ausdrücklichen emotionalen Anstrengung. Aber auch diese Anstrengung, diese Einfühlung, kann nur sehr unvollkommen sein, denn wie kann ich mich in etwas einfühlen, das ich als Gesunder gar nicht fühle? Und wie erreiche ich mit meinem Gefühl einen Zustand beim Depressiven, den dieser gerade als „Gefühllosigkeit" oder „Leere" bezeichnet? Wir können hier wohl nur von oben in einen Abgrund schauen und es ahnen, was die Depression – zumindest die schwere Depression – ist: Erstarrung der Psyche bei lebendem Körper.

Sich empathisch diesem Leiden zu stellen, und auch aus der eigenen inneren Reaktion hierauf die genannte emotionale Anstrengung zu unternehmen, ist unabdingbar für die innere Annäherung an den depressiven Menschen und also auch für die Herstellung der Beziehungsformen, die für Begleitung und Therapie wichtig sind. Wer diesen Akt nicht vollziehen kann oder vollziehen möchte, ist ungeeignet für den Umgang mit Depressiven. Deshalb habe ich immer die Meinung vertreten, daß nicht jeder Psychiater für alle Patientengruppen gleich gut geeignet ist und daß also auch jemand im Lauf der Jahre herausfinden muß, ob er, aufgrund seiner eigenen inneren Strukturanteile, die Affinität zu Depressiven hat oder nicht.

Man hat die Depression schon als die „menschlichste aller Krankheiten" bezeichnet, und ich denke, dies stimmt, zumindest auf diesen zentralen Punkt bezogen: daß alle menschliche Entfaltung, alles Denken, Fühlen, alles Kommunizieren, alles Schöne und Freudige sich reduziert und entleert, und daß an seine Stelle die seelische Starre oder die nackte Angst tritt. Es ist wahrlich oft nicht leicht auszuhalten, dies mitzutragen. Und diesen „stummen Hilferuf", den wir in den Augen depressiver Menschen so oft wahrnehmen, aufzunehmen und auszuhalten, schaffen wir ja oft nur – alle ausgebildeten Therapeuten wissen das – durch die erlernte innere Doppelbewegung zwischen Identifizieren und Distanzieren. Ich erinnere mich noch sehr gut, wie ich diesen Hilferuf in den Augen der Patienten auf der Basler Depressionsstation gewissermaßen kollektiv in großer Intensität wahrgenommen habe, als diese in der Stationsnische saßen und ich vorüberging – als wollten sie alle sagen: Wie, Du gehst hier einfach vorüber und hilfst mir nicht?

Die „Menschlichste aller Krankheiten": sie nötigt nicht nur zu diagnostischen und therapeutischen Aktivitäten, sondern sie zwingt uns zu tieferem Nachdenken über die scheinbare Selbstverständlichkeit des Lebens und seine so zentrale Störbarkeit. Es kommen hier besondere anthropologische und theologische Perspektiven in Sicht, denn das, was Depressive in z. T. extrem verzerrter und qualvoll pathologischer Weise erleben, sind gleichzeitig psychische Grundregungen oder der Verlust psychischer Grundbedürfnisse, wie sie ja das menschliche Seelenleben überhaupt bestimmen. So hat Kurt Schneider (1950) von den „Urängsten" des Menschen gesprochen, die in der endogenen Depression lediglich „aufgedeckt" würden: die Angst um die Seele, die Angst um den Leib, die Angst um die Lebens-Notdurft, die sich im Extremfall im Versündigungswahn, im hypochondrischen Wahn und im Verarmungswahn des Depressiven manifestieren. Dieser Gedanke wurde verschiedentlich aufgegriffen und differenziert, so z. B. von Janzarik (1957), der den Zusammenhang dieser depressiven Ängste mit dem jeweiligen „individuellen Wertgefüge" des Patienten aufzeigte. Mit diesem grundsätzlichen anthropologischen Aspekt überschneidet sich der theologische Aspekt, der ja ebenfalls auf das persönliche Wertgefüge und im besonderen auch auf die prädepressive Religiosität des Patienten bezogen ist. Nicht nur die depressive Schuld- und Versündigungsangst im engeren Sinn, sondern die als „Gottferne" und „Verlassenheit" erlebte psychische Leere und Erstarrung werden im depressiven Glaubensverlust als eigenes Versagen und demzufolge als Verworfenheit erlebt.

Wir können es uns nicht oft genug klarmachen, was dies heißt: „erlebt", und wie wenig wir mit unseren sprachlichen Formulierungen und Benennungen dies wiedergeben können. Und es ist gleichwertig und vom Gleichen die Rede: ob eine einfache Bauersfrau mit depressiven Augen die Hand auf die Brust legt und nur sagen kann, daß „es dort sitzt", oder ob jemand wie der Philosoph Kierkegaard (zit. nach Guardini 1949) auf vielen Seiten seine Schwermut beschreibt und von seiner Unfähigkeit spricht, „dieser Schwermut Herr zu werden, von deren Druck ich kaum einen Tag ganz frei gewesen bin". Sicher ist, daß beide Mal von etwas unsäglich Schwerem und Qualvollem die Rede ist.

9.2
Historischer Rückblick zum Wesentlichen

Die Depression ist vermutlich so alt wie das menschliche Seelenleben, vielleicht noch älter, wenn man an bestimmte körperliche Analogien zum Winterschlaf der Tiere denkt. Sie wurde auch erstmals unter einem somatisch-ätiologischen Konzept gefaßt, dem der „Melancholie" (μελαγχολια). Der Begriff selbst drückt das Konzept aus: Auf der Grundlage der Vier-Säfte-Lehre bestand die Vorstellung, daß die „schwarze Galle" bis in das Gehirn aufsteigt und dort die geistig-seelische Umnachtung und Verdüsterung bewirkt. Diese, schon im ältesten Teil des Corpus Hippocraticum (Hippokrates 1839–1861) im 5. Jh. v. Chr. zu findende Auffassung stellt bereits eine – unter der heutigen Begrifflichkeit – „Somatiker"-Position dar: die Vision von der endogenen Depression als körperlich bedingte psychische Krankheit, also unter einem somato-psychischen Konzept.

Diese Somatiker-Position bestimmte auch über weite Strecken die mittelalterliche Auffassung, selbst und gerade in den klassischen theologischen Systemen. Das Interesse am göttlichen Anteil der Seele und des Geistes nötigte geradezu zu der Auffassung, daß dieser Teil des Menschen unzerstörbar sein müsse, was sich bei Thomas von Aquin (De Anima I.10; zit. nach Wyrsch 1956) in der Folgerung niederschlägt, „anima sit incorruptibilis". Psychische Störungen mußten also körperlich bedingt sein. Eine Störung der Seele oder des Geistes aus sich selbst heraus war undenkbar. Parallel freilich gab es auch dämonologische Interpretationen. Das Auftreten typisch psychogener Konzepte zur Entstehung der Melancholie war jedoch erst der Neuzeit vorbehalten, speziell den – oft belächelten – Vertretern der romantischen Psychiatrie. Von einem übergeordneten Standpunkt aus freilich sind Auffassungen wie die Heinroths (1818) von der „rein psychischen", d.h. „moralischen Art" der Seelenstörungen, oder Idelers (1850) von der Rolle der gehemmten „passiven Leidenschaft" als Ursache der Melancholie, bereits als Vorläufer der modernen psychodynamisch-tiefenpsychologischen Konzepte zu werten. Im Gefolge davon entstand auch die gesonderte Abgrenzung einer „religiösen Melancholie" im Rahmen der typologischen Systeme, worin sich in besonderer Weise das Beeindrucktsein durch die religiösen Inhalte bei den Patienten spiegelte, speziell deren Gequältsein durch ihre Versündigungsideen, Strafängste und Gefühle der religiösen und menschlichen Verlassenheit. Hier wiederum berühren sich die anthropologische und die theologische Dimension des Themas.

Eine andere, für das Gesamtthema bis heute bedeutende Erkenntnis und Beschreibung geht aber ebenfalls schon auf die Antike zurück: nämlich die, daß es außer der Melancholie bzw. Depression als Krankheit, als Morbus, auch das „Melancholische" als Strukturtyp der Persönlichkeit, als Wesensmerkmal gibt. So ist bereits schon im Corpus Hippocraticum, und später noch präziser bei Aristoteles (1937), von den „Melancholikoi" (μελαγχολικοι) als Menschen von eben diesem Typus die Rede; Aristoteles hatte auch bereits eine Linie in

Richtung des Genialischen gezogen, was später immer wieder aufgegriffen wurde, auch künstlerisch, wie z. B. von Albrecht Dürer in seiner berühmten „Melencolia"-Darstellung.

In unserer Zeit hat, speziell unter anthropologisch-psychiatrischen Gesichtspunkten, Tellenbach (1976) mit der Beschreibung des „Typus melancholicus" in differenzierter Weise diese Tradition aufgenommen und in die heutige psychiatrische und neurosenpsychologische Begriffs- und Systemwelt übergeführt. Dieser Typus stellt für ihn eine Persönlichkeitsvariante dar, die durch eine besondere Form von Ordentlichkeit, Gewissenhaftigkeit, Perfektionismus und hoher Leistungsintensität gekennzeichnet ist. Die besondere Art von Eingeschlossensein (Includenz) in diese Verfassung sowie das permanente Erleben des Zurückbleibens hinter dem hohen Selbstanspruch (Remanenz) bestimmt hierbei die eigentliche prädepressive Situation, d. h. die Neigung zur Dekompensation, also zum definitiven Hineingeraten in eine Depression als Krankheit.

Mit diesem Strukturtypus hat Tellenbach eine klassische, sowohl anthropologisch als auch theologisch relevante Nahtstelle zwischen kulturellem Hintergrund mit seinen bestimmenden Faktoren und der Depression als Krankheitsgeschehen beschrieben; denn zweifellos wird der Typus melancholicus gerade in unserer abendländischen Kultur mit ihrer christlich geprägten Erziehung und ihrer Ausrichtung an Vollkommenheitsidealen und Leistungsperfektionismus in besonderer Weise gefördert. Der Typus melancholicus ist zwar – und das ist wichtig – noch nicht den eigentlichen Persönlichkeitsstörungen im Sinn der „depressiven Persönlichkeit" oder der „depressiv-neurotischen" Struktur im Rahmen des analytischen Konzepts der Charakterneurosen zuzurechnen, bildet jedoch deren Vorfeld. Es wäre einer eigenen Darstellung vorbehalten, die ja meist besonders geschätzte Rolle des melancholischen Typus für das soziale Zusammenleben gerade in unserem Kulturbereich zu beleuchten, und eben unter anthropologischen und theologischen Aspekten zu bewerten.

Noch eine andere, ebenfalls weit in die Geschichte zurückreichende Beobachtung und Beschreibung ist hier zu erwähnen, gerade auch weil sie ein Licht auf mancherlei Erscheinungen im Umkreis von „depressivem" Verhalten wirft, das gar nicht so recht in unsere heutigen diagnostischen Schemata paßt. Gemeint ist die, ebenfalls erstmals bei Hippokrates erwähnte, vor allem aber im Mittelalter immer wieder beschriebene und gedeutete „Akedia" (ακηδια), die sogenannte „Mönchskrankheit". Diese innere Verfassung und Haltung, für die offenbar die extreme mönchische Existenz in besonderer Weise anfällig war, wird in Richtung von Trägheit, Apathie, Selbstvernachlässigung, düstermißmutiger Welteinstellung oder allgemeiner Resignation beschrieben. Bezeichnend ist, daß eine solche innere Einstellung und das daraus resultierende Verhalten schon seit Johannes Cassianus (zit. nach Oeschger 1965), der um 400 n.Chr. lebte, unter die 8 Hauptlaster bzw. Todsünden eingestuft wurde; Thomas von Aquin (zit. nach Oeschger 1965) stellte die Akedia sogar in polarer Weise als „Welttraurigkeit" (tristitia saeculi) der aktiv handelnden christlichen Liebe (vita activa) gegenüber. Es wäre sehr reizvoll und aufschlußreich, der Frage nachzugehen, unter welchen Erscheinungsbildern wohl heute die Analogie zur früheren Akedia zu suchen ist, und ob wir sie entweder im engeren neurosenpsychologischen Feld oder im Bereich nicht pathologischer, vielleicht heute viel weiter verbreiteter Haltungen als früher finden würden. Der leistungs- und perfektionsbezogene Typus melancholicus jedenfalls stellt wohl gerade das Gegenteil davon dar.

9.3
Heutige diagnostische Standorte und ihre Auswirkung

Daß es über alle Zeiten hinweg einen ständigen Wandel der diagnostischen Konzepte und der diagnostischen Bezeichnungen gibt, ist uns geläufig. Da sich die Krankheits-Symptomatik selbst ja kaum ändert – die Melancholie bzw. endogene Depression ist ja ein klassisches Beispiel für diese Symptomkonstanz seit der Antike –, muß dieser ständige Wechsel am Standort des Betrachters liegen. Und dies betrifft ja nicht nur die unterschiedlichen diagnostischen Einteilungsprinzipien, sondern z. T. sogar das syndromale Sichtbild, d. h. die unterschiedliche Wahrnehmung und Beschreibung von Symptomeinheiten zu verschiedenen Zeiten. So haben z. B. im vergangenen Jahrhundert Halluzinationen für die damaligen Diagnostiker noch problemlos zum Konzept der Melancholie dazugehört, oder umgekehrt, wurde die sog. „larvierte Depression" erst im Lauf unseres Jahrhunderts, und nur zögerlich, als ein spezifisches Syndrombild in der Gesamtgruppe der Depressionen erkannt.

Ein solcher permanenter Wandel, also die Abhängigkeit der Diagnostik von der Subjektivität der Diagnostiker, dem diagnostischen Zeitgeist, durchaus auch der diagnostischen „Mode", muß uns überaus vorsichtig machen im Feststellen sog. psychiatrischer „Wahrheiten" oder „Erkenntnisse". Mit Sicherheit können wir jetzt schon sagen, daß unsere fachlichen Nachfahren in hundert Jahren über unsere diagnostischen Einteilungen und Konzepte ebenso den Kopf schütteln werden wie wir über unsere psychiatrischen Vorfahren in früheren Zeiten. Wir verstehen ja z. T. nicht einmal mehr die engere begriffliche Semantik dieser Bezeichnungen.

Was wir uns meistens viel zu wenig klarmachen, ist die prägende Wirkung bestimmter Schulrichtungen in einer bestimmten Zeit. Psychiatrie ist, weit mehr als die übrige Medizin, von persönlichen Vorannahmen, Denkmodellen und ideologisch bestimmten Positionen abhängig, so wie dies ja auch viel mehr z. B. in der Theologie oder in der Wirtschaftswissenschaft der Fall ist. Unsere Selbsttäuschung innerhalb dieses Rahmens ist dann meistens die, daß wir meinen, das, was wir im diagnostischen Akt erkennen, sortieren, zuordnen, sei als eigenständiger Akt auch von unserer eigenen Person vollzogen. Wäre diese Eigenständigkeit aber tatsächlich gegeben, so müßte es viel mehr unterschiedliche Meinungen und differenziertere Sichtweisen geben, und nicht die vielfach ja sehr harten schulmäßigen Positionen und Abgrenzungen, über die mit narzißtischer Empfindlichkeit gewacht wird. Dieses Problem kennen wir ja von den eigentlichen psychiatrischen Schulbildungen und Positionen bis hin zu den psychoanalytischen Schulbildungen und Positionen.

Einer dieser Positionsunterschiede, die die Psychiatrie bis zum heutigen Tag prägen, liegt zwischen den sog. „Somatikern" und den sog. „Psychikern", die wir ja schon im historischen Abschnitt erwähnt haben. Die Frage ist immer wieder hochinteressant, warum der eine Kollege zu der einen, der andere zu der anderen Richtung neigt. Eine große Rolle spielt zweifellos der persönliche Werdegang, beginnend mit der Schulbildung und den dort aufgenommenen Weltbildern und Denkmodellen, dann aber, und wohl noch mehr, der Einfluß späterer Bezugspersonen und Autoritäten und die offiziellen oder, noch mehr, die unausgesprochenen Denkansätze, die die einzelnen fachlichen Ausbildungsrichtungen bestimmen. Vielleicht hängt es aber auch noch von ganz anderen, zwischenmenschlichen Faktoren ab, z. B. der Art und Weise, in der einem Menschen, längst schon vor seiner wissenschaftlichen oder fachlichen Berufsentscheidung, die komplizierten Wirkmechanismen in der Welt des Körperlichen und der Welt des Psychischen erschlossen wurden, bzw. wie sie sich ihm erschlossen haben.

Wie gesagt, es gibt diese beiden Positionen, die des Somatikers und des Psychikers, bis zum heutigen Tag, freilich nicht immer sehr transparent. Wichtig ist jedenfalls, daß es sich nach wie vor um vorgegebene, nicht erst durch wissenschaftliche Erkenntnis oder klinische Erfahrung bestätigte Positionen handelt. Es besteht zwar in der heutigen Psychiatrie und in einem großen Teil der tiefenpsychologischen Richtungen ein grober Konsens über die sog. „ätiologische Trias", d. h. über die drei großen Ursachen-Bereiche der psychischen Störungen, die auf dem Gebiet der Depressionen die allgemeine Einteilung nach somatogenen, psychogenen und endogenen Depressionen bestimmt. Bezeichnend für den nach wie vor bestehenden Somatiker-Psychiker-Konflikt ist, daß die klassische Gruppe der endogenen Depressionen, zu denen ja gerade die frühere Melancholie gehört, und die zu den heftigsten Kontroversen bis zum heutigen Tag geführt hat, von der einen und von der anderen Seite je für das eigene Lager reklamiert wird.

Die jeweils eingeengten Sichtweisen liefern hierbei jeweils auch die Argumente: Für den Somatiker gehört die endogene Depression auf seine Seite, da man bei ihr ja im Gehirn Transmitter-Störungen findet; für den Psychiker hingegen gehört die endogene Depression auf seine Seite, weil man bei diesen Patienten ja unschwer depressive Strukturanteile und depressiogene neurotische Mechanismen findet. Das heimliche Zeichen für eine einseitige diesbezügliche Position ist dabei nicht, daß die somatogenen bzw. die psychogenen Wirkfaktoren anerkannt werden – dies geschieht mittlerweile von den allermeisten unter uns und verdeckt damit gerade den wesentlichen Punkt: dieser besteht in dem Grad der Gewichtung der jeweiligen Mechanismen für den pathogenen Prozeß an sich. Und dies ist dann an den Auswirkungen der Positionen auf die jeweils bevorzugten therapeutischen Interventionen ablesbar, d. h. daran, woran jemand therapeutisch glaubt. Ich habe am Beispiel der endo-neurotischen Depression darzustellen versucht, welche Rolle solche subjektiven Gewichtungen nicht nur für das diagnostische Erkennen, sondern ganz konkret für die Therapie spielen (Hole 1992).

Die hier dargestellten zeitbedingten, schulabhängigen und sonstwie subjektiven Elemente in unserer psychiatrischen Existenz sind gleichzeitig ein elementarer Hinweis auf die Beschränktheit unserer menschlichen Existenz als Psychiater und Psychotherapeuten überhaupt, haben also ebenfalls anthropologische und durchaus auch theologische Relevanz. Deshalb habe ich sie ausführlicher erörtert. Würden wir es wieder besser fertigbringen, vor tatsächlich noch ungelösten Problemen, vor ungelüfteten Geheimnissen des Menschseins überhaupt, zunächst einmal bescheiden und stumm stehenzubleiben, bekämen wir vermutlich wieder einen breiteren Blick für die Kompliziertheit des Ineinanderwirkens bekannter und unbekannter Faktoren bei den Menschen, die als Patienten in unser Blickfeld und in unsere therapeutische Hand kommen. Immer wieder erinnere ich mich an die mahnenden Worte meines früheren psychiatrischen Lehrers Weitbrecht (1955), der von der „modischen Sucht" gesprochen hat, „nichts mehr unverstanden stehen lassen zu können". Dieses Wort war zwar gegen Exzesse der psychosomatischen Denkweise gerichtet, gilt für mich aber genauso für unser gesamtes Fach und für alle Positionen mit ungebremstem Erklärungszwang und damit Ideologie-Gefahr. Dennoch ist es unumgänglich, die diagnostisch-ätiologischen Kenntnisse voranzutreiben und weiterhin in subtiler Weise Zusammenhänge aufzuspüren, sich hier auch nicht durch Fehlwege und Enttäuschungen in die Resignation treiben zu lassen.

In einer solchen Welle von Resignation befinden wir uns allerdings in unserem Fach z.Z., und zwar weltweit. Ich meine das in allen internationalen Klassifikations-Schemata, konkret dem amerikanischen DSM III (Wittchen et al. 1987) und der ICD 10 der WHO (Dilling et al, 1991), vorherrschende syndromale Einteilungsprinzip. So werden hier die Depressionen innerhalb des Gesamtkapitels „Affektive Störungen" unter Verzicht auf eine ätiologische Einteilungsebene nur nach Symptom- und Verlaufsgruppen rein phänomenologisch beschrieben, unter Anwendung operationaler Kriterien. Ein solches Prinzip führt zwar sicher zu mehr weltweiter Verständigung und Einigkeit in dem, was gemeint ist, vermeidet aber jegliche Aussage darüber, was sich der jeweilige Beschreiber heimlich dazu denkt, nämlich ätiologisch. Solche Rückzugsversuche auf eine bloß beschreibende Darstellung der Krankheitsbilder gab es schon früher in der Psychiatrie, und jedes Mal führten sie in eine Sackgasse. Will man es werten, was hier geschieht, so könnte man etwas lapidar sagen, es sei der Versuch, mehr Einigkeit herzustellen um den Preis des Verzichts auf mehr diagnostische Ganzheit und Tiefe.

Kritisch hinzuzufügen zu diesem neuen Klassifikations-Versuch ist auch noch, daß er sehr wichtige Bereiche im Umkreis der depressiven Phänomene vernachlässigt bzw. unter anderen, hier völlig inadäquaten Begriffen partiell unterbringt: Der klassische Typus des depressiv strukturierten Menschen, also derjenigen – schon erwähnten – Persönlichkeiten, die nicht etwa unter depressiven Episoden, sondern unter ihrer depressiven Wesensart insgesamt leiden, erscheint in diesen Schemata nicht mehr. Es gibt weder eine depressive Persönlichkeitsstörung, noch eine neurotisch-depressive Struktur oder eine depressive Charakterneurose. Auch alle diesbezüglichen Beobachtungen und jahrhundertealten Erkenntnisse von Aristoteles bis Tellenbach, die den „Typus melancholicus" und dessen Nähe zur klinischen Depression zum Gegenstand haben, sind unter den Tisch gefallen. Was ersatzweise unter dem alten, hier ohnehin fälschlich und willkürlich verwendeten Begriff der „Dysthymie" erscheint (DSM-III: Nr. 300.40; ICD-10: Nr. F 34.1), meint eher schwankende chronifizierte depressive Verstimmungen und trifft in keiner Weise jenen, in unserem Kulturkreis relativ häufigen Typ des depressiv strukturierten Menschen mit seiner typischen Psychodynamik und seinem typischen sozialen Verhalten.

Die Einseitigkeiten, die Ausblendungen und den Verlust der ätiologischen Perspektiven durch die neue Klassifikation, zumindest auf dem Gebiet der Depressionen, habe ich deshalb so deutlich benannt, weil ich fatale Folgen befürchte: Nun wird eine ganze Generation von jungen Psychiatern auf diese Perspektiven und Einteilungen getrimmt, und da die bestehenden Begriffe und Schemata unser diagnostisches Denken und Erkennen prägen, vermag dieses dann den Bannkreis solcher Vorgaben kaum mehr oder nur mit großer Mühe und nur mit viel klinischer Erfahrung zu überschreiten. Und damit besteht auch die Gefahr – und deshalb diese deutlichen Worte – daß die erfreuliche Belebung der klinischen Psychiatrie durch die Hereinnahme tiefenpsychologischer und psychodynamischer Ansätze in den vergangenen Jahrzehnten wieder eine ungute phänomenologische Bandagierung durch ein einseitiges klassifikatorisches Konzept erfährt.

So droht insgesamt der Verlust des so wichtigen breiten Blickes auf die Fülle möglicher somatogener und psychogener Wirkfaktoren beim einzelnen depressiven Patienten, und dazu hin auch ein entsprechender Informationsverlust in der Weitergabe des Erkannten und Vermuteten und in der Verständigung hierüber. Diagnostische Akte, wie sie beim heutigen Stand unserer Psychiatrie und Psychotherapie tatsächlich möglich sind und vollzogen werden sollten, sind eben weit mehr als bloße Symptom-Zuordnungen und Symptom-Quantifizierungen. Und sie sind vor allem viel schwieriger als solche Zuordnungen, weil ja die Erkennung von Ursachen und Wirkkräften in einem Menschen nur über eine entsprechende menschliche Beziehung, also auch Einfühlung in solches Geschehen, vollzogen werden kann.

Damit sind wir aber an einem ganz wesentlichen Punkt für die Begründung unseres Diagnostizierens angelangt, und an dem, was Diagnostik gerade beim Depressiven zu leisten hat. Einmal werden die Patienten und ihre Angehörigen mündiger, und sie fordern, zu Recht, immer mehr eine merkliche Anstrengung zur Verständigung über das Krankheitsbild, die mehr vorweist als nur eine Symptom-Beschreibung. Und zum andern, und vor allem, braucht der depressive Patient eine oft flehentlich erwartete und erbetene Antwort auf seine drängenden inneren Fragen: Woher kommt das? Warum bin ich in dieses tiefe Loch geraten? Warum gerade ich? Was habe ich falsch gemacht? Was kann ich selbst noch tun? Gibt es überhaupt noch eine Hilfe? Wir alle kennen diese Fragen, und sie verlangen qualifizierte, empathische Antworten.

Man sage nicht, die reinen syndromalen Einteilungen seien weniger irrtumsanfällig, weil sie ja auf alle ursächlichen Vermutungen und Theorien verzichten, also der Realität, wenn auch in reduzierter Form, näherstünden. Dieses Argument kann nicht einmal wissenschaftlich befriedigen, geschweige denn das treffen, was hier in der Patientenbeziehung nötig ist. Auch irrende Antworten auf die genannten Fragen sind Antworten, die als solche für den Patienten wichtig sind. Und ich glaube eben nicht, daß es sich menschlich nicht auswirkt, ob wir uns im diagnostischen Akt unausweichlich um eine ätiologische bzw. psychogenetische Antwort bemühen müssen, oder uns einfach auf Symptomgruppierungen zurückziehen können. Das Erstere erfordert eine wesentlich intensivere Art von Einfühlung und Befaßtsein mit dem Depressiven und seinem Schicksal. Sonst bekommt er mehr Steine als Brot.

9.4
Was bedeutet die Depression für den Depressiven, und was bedeutet dies für unseren therapeutischen und seelsorgerlichen Umgang mit ihm?

In seinem Büchlein „Vom Sinn der Schwermut" schreibt Romano Guardini (1949) in seinem ersten Satz: „Die Schwermut ist etwas zu Schmerzliches, und sie reicht zu tief in die Wurzeln unseres menschlichen Daseins hinab, als daß wir sie den Psychiatern überlassen dürften." Als ich das Büchlein vor vielen Jahren erstmals las, habe ich mich über diesen Satz geärgert, auch über mancherlei Dinge im Inhalt. Ich warf dem theologischen Autor vor, daß er sich zu sehr in den Kompetenzbereich der Psychiater hineinbegeben hätte. Heute kann ich diesen Satz viel besser akzeptieren.

Es ist mir klargeworden: Wir Psychiater sind keinesfalls, auch nicht als Psychotherapeuten, rundum kompetent, das zu erfassen, was hier im Leben des Depressiven menschlich wirklich geschieht. Dazu befähigt uns auch nicht, daß wir die bei einem Menschen ausgebrochene depressive Symptomatik als gemeinsame Endstrecke vieler zusammenwirkender Ursachen und psychischer Vorgänge begreifen. Was der Patient wirklich erleidet, was er in diesem schrecklichen Tiefpunkt seines Lebens, des Zusammenbruchs aller seiner Fähigkeiten und seines Glaubens wirklich erlebt, übersteigt bei weitem die Sache und die Möglichkeiten der professionellen Erfassung. Hier bedarf es der Präsenz und der Begleitung durch Angehörige, durch Seelsorger, durch hilfreiche Menschen überhaupt, und auch die Annäherung an das seelische Erleben gelingt den Dichtern oder den Malern oft besser als uns Professionellen. Freilich ist medikamentöse Behandlung, ist psychotherapeutische Problembearbeitung, sind Aktivierungs-Konzepte und soziale Betreuung für den Depressiven notwendig, das ist hier ja gar nicht die Frage. Aber all das zusammengenommen kann nur ein Teil von dem sein, was die betroffenen Menschen an wirklicher Hilfe, an menschlichem Dasein und Mitdabeisein benötigen.

Zum Verständnis dieses Tiefpunkts des Lebens scheint mir noch eine andere Erkenntnis und Erfahrung wichtig, und dies gerade aus anthropologischer und theologischer Sicht: Das Erleben, die depressiven Inhalte, gehören dem ganz engen, persönlichen Lebenskreis des Patienten zu. Der Depressive ist kein allgemeiner Schicksalsträger der schlimmen Zustände auf der Welt und in der Gesellschaft, weder somatogen noch psychogen, es vollstrecken sich an ihm auch nicht allgemeine anthropologische oder theologische Wahrheiten oder Zusammenhänge. Niemand wird depressiv wegen des allgemeinen Elends auf der Welt. Depressiv wird ein Mensch, weil er durch die Vorkommnisse in seinem ganz persönlichen, engen Umkreis beeinträchtigt, geschädigt, gekränkt ist, weil ihm Dinge zuviel und zu unerträglich geworden sind, die vom außenstehenden, scheinbar „objektiven" Beurteiler oft nur als zweit- oder drittrangig eingestuft werden. Und für diesen Außenstehenden ist es dann oft nur schwer oder überhaupt nicht verständlich, wieso ein unerfüllter Leistungsanspruch, eine Verlust- oder Kränkungssituation, ein Wohnungswechsel oder die Unfähigkeit zum Nein-Sagen in die depressive Endstrecke führen, statt die Lebenskräfte zu aktivieren, um aus der Krise herauszufinden. Diese Wahrheit ernstzunehmen, daß es meist die ganz nahen, persönlich wichtigen, wenn dabei oft auch „kleinen" Dinge sind, die zur Depression führen, dabei aber den Patienten dennoch nicht abzuwerten, das macht verantwortliche und menschlich kompetente Therapie aus. – Im übrigen dürfte das, was ich hier zu beschreiben versuchte, nur ein Abbild des Lebens überhaupt sein: denn uns allen sind ja ebenfalls die Dinge in unserem allernächsten Umkreis, unsere vielerlei Probleme und Problemchen, existentiell weit wichtiger, sie ärgern und sie bedrücken uns weit mehr als die wirklich großen Probleme und das Elend in der übrigen Welt.

Im Umgang mit Depressiven lauern viele Fallstricke, natürlich auch für die Angehörigen und sonstige Laien. Es geht hier aber um uns Professionelle. Während der Depression liegt ein solcher Fallstrick für den Psychiater und Psychotherapeuten z. B. darin, daß er eine dränglerische Erwartungshaltung im Hinblick auf die bestehende Änderungsfähigkeit des Patienten erkennen läßt, bzw. in einer zu forschen Bearbeitung von erkannten oder gar nur vermuteten psychodynamischen Zusammenhängen. Vor solcher Ungeduld, vor einer derartigen „Turbo-Psychotherapie", kann man nicht nachdrücklich genug warnen, auch wenn die heutige, sehr bedenkliche Tendenz zur sog. Kurzpsychotherapie so etwas sogar anzustreben scheint. Für den Seelsorger wiederum liegen solche Fallstricke darin, daß er meint, während der depressiven Verzweiflung habe der Patient nun auch den richtigen Anlaß, seine bisherige Lebensführung zu bedenken, oder daß er denkt, durch die depressiven Schuldgefühle, die totale „Herzenszerknirschung" (die „contritio cordis" in der kirchlichen Sprache) sei dieser Patient nun zum gefügigen Objekt für die Seelsorge geworden, ja Gott habe ihn gerade zu diesem Zweck in diese depressive Verfassung gebracht.

Auch nach der überstandenen Depression, wenn der Patient wieder frei atmen und sich freuen kann wie früher, lauern Fallstricke im Umgang mit ihm, und auch diese wurzeln in Fehlerwartungen. Es ist zwar höchst erfreulich, und es befriedigt unseren therapeutischen Ehrgeiz und unser Erfolgsbedürfnis durchaus legitim, wenn der Patient dann so etwas durchgemacht hat oder durchmacht, was wir als „Reifeprozeß" bezeichnen könnten, eine nachhaltige Änderung seiner Lebenseinstellung mit Verringerung seiner neurotischen Mechanismen. Wir alle kennen ja aber auch die Enttäuschung darüber, wenn wir bei einem Patienten so etwas nicht wahrnehmen, wenn dieser vielmehr wieder so ist wie vorher und auch so weitermacht wie vorher. Können wir ihm das zugestehen und damit unsere Enttäuschung zu unserem eigenen Problem machen? Er m u ß nicht reifer werden, die Menschen sind eben auch hier verschieden, und unsere Erwartungs-Klischees decken die Lebensrealität nicht ab. Es ist wohl auch ein Zeichen unserer eigenen persönlichen Reife als Therapeuten, daß wir es einem Menschen zugestehen können, daß er nach durchlittener Depression eben nicht unseren eigenen Reifungs- und Entwicklungs-Projektionen entspricht.

Als etwas vom Wesentlichsten in der Beziehung zu einem depressiven Menschen darf wohl gelten, daß wir in behutsamer Einfühlung die innere Strecke wahrnehmen, auf der er sich in seinem Erleben gerade befindet. Dann vermag er auch unsere Teilnahme, unsere innere Anteilnahme und unser persönliches Interesse an ihm als Mensch wahrzunehmen. Und das ist zweifellos die Basis für die Wirksamkeit unserer therapeutischen oder seelsorgerlichen Interventionen, die erst dann bearbeitend, aufdeckend oder konfrontierend sein können, wenn sie zuvor im vollen Umfang akzeptierend, stützend und begleitend waren. Wir wissen das ja am besten aus dem Umgang mit suizidalen Menschen, wenn wir sie später, wenn es ihnen wieder gut geht, befragen, was ihnen eigentlich geholfen habe. Dann bekommen wir immer wieder Antworten dahingehend, daß es nicht etwa der Inhalt unserer klugen Worte gewesen sei, daß diese sogar völlig über sie hinweggegangen seien; geholfen habe ihnen vielmehr, daß sie unser ganz persönliches Interesse daran gespürt hätten, daß sie am Leben bleiben.

Abschließend ist mir nochmals der Gedanke wichtig, daß es uns bestenfalls nur ahnend, und immer nur unvollkommen gelingen kann, den Tiefpunkt des Lebens zu erfassen, in den die Depression einen Menschen hineinstößt. Die Behutsamkeit und Achtung, die dies in unserer menschlichen Anteilnahme und ebenso auch in unserer therapeutischen oder seelsorgerlichen Aktivität auslösen muß, steht uns gut an. Dies gilt auch für unsere Wahrnehmung des inneren Erlebens von depressiven Patienten, das sich so oft zwischen dem schicksalhaften „Versiegen" von Lebenskraft und dem schuldhaften „Versagen" der eigenen Person qualvoll bewegt. Auch diese Kluft spiegelt, wenn auch in pathologischer Form, das Leben allgemein wider.

Ob wir im menschlichen, therapeutischen oder seelsorgerlichen Umgang mit Depressiven richtig liegen und die hier angemessene Einstellung gefunden haben, können wir am zutreffendsten vielleicht doch an unserer eigenen Psyche ablesen: An unserem eigenen Anteil an Reifung, das aus diesem unserem Tun und Miterleben kommt – ich meine damit im besonderen die Reifung in eigener Bescheidenheit, in der Wertschätzung anderer Menschen auch in de-

ren schlimmsten Tiefpunkten und in der Achtung vor den Geheimnissen psychischen Lebens, wo wir es nicht mehr verstehen und ausloten können. Hierzu
eben gehört in besonderer Weise das betroffene Stehenbleiben vor der psychischen Qual und dem menschlichen Leid, wie sie uns bei depressiven Menschen begegnen.

9.5
Literatur

Aristoteles (1937) Problemata. In: Aristotle, Problems, Buch XXX (1). Univ.-Press, London
    Cambridge
DSM-III-R (APA) (1987) Hrsg: Wittchen HA et al. Beltz, Weinheim
Flashar H (1980) Melancholie. In: Ritter J, Gründer K (Hrsg) Historisches Wörterbuch der
    Philosophie, Bd 5. Schwabe, Basel Stuttgart
Guardini R (1949) Vom Sinn der Schwermut. Arche, Zürich, zit. S. 7 u. 9
Hauser R (1971) Acedia. In: Ritter J (Hrsg) Historisches Wörterbuch der Philosophie, Bd 1.
    Schwabe, Basel Stuttgart
Heinroth FCA (1818) Lehrbuch der Störungen des Seelenlebens oder der Seelenstörungen.
    Chr. W. Vogel, Leipzig, zit. S. 375
Hippokrates: Corpus Hippocraticum (1839–1861), Œuvres complètes d'Hippocrate. Paris, zit.
    II, 46
Hole G (1977) Der Glaube bei Depressiven. Enke, Stuttgart
Hole G, Wolfersdorf M (1986) Depression. In: Müller C (Hrsg) Lexikon der Psychiatrie,
    2. Aufl., Springer, Berlin Heidelberg New York, S. 164–170
Hole G (1992) Die endo-neurotische Depression. Notwendigkeit und Ärgernis einer begriffli-
    chen Aussage. Fortschr Neurol Psychiat 60: 420–436
ICD-10: Internationale Klassifikation psychischer Störungen (1991) Hrsg: Dilling H et al. Hans
    Huber, Bern Göttingen Toronto
Ideler KW (1850) Versuch einer Theorie des religiösen Wahnsinns, Teil II. Schwetschke u.
    Sohn, Halle, Zit. S. 474
Janzarik W (1957) Die zyklothyme Schuldthematik und das individuelle Wertgefüge. Schweiz.
    Arch Neurol Psychiat 80: 173–208, zit. 201
Oeschger J (1965) Melancholie. J.R. Geigy, Basel
Schneider K (1950) Zur Aufdeckung des Daseins durch die zyclothyme Depression. Nerven-
    arzt 21: 193–194, zit. 193
Tellenbach H (1976) Melancholie, 3. Aufl.. Springer, Berlin Heidelberg New York, spez. S. 8ff.
    u. 63ff.
Weitbrecht HJ (1955) Kritik der Psychosomatik. Thieme, Stuttgart
Wolfersdorf M et al. (1983) Zur Ätiopathogenese depressiver Erkrankungen. In: Faust V, Hole
    G (Hrsg) Depressionen. Hippokrates, Stuttgart, S. 111–125
Wyrsch, J. (1956) Zur Geschichte und Deutung der endogenen Psychosen. Thieme, Stuttgart,
    zit. S. 30

KAPITEL 10

Depressionsdiagnostik heute – aktuelle Ansätze

R.-D. Stieglitz

10.1
Relevanz der Erfassung depressiver Phänomene

Depressive Störungen stellen, wenn man nationale wie internationale epidemiologische Daten heranzieht, zahlenmäßig mit die größte psychiatrische Störungsgruppe dar. Entsprechend ihrer hohen klinischen Relevanz wurden in den letzten 40 Jahren eine Vielzahl von biologischen wie psychologischen Behandlungsmethoden entwickelt. Berücksichtigt man darüber hinaus die hohen volkswirtschaftlichen Kosten der Behandlung depressiver Störungen, so ergibt sich die Notwendigkeit einer differenzierten Diagnostik i.H. auf Behandlungsplanung und Therapieevaluation. Insbesondere auch im Kontext der zunehmenden Forderungen nach Qualitätssicherung ist unter dem Blickwinkel der Prozeß- wie Ergebnisqualität eine differenzierte Diagnostik zu fordern (vgl. z.B. Stieglitz 1996).

Depressive Phänomene lassen sich auf unterschiedlichen Beschreibungsebenen abbilden, wie man Tabelle 1 entnehmen kann.

Es läßt sich eine Vielzahl von *Symptomen* unterscheiden, die mit depressiven Störungen assoziiert sind. So ist der depressive Patient nicht nur allein durch das Symptom „depressiv" zu charakterisieren, sondern durch weitere, verschiedene Funktionsbereiche betreffende Symptome. Auch auf der *Syndromebene* (Syndrome als überzufällig häufig auftretende Kombination unterschiedlicher Symptome) geht man oft nicht nur von einem sogenannten depressiven Syndrom aus, sondern versucht, dies weiter zu differenzieren nach dem im Vordergrund stehenden Erscheinungsbild (z.B. „gehemmt-depressives Syndrom" oder „agitiert-depressives Syndrom"). Auf der obersten Beschreibungsebene, der *Diagnosenebene,* läßt sich gleichfalls eine Vielzahl von Differenzierungen treffen (z.B. in der ICD-10 „depressive Episode", „rezidivierende depressive Episode" oder „Dysthymie").

	Ebene	Beispiele
Tabelle 1. Beschreibungs-ebenen depressiver Phäno-mene	Symptom	depressiv, gehemmt, agitiert, antriebsarm
	Syndrom	depressives Syndrom, gehemmt-depressives Syndrom, somatisch-depressives Syndrom, agitiert-depressives Syndrom
	Diagnose	depressive Episode, rezidivierende depressive Episode, Dysthymie

Will man eine aktuelle Bestandsaufnahme der Diagnostik depressiver Phänomene treffen, bietet es sich an, zunächst einmal von potentiellen Fehlerquellen auszugehen, um dann zu prüfen, inwieweit diese durch die uns zur
Verfügung stehenden Methoden und Verfahren eliminiert werden können.
Von Spitzer u. Fleiss (1974) wurden erstmalig sog. *Varianz- oder Fehlerquellen*
zusammengestellt. Unter der *Kriteriumsvarianz* wird diejenige Fehlerquelle
verstanden, die dadurch entsteht, wenn verschiedene Urteiler unterschiedliche Kriterien zur Beurteilung derselben Person heranziehen. Die *Beobachtungsvarianz* weist darauf hin, daß dem Urteiler unterschiedliche Informationen für seinen Urteilsprozeß zur Verfügung stehen, während die *Interpretationsvarianz* darauf hinweist, daß unterschiedliche Urteiler beim Vorliegen
derselben Information zu unterschiedlichen Bewertungen kommen. Diese
Fehlerquellen sind für die 3 Beschreibungsebenen Symptom, Syndrom und
Diagnose von unterschiedlicher Bedeutung und sollen im nachfolgenden
näher diskutiert werden.

10.2
Diagnostik auf Symptomebene

Auf der Symptomebene, der elementarsten Beschreibungsebene psychopathologischer Phänomene, ist zunächst zu fordern, daß die Symptome klar definiert sein müssen. Dies muß als eine notwendige, jedoch nicht hinreichende
Bedingung dafür angesehen werden, auf den nächsthöheren Ebenen der Syn-
drom- und Diagnosenebene zu reliablen Aussagen zu gelangen. Eine Vielzahl
von Symptomen in Syndromskalen, aber insbesondere auch in Klassifikationssystemen wie der ICD-10 oder dem DSM-IV sind nicht oder nur unzureichend definiert. Daß eine derartige präzise Definition prinzipiell möglich ist,
kann anhand der neuesten Auflage des AMDP-Systems (AMDP 1995) belegt
werden. In Tabelle 2 ist der formale Aufbau der insgesamt 100 psychopathologischen und 40 somatischen Symptome aufgeführt. Es wurde jeweils versucht,
pro Symptom die gleiche Struktur der Darstellung zu wählen und darüber hinaus, mittels sog. Ankerpunkte für die Skalenstufen „leicht" und „schwer" den
Beurteilungsvorgang zu erleichtern.

Die klare Definition von Symptomen und die Einführung von Ankerpunk-
ten kann, insbesondere im Hinblick auf die Interpretationsvarianz eine Reduktion herbeiführen. Im Hinblick auf die weitere klinisch bedeutsame Varianz-

• Vereinheitlichung des Aufbaus pro Symptom – Charakterisierung der Beurteilungsgrundlage (z. B. S = Selbstbeurteilung) – Definition – Erläuterungen und Beispiele – Hinweise zur Graduierung – Abzugrenzende Begriffe • Ankerpunkte für die Skalenstufen „leicht" und „schwer"	**Tabelle 2.** AMDP-System (5. Auflage; 1)

quelle, die Beobachtungsvarianz, ist zusätzlich zu fordern, daß die Informationserhebung vereinheitlicht werden muß, was z. B. mittels *Interviewleitfäden* erfolgen kann. Exemplarisch sind in Tabelle 3 einige Beispiele aufgeführt. Interviewleitfäden ermöglichen, durch die Vorgabe von expliziten Fragen wie bestimmte Phänome zu erheben sind, eine Vereinheitlichung des diagnostischen Vorgehens in der Phase der Informationserhebung. Jedoch auch dies allein reicht für eine adäquate Anwendung von Fremdbeurteilungsverfahren oft nicht aus, da eine optimale Anwendung erst durch ein zusätzliches *intensives Training* in dem jeweiligen Instrument zu erreichen ist. In Tabelle 4 findet sich ein Vorschlag, wie man gewährleisten kann, die national wie international immer noch am häufigsten eingesetzte Skala zur Erfassung des depressiven Syndroms, die Hamiliton-Depressions-Skala (HAMD), adäquat einzusetzen. Neben einer theoretischen Einführung in die Skala ist insbesondere eine umfassende Trainingsphase mit Life-Patienten oder Videoaufnahmen notwendig. Im Rahmen von Studien ist zudem daran zu denken, in einer abschließenden Phase die Interrater-Reliabilität zu bestimmen. Daß eine derartige Strategie zu einer deutlichen Verbesserung der Interrater-Reliabilität führt, konnte in einer eigenen Studie nachgewiesen werden. Im Vergleich zu einer häufig zitierter Interrater-Reliabilitätsstudie von Cicchetti u. Prusoff (1983) konnte bei den meisten Symptomen eine zum Teil deutliche Reliabilitätssteigerung erreicht werden, wie man auch aus Tabelle 5 ersehen kann.

Tabelle 3. Interviews für Fremdbeurteilungsverfahren (Beispiele)

Verfahren	Interview
AMDP-System	Interviewleitfaden zur Erfassung des psychopathologischen Befundes (3)
Bech-Rafaelsen-Depressions-Skala (BRMS)	Interviewleitfaden zur BRMS (15)
Hamilton-Depressions-Skala (HAMD)	Structured Interview Guide for the Hamilton Depression Scale (SIGH-D; 16)

Tabelle 4. Ablaufraster eines Ratertrainings am Beispiel der Hamilton-Depressions-Skala (HAMD)

Phase 1	*Allgemeine Einführung* – theoretische und konzeptuelle Grundgedanken der Skala – Anwendungsmöglichkeiten – Probleme in der praktischen Anwendung
Phase 2	*Trainingsphase* – Rating von videodokumentierten depressiven Patienten – ausführliche Diskussion und Festlegung von Ratingkonventionen
Phase 3	*Bestimmung der Interrater-Reliabilität* – ausführliche Diskussion der Ergebnisse der Trainingsphase – Rating von 5 videodokumentierten, per Interviewleitfaden explorierter depressiver Patienten

ICC	Anzahl Items Cicchetti & Prusoff (2)	eigene Studie
++	0	17
+	3	1
+−	9	1
−	9	2

Tabelle 5. Zusammenfassung der Ergebnisse der beiden Reliabilitätsstudien (Intraclass-Korrelations-Koeffizienten, ICC)

ICC < .40: − (gering), .40 – .59: +− (mäßig), .60 – .74: + (gut), .75 – 1.00: ++ (sehr gut).

10.3
Diagnostik auf Syndromebene

Die Syndromebene ist von den klinischen Aspekten her mit die wichtigste Ebene, da ihr sowohl in Praxis wie Forschung vielfältige Funktionen zukommen:

- Schweregradbestimmung eines definierten Syndroms,
- ein- oder mehrdimensionale Erfassung,
- Selektionskriterien für Studien (z.B. anhand von Cut-off-Werten in der Hamilton-Depressions-Skala, Beck-Depressions-Inventar),
- Grundlage der Entscheidung über therapeutische Intervention (insbes. psychopharmakologische; vgl. z.B. Linden et al. 1994),
- Evaluation der Effektivität therapeutischer Interventionen.

Bei den Syndromskalen, die durch Aufsummierung von Einzelsymptomen entstehen, sind die unter Abschnitt 2 aufgeführten Punkte zur Reduktion der Fehlerquellen gleichfalls auf Syndromebene von Bedeutung. Unter Anwendung der in Tabelle 4 aufgezeigten Strategie des Trainings der Hamilton-Depressions-Skala konnte in einer eigene Untersuchung ein Intraclass-Korrelationskoeffizient (ICC) als Maß der Interrater-Reliabilität von ICC = .98 erzielt werden, was als eine ausgezeichnete Übereinstimmung interpretiert werden kann.

Auf der Syndromebene sind jedoch noch weitere wichtige Aspekte zu diskutieren, von denen einige nachfolgend kurz erwähnt werden sollen: Ein zentraler Punkt betrifft die Vielzahl von existierenden Verfahren, die für den Anwender kaum noch zu überblicken ist und alle den Anspruch haben, mehr oder weniger das sog. depressive Syndrom zu erfassen (vgl. im Überblick Stieglitz u. Baumann 1994).

Die zentralste Unterscheidung betrifft sicherlich die Differenzierung von sog. *Selbst-und Fremdbeurteilungsverfahren*. Jedoch auch eine Reihe anderer formaler wie methodischer Gesichtspunkte sind zu beachten bei der Auswahl einzelner Verfahren (Stieglitz 1996). Die Auswahl derartiger Verfahren sollte sich primär an methodischen Kriterien orientieren im Hinblick darauf, inwieweit es sich insbesondere um reliable und valide Verfahren handelt (vgl. hierzu Stieglitz 1995). Jedoch nicht nur methodische Aspekte sind bei der Auswahl eines einzelnen Verfahrens zu berücksichtigen, sondern es ist auch, was leider oft vergessen wird, auf die durch die jeweiligen Verfahren erfaßten *Inhalte* zu achten. So liegt der Fokus z. B. entsprechend der Intention des Beck-Depressions-Inventar hauptsächlich auf kognitiven Symptomen, in der Hamilton-Depressions-Skala primär auf sog. somatischen Symptomen und in der Bech-Rafaelsen-Melancholie-Skala primär auf psychomotorischen Symptomen. Alle anderen klinisch bedeutsamen Symptombereiche werden unterschiedlich stark durch die einzelnen Skalen abgebildet. Dies macht verständlich, daß es sehr wichtig ist, sich genau zu überlegen, welche Skala man anwenden will, da je nach ausgewählter Skala u. U. sehr unterschiedliche Ergebnisse resultieren können, insbesondere wenn es sich um die Evaluation der Effektivität bestimmter Maßnahmen handelt.

Die Erfassung depressiver Symptomatik sollte sich jedoch nicht auf die reine *Kernsymptomatik* beschränken, sondern auch weitere Aspekte berücksichtigen (vgl. Tabelle 6). Depressive Patienten, sind auch hinsichtlich anderer psychopathologischer Dimensionen zu beurteilen, wie z. B. Ängstlichkeit. Hierzu bietet sich der Einsatz von *mehrdimensionalen Selbst- oder Fremdbeurteilungsverfahren* an (vgl. Stieglitz 1994, Stieglitz u. Ahrens 1994), insbesondere auch im Hinblick auf die eventuelle Veränderung der Symptomatik im Verlauf (z. B. von depressiv nach manisch). Weiterhin zu bedenken ist ggf. der Einsatz von sog. *Beschwerdelisten,* die verschiedene Aspekte körperlicher Symptomatik zu erfassen erlauben, sowie, wenn es um die Erfassung der Beeinträchtigungen innerhalb von kurzen Zeiträumen geht, die Verwendung sog. *Befindlichkeitsskalen.*

Im Hinblick auf die klinische Anwendung von Syndromskalen bei depressiven Patienten ist insbesondere die *Nutzung für den Einzelfall* von Bedeutung, wofür es verschiedene Vorschläge gibt. In der Literatur am häufigsten verwendet wird z. B. die 50 %ige Reduktion in der Hamilton-Depressions-Skala oder das Unterschreiten eines bestimmten Cut-off-Werts im Hinblick auf den

Tabelle 6. Syndromatologische Diagnostik depressiver Störungen mittels Selbst- (S) und Fremdbeurteilungsverfahren (F)

Bereich	Verfahren (Beispiele)	Klassifikation
Kernsymptomatik	Depressivitäts-Skala (DS)	S
	Beck-Depressions-Inventar (BDI)	S
	Hamilton-Depression-Skala (HAMD)	F
	Bech-Rafaelsen-Melancholie-Skala (BRMS)	F
Begleitsymptomatik	Symptom-Checkliste (SCL-90-R)	S
	AMDP-System	F
	Inpatient Multidimensional Psychiatric Scale (IMPS)	F
körperliche Beschwerden	Beschwerden-Liste (BL)	S
	Freiburger Beschwerdenliste (FBL-R)	S
Befindlichkeit	Befindlichkeits-Skala (Bf-S)	S
	Eigenschaftswörter-Liste (EWL)	S

nähere Literaturangaben s. Stieglitz (1994) und Stieglitz & Ahrens (1994)

Erfolg einer Behandlung. Weniger bekannt, jedoch von Interesse, ist insbesondere der Vergleich eines individuellen Werts im Vergleich zur Durchschnittsbevölkerung. Dies ist immer dann möglich, wenn es für diese entsprechende Normwerte gibt (z. B. Symptom-Checkliste, Depressivitäts-Skala).

Auch wenn zwischenzeitlich eine Vielzahl von Verfahren zur Erfassung des depressiven Syndroms vorliegt, gilt es einige kritische Punkte zu berücksichtigen:

(1) Die Vielzahl unterschiedlicher Operationalisierungen des sog. depressiven Syndroms weist darauf hin, daß weiterhin konzeptuelle Uneinigkeit über die die Syndrome konstituierenden Symptome herrscht.
(2) Klinische Erfahrungen weisen darauf hin, daß eine eindimensionale Erfassung, d. h. die Abbildung des depressiven Syndroms in einem einzelnen Skalenwert mit der Realität nicht in Übereinstimmung zu bringen ist. Depressive Patienten unterscheiden sich hinsichtlich weiterer bedeutsamer klinischer Phänomene (z. B. agitiert-depressiv, somatisch-depressiv, gehemmt-depressiv, ängstlich-depressiv, hypochondrisch-depressiv).
(3) Es herrscht weiterhin ein Mangel an theoretisch begründeten und abgeleiteten Skalen. Ausnahme hiervon sind lediglich die Skalen von Beck, die aus der kognitiven Verhaltenstherapie abgeleitet worden sind (Stieglitz 1996).
(4) Die Forschung wird weitestgehend dominiert durch die Hamilton-Depressions-Skala, für die es unter methodischem Blickwinkel eine Reihe von Problemen gibt (z. B. fragliche Eindimensionalität).

10.4
Diagnostik auf Diagnosenebene

Die Reliabilität psychiatrischer Diagnosen vor Einführung operationalisierter Diagnosesysteme läßt sich am besten anhand der Übersicht von Spitzer u. Fleiss (1974) zeigen. In einer Reanalyse von Reliabilitätsdaten kam sie für den Bereich der affektiven Erkrankungen auf eine Interrater-Reliabilität von Kappa = .41, die als gering anzusehen ist. Noch niedriger sehen die Werte für Subgruppen depressiver Erkrankungen aus (z. B. neurotische Depression Kappa = .26). Diese mangelnde Übereinstimmung wurde insbesondere darauf zurückgeführt, daß unterschiedliche Untersucher verschiedene Kriterien zur Beurteilung heranzogen resp. in den traditionellen Klassifikationssystemen (z. B. ICD-8 und ICD-9) keine expliziten Kriterien angegeben werden, wie eine Diagnose zu stellen ist. Von daher lassen sich Verbesserungen in der Übereinstimmung zwischen unterschiedlichen Ratern auf verschiedenen Ebenen herbeiführen, wie es in Tabelle 7 aufgezeigt ist.

Insbesondere mit der Einführung einer sog. *operationalen Diagnostik* in das DSM-III und ihrer Nachfolger sowie in der ICD-10 sind derartige Verbesserungen zu erreichen. Die explizite Vorgabe von Symptom- und Zeitkriterien sowie diagnostische Entscheidungsregeln sind als wesentliche Komponente der Verbesserung der Reliabilität zu nennen. In der ICD-10 wird zudem eine

Tabelle 7. Interrater-Reliabilität der ICD-10 auf 2-stelliger Ebene: Gegenüberstellung der Feldstudie (Studie I) und der Forschungskriterienstudie (Studie II)

Abschnitt der ICD-10[1]	Studie I klinisch-diagnostische Leitlinien[2]	Studie II Forschungskriterien[3]
FO	.51	.92
F1	.52	.69
F2	.69	.91
F3	.70	.93
F4	.51	.88
F5	entfällt	.97
F6	.64	.79

[1] FO: Organische, einschließlich symptomatischer psychischer Störungen, F1: Psychische und Verhaltenstörungen durch psychotrope Substanzen, F2: Schizophrenie, schizotype und wahnhafte Störungen, F3: (Affektive Störungen), F4: Neurotische-, Belastungs- und somatoforme Störungen, F5: Verhaltensauffälligkeiten in Verbindung mit körperlichen Störungen und Faktoren, F6: Persönlichkeits- und Verhaltensstörungen.
[2] Dilling, Dittmann & Freyberger (5)
[3] Freyberger, Dilling & Stieglitz (4)

weitere Präzisierung dadurch angestrebt, daß neben den klinisch-diagnostischen Leitlinien auch sog. Forschungskriterien zur Verfügung stehen (Freyberger et al. 1996; Dilling et al. 1990). Daß allein durch die Einführung einer operationalisierten Diagnostik gegenüber den von Spitzer u. Fleiss (1974) bestimmten Werten sich Verbesserungen erreichen lassen, ist aus Tabelle 8 zu ersehen.

In 2 Feldstudien zur Einführung der klinisch-diagnostischen Leitlinien sowie der Forschungskriterien der ICD-10 konnte insbesondere auch für den Bereich der affektiven Störungen (F 3) gezeigt werden, daß deutliche Reliabilitätszuwächse zu erreichen sind. Wie auch bereits auf der Symptom- und Syndromebene sind die weiteren Varianzquellen, d.h. die Beobachtungs- und Interpretationsvarianz dadurch zu reduzieren, daß *strukturierte resp. standardisierte Interviews* Anwendung finden (vgl. Wittchen et al. 1994). Während

Tabelle 8. Reduktion der Varianzquellen im diagnostischen Prozeß: Diagnosebene. [Nähere Literaturangaben s. Wittchen et al. (1994)]

Varianzquelle	Lösung	Beispiele
Kriteriumsvarianz	Einführung operationaler Diagnosesysteme	Research Diagnostic Criteria DSM-III und Nachfolger ICD-10
Beobachtungsvarianz	strukturierte Interviews	Strukturiertes Klinisches Interview für DSM-III-R (SKID) Schedules für Clinical Assessment in Neuropsychiatry (SCAN) International Personality Disorder Examination (IPDE)
Interpretationsvarianz	standardisierte Interviews	Composite International Diagnostic Interview (CIDI)

Strukturiertes Klinisches Interview für DSM-III-R (SKID)		**Tabelle 9.** Aktuelle Klassifikationssysteme: Reliabilitätssteigerung durch Interview. (Nach Wittchen et al. 1990; Wittchen 1994)
– Major Depression	Kappa = .83	
– Bipolare Störung	Kappa = .62	
– Dysthyme Störung	Kappa = .80	
Composite International Diagnostic Interview (CIDI)		
– Major Depression	Kappa = .97	
– Dysthyme Störung	Kappa = .96	
– Depression (gesamt)	Kappa = .95	

beide Interviewgruppen einen Einfluß auf die Beobachtungsvarianz haben, zielen standardisierte Interviews zudem auf die Reduktion der Interpretationsvarianz, da nicht nur Fragen zur Verfügung gestellt werden, sondern gleichfalls auch explizite Instruktionen zur Evaluation der von den Patienten gegebenen Antworten. In Tabelle 9 sind exemplarisch jeweils für ein strukturiertes und standardisiertes Interview in bezug auf die DSM-III-R-Kategorien in verschiedenen Studien ermittelten Interrater-Reliabilitätswerte aufgeführt, die gleichfalls zeigen, daß mittels derartiger Verfahren gute bis sehr gute Übereinstimmung zwischen unterschiedlichen Ratern erreicht werden kann.

10.5
Fazit

Die vorausgegangenen Ausführungen haben zeigen können, daß im Bereich der depressiven Störungen in den letzten Jahren eine Vielzahl von Veränderungen zu konstatieren sind, die abschließend in einer Synopsis kurz bewertet werden sollen.

– *Symptomebene:* Die Beurteilung depressiver Phänomene auf Symptomebene ist zwischenzeitlich auf einem befriedigenden Status anzusiedeln, was insbesondere die Reliabilität sowie Validität der Symptome betrifft. Durch die weiter oben skizzierten Maßnahmen wurde dies erreicht.
– *Syndromebene:* Im Hinblick auf die Reliabilität gilt dies auch auf der Syndromebene. Insbesondere unter Verwendung von Interviewleitfäden sowie eines umfassenden Trainings ist auf Syndromebene eine befriedigende bis sehr gute Reliabilität für die meisten Fremdbeurteilungsverfahren zu erzielen. Als weiterhin unbefriedigend sind jedoch einige Validitätsaspekte zu bedenken. Dies betrifft insbesondere die konzeptuelle Unklarheit des depressiven Syndroms und die damit zusammenhängende Unklarheit bzgl. der zu erfassenden Dimensionalität.
– *Diagnosenebene:* Mit der Einführung einer operationalisierten Diagnostik sowie darauf aufbauender Erhebungsinstrumente ist auf Diagnosenebene gleichfalls für die meisten Störungsgruppen eine gute bis befriedigende Reliabilität zu erzielen. Hier gilt es jedoch für die Zukunft zu zeigen, daß

diese auch im Hinblick auf verschiedene Validitätsaspekte von Relevanz sind (z. B. prädiktive Validität, Relevanz für Behandlung).

Auch wenn im Hinblick auf die Syndrom- und Diagnosenebene noch eine Reihe von Defiziten gegenwärtig zu konstatieren sind, lassen sich diese vermutlich durch Forschungsaktivitäten reduzieren. Jedoch auch zum gegenwärtigen Zeitpunkt kann man insgesamt gesehen feststellen, daß gegenüber der Entwicklung vor 10 bis 20 Jahren deutliche Fortschritte auf allen drei diagnostischen Ebenen erzielt worden sind.

Dennoch sollten neben den hier aufgezeigten Möglichkeiten weiterführende Ansätze im Bereich der Diagnostik depressiver Störungen nicht vernachlässigt werden wie z. B. Felddiagnostik und computerunterstützte Diagnostik (vgl. z. B. Perrez 1994).

10.6
Literatur

AMDP (1995) Das AMDP-System. Manual zur Dokumentation psychiatrischer Befunde. Hogrefe, Göttingen

Cicchetti DV, Prusoff BA (1983) Reliability of depression and associated clinical symptoms. Arch Gen Psychiat 40: 987–990

Fähndrich E, Stieglitz RD (1989) Leitfaden zur Erfassung des psychopathologischen Befundes. Halbstrukturiertes Interview anhand des AMDP-Systems. Springer, Berlin Heidelberg New York

Freyberger HJ, Dilling H, Stieglitz RD (1996) ICD-10 field trial of the Diagnostic Criteria for Research in German-speaking countries. Psychopathology 29: 258–314

Dilling H, Dittmann V, Freyberger HJ (1990) ICD-10 field trial in German-speaking countries. Pharmacopsychiat 23: 135–216

Hautzinger M (1994) Diagnostik in der Psychotherapie. In: Stieglitz RD, Baumann U (Hrsg) Psychodiagnostik psychischer Störungen. Enke, Stuttgart, S 284–295

Linden M, Helmchen H, Mackert A, Müller-Oerlinghausen B (1994) Structure and feasibility of a Standardized Stepwise Drug Treatment Regimen (SSTR) for depressed inpatients. Pharmacopsychiat 27 (suppl): 51–53

Perrez M (1994) Felddiagnostik mit besonderer Berücksichtigung der computerunterstützten Diagnostik. In: Stieglitz RD, Baumann U (Hrsg) Psychodiagnostik psychischer Störungen. Enke, Stuttgart, S 149–161

Spitzer RL, Fleiss JL (1974) A re-analysis of the reliability of psychiatric diagnosis. Br J Psychiat 125: 341–347

Stieglitz RD (1994) Selbstbeurteilungsverfahren. In: Stieglitz RD, Baumann U (Hrsg) Psychodiagnostik psychischer Störungen. Enke, Stuttgart, S 67–78

Stieglitz RD (1995) Evaluationskriterien zur Selektion von Ratingskalen in der klinisch-psychologischen/psychiatrischen Diagnostik. In: Rösler M (Hrsg) Psychopathologie. Psychologie Verlags Union, S 275–290

Stieglitz RD(1996) Psychodiagnostik in der Psychotherapie. Psychotherapeut 41: 51–59

Stieglitz RD, Ahrens B (1994) Fremdbeurteilungsverfahren. In: Stieglitz RD, Baumann U (Hrsg) Psychodiagnostik psychischer Störungen. Enke, Stuttgart, S 79–94

Stieglitz RD, Baumann U (Hrsg) (1994) Psychodiagnostik psychischer Störungen. Enke, Stuttgart

Stieglitz RD, Smolka M, Bech P, Helmchen H (i.V.) Die Bech-Rafaelsen-Melancholie-Skala (BRMS). Hogrefe, Göttingen

Williams JBW (1988) A structured interview guide for the Hamilton Depression Scale. Arch Gen Psychiat 45: 742–747

Wittchen HU (1994) Reliability and validity studies of the WHO-Composite International Diagnostic Interview (CIDI): A critical review. J psychiat Res 28: 57 – 84

Wittchen HU, Unland H, Knäuper B (1994) Interview. In: Stieglitz RD, Baumann U (Hrsg) Psychodiagnostik psychischer Störungen. Enke, Stuttgart, S 107 – 125

Wittchen HU, Zaudig M, Schramm E, Spengler P, Mombour W, Klug J, Horn R (1990) Strukturiertes Klinisches Interview für DSM-III-R. Beltz, Weinheim

KAPITEL 11

Die depressive Persönlichkeit im Zeitalter von DSM-IV und ICD-10

T. Bronisch

11.1
Einleitung

Zieht man die Zeitspanne zwischen 1923 und 1992 in Betracht, so findet sich eine erstaunliche Übereinstimmung bei der Typologie von Persönlichkeitsstörungen (PS) (Tabelle 1). K. Schneiders Typologie von 1923, die internationale Klassifikation der WHO von 1979 bis 1992 und die nordamerikanische Klassifikation zeigen untereinander starke Ähnlichkeit. Bei Schneider fehlen die paranoide und schizoide PS, während bei ICD-10, DSM-III-R und DSM-IV die affektive PS nicht unter die PS eingeordnet, sondern bei den klinischen Syndromen subsumiert wird. Gegenüber der Typologie von Schneider und ICD-9 werden die narzißtische und die passiv-aggressive PS eingeführt.

11.2
Historischer Überblick über die Konzepte Dysthymie, Zyklothymie und Typus melancholicus

11.2.1
Entwicklung des Begriffes Dysthymie

Anstelle der depressiven Persönlichkeit bzw. der depressiven Persönlichkeitsstörung wurde sowohl in DSM-III als auch in ICD-10 der Begriff der Dysthymie eingeführt.

Dysthymia hat ihren etymologischen Ursprung bei Hippokrates (Aphorismen VI, XXIII) (Leibbrand und Wettley 1961): Innerhalb der Melancholie (Schwarzgalligkeit) als Ausdruck einer Geisteskrankheit gibt es einen Spezialfall von Schwarzgalligkeit, der mit *Furcht* (Phobos) und *Verstimmtheit* (Dysthymia) einhergeht. Wenn Furcht und Traurigkeit lange Zeit anhalten, ist dies ein melancholischer Zustand. Der Begriff Dysthymia findet sich im 19. Jahrhundert in der englischen, französischen und deutschen psychiatrischen Literatur als Synonym für Depression, jedoch auch für *distress* wieder (Berrios, persönliche Mitteilung). Kahlbaum (1828–1899) verstand als erster den Dysthymie-Begriff ähnlich seiner heutigen Bedeutung: Er betonte in seiner Einteilung der psychiatrischen Krankheiten (Kahlbaum 1878) Jahre vor Kraepelin den Ausgang als Ordnungskriterium und unterschied deswegen Dysthymie und Melancholie: Die Dysthymie verliefe zwar chronisch, aber mit guter Prognose, während die Melancholie die Tendenz habe, „schließlich in Blödsinn überzugehen".

Im 20. Jahrhundert wird der Begriff im angloamerkanischen Bereich von

Tabelle 1. Typologien von Persönlichkeitsstörungen (PS)

Cluster	DSM-IV	DSM-III-R	ICD-10	ICD-9	K. Schneider
A	Paranoide PS	Paranoide PS	Paranoide PS	Paranoide PS	–
	Schizoide PS	Schizoide PS	Schizoide PS	Schizoide PS	–
	Schizotypische PS	Schizotypische PS	–	–	–
B	Antisoziale PS	Antisoziale PS	Dissoziale PS	Soziopath./Antisoziale PS	Gemütlose + willenlose PS
	Borderline-PS	Borderline-PS	Emotional unstabile PS Borderline-Typus Impulsiver Typus	Explosible PS	Explosible PS
	Histrionische PS	Histrionische PS	Histrionischer PS	Hysterische PS	Geltungsbedürftige PS
	Narzißtische PS	Narzißtische PS	(Narzißtische PS)	–	–
	–	–	–	–	Fanatische PS
C	Selbstunsichere PS	Selbstunsichere PS	Ängstliche PS	–	Selbstunsichere PS
	Abhängige PS	Abhängige PS	Abhängige PS	Asthenische PS	Asthenische PS
	Zwanghafte PS	Zwanghafte PS	Anankastische PS	Anankastische PS	Anankastische PS (bei den selbstunsicheren PS)
	(bei affekt. Störungen)	(bei affekt. Störungen)	(bei affekt. Störungen)	Affektive PS	Hyperthyme + depressive + stimmungslabile PS
	–	Passiv-aggressive PS	(Passiv-aggressive PS)	–	–
NOS (nicht anderweitig spezifiziert)	–	–	Andere	Andere	–
	NOS	NOS	–	NOS	–

Eysenck (1947) aufgenommen, der mit ihm ein neurotisches Syndrom beschreibt, charakterisiert durch Angst, reaktive Depression und der Tendenz zu Zwängen. Im deutschsprachigen Bereich ist der Begriff Dysthymie vieldeutig. Weitbrecht (1963) verwendet ihn im Rahmen der Diagnosekategorie einer *endoreaktiven Dysthymie* und bezieht sich dabei auf erschöpfbar-zarte, reizbare, leicht depressiv reagierende, eher asthenische Menschen und im Syndrom auf eine mehr mißmutig als weichmutig gefärbte Traurigkeit, häufig mit Hypochondrie verbunden, typischerweise ohne primäre Schuldgefühle. Weitbrecht hielt diese Depression für reaktiv ausgeklinkt, jedoch nach endogener Art weiterverlaufend. Leonhard (1968) hingegen beschreibt in seinem Buch „Akzentuierte Persönlichkeiten" die dysthyme Wesensart wie folgt: „Das dysthyme Temperament, das in höheren Graden der Ausprägung das subdepressive ist, stellt das Gegenteil des hyperthymen Temperaments dar. Die Menschen dieser Art sind von Natur ernst, sie werden von den traurigen Vorgängen des Lebens mehr berührt als von den freudigen. Erschütternde Ereignisse können die ernste Stimmung bis zu einer reaktiven Depression vertiefen ..." (S. 103). Schließlich wird Dysthymie in DSM-III als chronische leichte depressive Verstimmung verstanden und ist von ICD-10 in der gleichen Bedeutung übernommen worden.

11.2.2
Das Zyklothymiekonzept Kraepelins

Die Dysthymie fand bei Kraepelin keine Beachtung, aber einen anderen Begriff Kahlbaums hat er mit neuer Bedeutung übernommen, nämlich den der Zyklothymie. Damit beschrieb Kraepelin chronische Verstimmungen, die er zwar als *konstitutionelle Veranlagungen* (Kraepelin 1913, S. 1304) verstand, zugleich aber als Zyklothymien dem *manisch-depressiven Irresein* zurechnete: „Es gibt tatsächlich eine ununterbrochene Reihe von Übergängen zur *periodischen Melancholie,* an deren einem Ende die ganz verwaschenen Verlaufsarten mit unregelmäßigen Schwankungen und Nachlässen stehen, während wir auf der anderen Seite die Formen mit scharf umgrenztem, voll entwickeltem Krankheitsbild und tiefen, langdauernden Remissionen zu verzeichnen haben (S. 1310)." Für diese Zyklothymien führte er zahlreiche klinische Aspekte an, die an das moderne Dysthymiekonzept erinnern: familiäre Häufung, schleichender Krankheitsbeginn in der Jugend bei langdauernden – oft lebenslangen – Krankheitsverläufen und negative (quasi „depressionstypische") Verzerrungen im Denken und Wahrnehmen.

11.2.3
Entwicklung des Konzepts des Typus melancholicus

Die ersten Beschreibungen von Zügen des Typus melancholicus bei an Melancholie erkrankten Patienten finden sich wohl in der psychoanalytischen Literatur. Abraham (1916) war der erste, der aus psychoanalytischer Sicht auf zwanghafte Züge in der Charakterstruktur solcher Patienten hingewiesen hat.

Er fand sie auch bei bipolar Manisch-Depressiven als typisches Kennzeichen;
zudem hat er von dem theoretischen Konstrukt der Analität her Merkmale wie
analen Trotz als typisch unterstellt, was tatsächlich für Melancholiker ganz
untypisch sein dürfte (von Zerssen 1991). Später wurden in der psychoanalytischen Literatur orale Charakterzüge stärker hervorgehoben (s. Chodoff 1972)
und z. t. überbetont, wie das für Melancholiker eher untypische „Klammern",
das sich vornehmlich bei depressiven Neurotikern finden dürfte (s. v. Zerssen
1980 a, b, 1982). Was die Charakterstruktur des Melancholikers auszeichnet
und vom typischen Zwangscharakter ebenso abhebt wie vom oral-abhängigen
Typus i. S. psychoanalytischer Autoren, ist offenbar gerade das Miteinander
sonst (d. h. in der Durchschnittsbevölkerung) unkorrelierter analer und oraler
Merkmale (s. Gottheil u. Stone 1968), die zudem jeweils nur einzelne Komponenten der Analität bzw. Oralität repräsentieren (von Zerssen 1991).

11.3
Beziehung zwischen chronischen depressiven Verstimmungen geringer Ausprägung und depressiver Persönlichkeit

Der kurze historische Abriß über die unterschiedliche nosologische Einordnung chronischer depressiver Verstimmungen geringer Ausprägung bei verschiedenen Autoren und in den Klassifikationssystemen deutet auf eine bis
jetzt ungeklärte Beziehung zwischen depressiven Symptomen und depressiver
Persönlichkeit (Persönlichkeitsstörung) hin. Vor allem in der psychoanalytischen Literatur wird davon ausgegangen, daß Persönlichkeitszüge ich-synton,
Symptome ich-dyston sind, also Persönlichkeitszüge im Gegensatz zu Symptomen nicht als ich-fremd, sondern zur eigenen Person gehörend empfun-
den werden. Zusätzlich werden Persönlichkeitszüge weitgehend als vor- oder
unbewußt, dagegen Symptome als bewußt angesehen. Weiterhin werden Persönlichkeitszüge im Gegensatz zu Symptomen als dauerhaft und keinen
Schwankungen unterworfen beschrieben. Schließlich wird bei Persönlichkeitszügen davon ausgegangen, daß sie aus einer tiefverwurzelten, übergrei-
fenden und intrinsischen Matrix der Persönlichkeit hervorgehen, während
Symptome unabhängig von dem typischen Verhalten, Fühlen und Wahrnehmen der Person sind.
    Diese Kriterien zur Unterscheidung zwischen Symptomen und Persönlich-
keitszügen eignen sich dementsprechend auch für die Einordnung in depressive Persönlichkeit und chronische leichte depressive Verstimmung. Allerdings sind die angegebenen Kriterien nicht ganz unproblematisch: Persönlichkeitszüge wie eine Neigung zu zwischenmenschlicher Abhängigkeit und
zu geringem Selbstwertgefühl können durchaus auch als ich-fremd empfun-
den werden und damit dem Betroffenen bewußt sein, d. h., Persönlichkeitszüge können auch ich-dyston sein. Empirische Studien haben gezeigt, daß erst
bei depressiven und Angstzuständen Persönlichkeitszüge, wie etwa zwischen-
menschliche Abhängigkeit oder Überempfindlichkeit gegenüber Kritik, auftreten oder sehr deutlich werden und mit Abklingen dieser Zustände wieder

(weitgehend) verschwinden (Hirschfeld et al. 1983; Reich et al. 1987), d.h., es ist möglich, daß Persönlichkeitszüge wie Symptome episodisch auftreten oder fluktuieren. Weiterhin können bestimmte Persönlichkeitszüge wie eine Überempfindlichkeit gegenüber Kritik oder ein niedriges Selbstwertgefühl Auslöser für die Entwicklung depressiver Verstimmungen sein. Schließlich wirkt sich eine depressive Verstimmung auf gedankliche Prozesse und Sozialverhalten aus und nimmt somit Einfluß auf die ganze Person/Persönlichkeit des Betroffenen. Letztendlich existiert stets eine Interaktion zwischen Persönlichkeitszügen und Symptomen. Weiteren empirischen Studien bleibt es daher vorbehalten, mehr Klarheit in die Beziehung von Persönlichkeitszügen und Symptomen bei depressiven und anderen psychiatrischen Störungen zu bringen und präzisere Unterscheidungskriterien zwischen Symptomen und Persönlichkeitszügen zu erarbeiten (Bronisch und Klerman 1988, 1991).

11.4
Verschiedene Bedeutungen von depressiver Persönlichkeit

Nach Phillips et al. (1993) ergeben sich sechs verschiedene Bedeutungen von depressiver Persönlichkeit:

- prämorbide Persönlichkeitszüge
- postdepressive (postmorbide) Persönlichkeitszüge
- Persönlichkeitszüge, die mit einer depressiven Verstimmung koexistieren
- Persönlichkeitszüge als pathoplastische Einflußvariablen auf das Erscheinungsbild der Depression
- normale depressive Persönlichkeitszüge
- Persönlichkeitszüge im Sinn einer Persönlichkeitsstörung

Hier werden insbesondere die ersten fünf Bedeutungen erörtert. Zuvor soll aber noch auf die Kriterien einer depressiven Persönlichkeit/Persönlichkeitsstörung nach Phillips et al. (1993) eingegangen werden.

Unter Berücksichtigung der Literatur und bis jetzt durchgeführter empirischer Studien wurden in den USA die in Tabelle 2 dargestellten Kriterien formuliert (Phillips et al. 1990, 1993; siehe auch DSM-IV).

Bei der depressiven Persönlichkeit handelt es sich im Gegensatz zur Dysthymie um eine dauerhafte, komplexe Charaktereigenschaft bzw. ein spezifisches Temperament. Betrifft es eine Persönlichkeitsstörung, müssen ihre Kriterien erfüllt sein, nämlich ein früher Beginn, eine Fehlanpassung im psychosozialen Bereich oder subjektives Leid. Weiterhin müssen die Persönlichkeitszüge in verschiedenen Situationen und über längere Zeiträume hinweg ziemlich stabil sein, unabhängig vom jeweils vorherrschenden psychopathologischen Zustandsbild. Schließlich sollte sich die depressive Persönlichkeit gut von anderen Persönlichkeitsstörungen unterscheiden und – damit verbunden – sinnvolle, klinisch relevante Informationen liefern, die anders nicht zu erhalten sind.

Tabelle 2. Diagnostische Kriterien der depressiven Persönlichkeit (nach Phillips et al. 1993)

Hauptmerkmale: Exzessiv negative, pessimistische Vorstellungen über die eigene Person und andere Menschen

1. Die gewöhnliche Stimmung ist charakteristisch durch Abwertung, Schwermut, Freudlosigkeit, Unglücklichsein

2. Die herausragenden Selbstkonzepte zentrieren sich um die Annahme der eigenen Unzulänglichkeit, Wertlosigkeit und eines niedrigen Selbstwertgefühls

3. Ist kritisch, selbstbeschuldigend, abwertend und selbstbestrafend

4. Ist grübelnd und klagsam

5. Ist negativistisch, kritisch und verurteilend gegenüber anderen

6. Ist pessimistisch

7. Neigt zu Schuldgefühlen

Zusätzliche Kriterien, von einigen Kliniken und Wissenschaftlern vorgeschlagen, schließen ein:
a) ruhig, introvertiert, passiv und wenig durchsetzungsfähig
b) gewissenhaft, pflichtbewußt und selbstdiszipliniert
c) die Ergänzung zu Kriterium 5: „... obwohl solche Gedanken nur schwer ausgedrückt werden können und bei sich behalten werden"

11.5
Die Beziehung zwischen depressiver Persönlichkeit/Persönlichkeitsstörung und Dysthymie bzw. Typus melancholicus

11.5.1
Depressive Persönlichkeit und Dysthymie

Hier stellt sich die Frage, inwieweit man depressive Symptome von depressiven Persönlichkeitszügen unterscheiden kann (s. Kapitel 3).

11.5.2
Depressive Persönlichkeit und der Typus melancholicus

Im Gegensatz zur depressiven Persönlichkeit zeichnet sich der Typus melancholicus außerhalb der depressiven Episoden gerade nicht durch depressive Symptome aus, sondern vornehmlich durch Eigenschaften, die unter den zusätzlichen Kriterien nach Phillips et al. (1993) subsumiert sind:

a) ruhig, introvertiert, passiv und wenig durchsetzungsfähig;
b) gewissenhaft, pflichtbewußt, selbstdiszipliniert.

11.6
Empirische Studien zur Frage der prämorbiden Persönlichkeit Depressiver

Mit der Frage der prämorbiden Persönlichkeit unipolarer, bipolarer und schizoaffektiver Psychosen hat sich von Zerssen intensiv beschäftigt (s. von Zerssen im Druck).

Demnach finden sich bei affektiven Erkrankungen vergleichsweise häufig Strukturen des Typus melancholicus bzw. des Typus manicus (i.S. eines hyperthymen Temperaments) und werden als spezifischere Indikatoren der Vulnerabilität für eine depressiv bzw. stärker manisch geprägte Verlaufsform einer solchen Erkrankung interpretiert.

Züge des Typus melancholicus werden auch als Zeichen einer Angst- und Aggressionsabwehr (Peters 1984) bzw. als Ausdruck eines Stabilisierungsversuches bei anlagemäßig erhöhter Depressionsneigung interpretiert (von Zerssen 1991). Die Züge des Typus manicus sollen demgegenüber unmittelbarer Ausdruck einer manischen Veranlagung sein, die im Krankheitsfalle exazerbieren (von Zerssen 1992).

Für die Frage nach dem möglichen Einfluß prämorbider Persönlichkeitszüge auf die Entwicklung depressiver, manisch-depressiver und schizoaffektiver Psychosen sind prospektive Studien von besonderer Bedeutung.

Tabelle 3 gibt die Ergebnisse der neun existierenden prospektiven und Hochrisiko-Familienstudien wieder, welche Persönlichkeitszüge als potentielle Marker für die Entwicklung depressiver Störungen erfaßt haben.

Es handelt sich um fünf prospektive epidemiologische Studien (Angst und Clayton 1986; Clayton et al. 1994; Ernst et al. 1992; Nyström und Lindegard 1975; Rorsman et al. 1993) und vier Hochrisiko-Familienstudien (Hirschfeld et al. 1989; Lauer et al. 1996; Maier et al. 1992; Ouimette et al. 1992). In den Hoch-

Tabelle 3. Persönlichkeitszüge als mögliche Marker für die Entwicklung von depressiven Störungen

	Autonomic lability	Rigidity	Emotinal strength ↓	Thought-fulness ↑
Prospektive epidemiologische Studien				
Nyström und Lindegard (1975)	+	(−)	+	+
Angst und Clayton (1986)	+	(−)	(−)	(−)
Ernst et al. (1992)	+	(−)	(−)	(−)
Rorsman et al. (1993)	+	(−)	+	+
Clayton et al. (1994)	+	(−)	(−)	(−)
Hochrisiko-Familienstudien				
Hirschfeld et al. (1989)[a]	(−)	(−)	+	+
Ouimette et al. (1992)[b]		(−)	(−)	(−)
Maier et al. (1992)		+	(−)	(−)
Lauer et al. (1996)	+	+	(−)	(−)

(−) = nicht erfaßt
[a] nur für Hochrisiko-Patienten älter als 20 Jahre
[b] Hochrisiko-Patienten jünger als 20 Jahre

risiko-Familienstudien werden die gesunden Familienmitglieder von an Depressionen erkrankten Patienten untersucht.

Nyström und Lindegard (1975), Angst und Clayton (1986), Ernst et al. (1992) und Clayton et al. (1994) fanden als prämorbide Persönlichkeitszüge autonome Labilität und Nervosität, Angst und Clayton auch Erregbarkeit.

Rorsman et al. (1993) beobachteten im Rahmen der Lundby-Studie Asthenie und Ängstlichkeit, welche autonomer Labilität ähnlich sind, sowie verminderte *emotional strength* und erhöhte *thoughtfulness* als Prädiktoren depressiver Störungen.

Maier et al. (1992) und Lauer et al. (1996) benutzten den Münchner Persönlichkeits-Test von von Zerssen (MPT, von Zerssen et al. 1988) zur Erfassung prämorbider Persönlichkeitszüge. Im Vergleich mit gesunden Kontrollen stellten beide Arbeitsgruppen höhere Werte für Rigidität bei Angehörigen von Unipolar-Depressiven in Remission (Maier et al.) bzw. bei (noch) nicht Erkrankten (Lauer et al.) fest, außerdem erhöhte Neurotizismus-Werte (in der Untersuchung von Maier et al. allerdings nur bei Männern). In der Studie von Hirschfeld et al. (1989) waren verminderte *emotional strength* und verstärkte *thoughtfulness* assoziiert mit dem Erstbeginn einer Major Depression bei primär gesunden Angehörigen Depressiver, die beim Erstinterview 20 Jahre und älter waren. Ouimette et al. (1992) fanden hingegen in ihrer Familienstudie, die adoleszente Nachkommen von Eltern mit einer unipolar affektiven Störung untersuchte, keine verwertbaren Unterschiede einzelner Persönlichkeitszüge im Vergleich zu Nachkommen von Eltern mit chronischen körperlichen Erkrankungen und normalen Kontrollen. Es ist jedoch daran zu denken, daß ähnlich wie in der Studie von Hirschfeld et al. (1989) die Probanden unter 20 Jahren die entsprechenden Persönlichkeitszüge noch nicht voll entwickelt hatten.

Zusammenfassend kann man anhand der prospektiven epidemiologischen und der Hochrisiko-Studien sagen, daß die Persönlichkeitszüge Rigidität und autonome Labilität, welche psychosomatische und depressiven Symptome in Verbindung mit negativen Kognitionen beinhalten, prämorbide, zu depressiven Störungen prädisponierende Persönlichkeitszüge darstellen. Autonome Labilität korreliert dabei sehr hoch mit dem Faktor Neurotizismus (Clayton et al. 1994).

11.7
Empirische Studien zur Frage der Validität einer depressiven Persönlichkeitsstörung

11.7.1
Das Konzept der *Charakter-Spektrum-Störung* nach Akiskal (1980 und 1990) und Winokur (1992)

Grundprinzip der Einteilung Akiskals ist die Unterscheidung zwischen subaffektiver Dysthymie und Charakter-Spektrum-Störung. Erstere sieht Akiskal als eng mit den affektiven Störungen verwandtes „Temperament", während letztere in der Nähe von den Persönlichkeitsstörungen anzusiedeln ist, insbesondere den dependenten, antisozialen und histrionischen. Bei der subaffektiven Dysthymie zeigt das Ansprechen auf Pharmako- und Psychotherapie, das Muster familiärer Belastung und das Vorhandensein biologischer Marker die Nähe zu affektiven Störungen, während die Charakter-Spektrum-Störung diese Merkmale nicht aufweist. Ähnlich unterscheidet Winokur zwischen *familiar pure depressive disease* mit genetischer und klinischer Nähe zu den affektiven Störungen und *Depression spectrum disease,* die familiär mit antisozialer Persönlichkeitsstörung oder Alkoholismus belastet ist und auch im klinischen Verlauf diesen Störungen ähnelt.

11.7.2
Das Konzept der *double depression*

Bereits Kraepelin (1913) hatte festgestellt, daß sich das Vollbild einer Melancholie auf dem Boden einer vorbestehenden konstitutionellen Verstimmung ausbilden kann; entwickelt sich dementsprechend aus einer dysthymen Störung eine Major Depression, wird dies als double depression bezeichnet (Keller et al. 1983; Klein et al. 1988). Dabei zeigt sich, daß dann die Major Depression sehr viel besser zu behandeln ist als die zugrundeliegende Dysthymie. Dieses ursprüngliche Konzept der *double depression* basierte aber auf der breiten Definition von Dysthymie nach DSM-III, so daß zunächst die Komorbidität zwischen Major Depression und Dysthymie – und somit die Inzidenz der double depression – unverhältnismäßig hoch war, nämlich bis zu 70 % (Markowitz et al. 1992).

11.7.3
Das Konzept der *recurrent brief depression* nach Angst (1985)

Die *recurrent brief depression* (RBD) wurde im Rahmen einer epidemiologischen Studie, der Zürich-Studie von Angst (1985), zum ersten Mal beschrieben. Es handelt sich um kurze depressive Episoden, die zwar die Schwere, nicht aber die Dauer einer Major Depression erreichen, welche wohl auch in *primary care settings* gehäuft zu finden ist (Weiller et al. 1994). Interessanterweise unterscheiden sich RBD und Major Depression nicht im Ausmaß der sozialen Beeinträchtigung, sofern zur Definition von RBD eine Beeinträchtigung der Arbeitsleistung einbezogen wurde. Hingegen weisen RBD gegenüber Major Depressions mehr Angstsymptome auf, die als neurotische Persönlichkeitszüge interpretiert werden (Angst und Dobler-Mikola 1985).

11.7.4
Depressive Persönlichkeit und ihre Beziehung zur Dysthymie

Meines Wissens existieren nur vier Studien, die sich mit der Relibilität und Validität der depressiven Persönlichkeit und ihrer Beziehung zur Dysthymie befaßt haben (Tabelle 4).

Tabelle 4. Studien zur Reliabilität und Validität der depressiven Persönlichkeit (DP)

Autoren	Patienten/Probanden	Kriterien für DP Reliabilität (Kappa)	Dysthymie% Major Depression %	Psychosoziale Beeinträchtigung	Familiäre Belastung
Klein, D.N. (1990)	172 Patienten ambulant	K. Schneider (1923) 0.82 (Interrater)	Dysthymie 44%	wei bei Dysthymie	Depress. Erkrankungen signifikant ↑ bei DP vs keine DP keine Differenz Dysthymie
Klein, D.N., und Miller, G.A. (1993)	185 College-Studenten	K. Schneider (1923) 0.82 (Interrater)	Dysthymie 44%	wie bei Dysthymie	Depress. Erkrankungen signifikant ↑ bei DP vs keine DP keine Differenz Dysthymie
Gunderson, J.G., et al. (1994)	67 Patienten m. fraglicher DP 13 Normalpersonen	K. Phillips (1993) 0.62 (Test-retest)	–	–	–
Hirschfeld, R.M.A., und Holzer, C.E. (1994)	524 Patienten m. depressiven Symptomen	K. Phillips (1993) 0.62 (Test-retest)	Dysthymie 58% Major Depression 79%	deutlichere B. der Patienten m. DP vs ohne DP	–

In der Studie von Klein (1990), die die Beschreibung der depressiven Persönlichkeit nach K. Schneider zur Grundlage der Evaluierung genommen hatte, wurden 177 ambulante psychiatrische Patienten untersucht im Hinblick auf familiäre Belastung, Demographie, Ausmaß der Depressivität, Persönlichkeitsvariablen und Lebensereignisse. Zusätzlich wurde eine Relibilitätsstudie und eine Sechsmonatskatamnese durchgeführt. Die Ergebnisse lassen sich wie folgt zusammenfassen:

Die Interrater-Reliabilität, bezogen auf Vorhandensein oder Nichtvorhandensein der Diagnose einer depressiven Persönlichkeit, war hoch – mit einem Kappa-Wert von 0.82. Allerdings wurden die Probanden von einem Rater in Anwesenheit des anderen interviewt.

Der Einfluß depressiver Symptomatik auf die Erfassung depressiver Persönlichkeitszüge war nicht signifikant wirksam. Die dimensional und als Syndrom erfaßte depressive Persönlichkeit blieb über ein 6-Monatsintervall hinweg mäßig stabil. Patienten, die die Kriterien einer depressiven Persönlichkeit erfüllten oder nicht erfüllten, unterschieden sich signifikant von Patienten mit der Diagnose einer Dysthymie nach DSM-III, sofern familiäre Belastung mit depressiven Erkrankungen, Werte verschiedenerPersönlichkeitsskalen, Streßreaktivität und Ausprägung depressiver Symptomatik berücksichtigt wurden.

Die depressive Persönlichkeit war zwar signifikant assoziiert mit der dysthymen Störung nach DSM-III und DSM-III-R, aber die Überschneidung war nur mäßig ausgeprägt. 30 % der Patienten, die entweder die Merkmale einer depressiven Persönlichkeit oder einer Dysthymie nach DSM-III zeigten, erfüllten auch die Kriterien beider Diagnosen. In einer Arbeit von Standage (1986) konnten nur 25 % einer kleinen Gruppe von Patienten nach der Typologie K. Schneiders einer spezifischen Diagnosegruppe nach DSM-III zugeordnet werden, am ehesten war es noch die Diagnose einer vermeidenden Persönlichkeitsstörung.

In einer weiteren Studie untersuchten Klein und Miller (1993) mit demselben Instrumentarium wie in der soeben besprochenen 185 College-Studenten, die zunächst aufgrund von Untersuchungsinstrumenten Symptome bzw. Persönlichkeitszüge einer DSM-III-R-Achse I oder II aufwiesen.

Wichtigstes Ergebnis war eine signifikante Beziehung zwischen depressiver Persönlichkeit und der Lebenszeitdiagnose einer Major Depression oder Dysthymie, wenn auch nur mit einer mäßigen Überlappung. Bei Probanden mit der Diagnose einer depressiven Persönlichkeit (N = 36) zeigten die Verwandten ersten Grades eine größere Beeinträchtigung und eine höhere Rate von affektiven Störungen als bei Probanden ohne depressive Persönlichkeit (N = 149). Diese Ergebnisse blieben auch dann bestehen, wenn Probanden mit der Lebenszeitdiagnose einer affektiven Störung ausgeschlossen wurden.

Die Ergebnisse dieser Studie waren den Ergebnissen der Studie mit ambulanten Patienten (Klein 1990) sehr ähnlich – mit einer Ausnahme, daß nämlich 78 % der College-Studenten im Vergleich zu 44 % der ambulanten Patienten mit der Diagnose einer Dysthymie die Diagnose einer depressiven Persönlichkeit aufwiesen.

Beide Studien konnten auch eine hohe Rate von affektiven Störungen bei den Verwandten ersten Grades von Patienten bzw. Probanden mit depressiver Persönlichkeit feststellen, auch dann, wenn keine zusätzliche affektive Störung bestand. Weiterhin war der Anteil affektiver Störungen bei Verwandten ersten Grades in den Gruppen mit und ohne affektive Störungen vergleichbar. Schließlich waren diese Ergebnisse insoweit spezifisch für affektive Störungen, als sich die Gruppen in der Häufigkeit von Schizophrenie, Alkoholismus, Drogen- und Medikamentenmißbrauch sowie antisozialer Persönlichkeit bei den Verwandten ersten Grades nicht unterschieden.

Gunderson et al. (1994) entwickelten ein strukturiertes Interview zur Erfassung der Kriterien der depressiven Persönlichkeit nach Phillips et al. (1993). Als Kontrollgruppen dienten 13 Normalpersonen, 67 Patienten mit der fraglichen Diagnose einer depressiven Persönlichkeit sowie 524 Patienten mit verschiedenen depressiven Störungen (siehe die Studie von Hirschfeld und Holzer 1994). Eine ausreichende Reliabilität auf Kriterien- (Kappa 0,67) und Diagnose-(Kappa 0,62) Ebene und zeitliche Stabilität konnten erreicht werden.

In einer Feldstudie von fünf verschiedenen Universitätskliniken wurden Patienten untersucht, die die Kriterien für eine Major Depression oder Dysthymie erfüllten oder zumindest zwei der in DSM-III-R aufgelisteten Symptome aufwiesen. Die Patienten wurden mit folgenden Instrumenten untersucht: SCID für DSM-III-R, einer depressiven Symptom-Checkliste, dem Diagnostic Interview for Depressive Personality (DID, Gunderson et al. 1994) und anderen Skalen zur Erfassung von depressiven Kognitionen, sozialer und Lebensqualität (Hirschfeld und Holzer 1994).

Die Kriterien für die depressive Persönlichkeit entsprechen denen von Phillips et al. (1993) (s. Kapitel 4).

Von 524 untersuchten Patienten erhielten 237 Patienten (54 %) die derzeitig ausschließliche Diagnose einer Major Depression, 73 Patienten (14 %) die Diagnose einer derzeitig ausschließlichen Diagnose einer Dysthymie. Für 117 (22 %) Patienten galten beide Diagnosen. Auf 97 Patienten (19 %) traf die Diagnose einer Depression nicht zu.

41 % der Gesamtstichprobe wiesen mindesten fünf der sieben Kriterien einer depressiven Persönlichkeit auf, wobei fünf Kriterien als *cut off*-Punkt für die Diagnose angesehen wurden.

45 % der Patienten mit einer Major Depression und 58 % mit einer Dysthymie zeigten eine depressive Persönlichkeit. Bei 20 % der Patienten, die niemals eine Major Depression hatten, war eine depressive Persönlichkeit festzustellen. 48 % der Patienten mit depressiver Persönlichkeit hatten keine derzeitige Dysthymie, 40 % keine Dysthymie in der Vorgeschichte.

Im Vergleich zu den Patienten ohne depressive Persönlichkeit zeigten diejenigen mit dieser Erkrankung deutliche Probleme im sozialen Bereich und eine stark beeinträchtigte Lebensqualität.

11.8
Diskussion der Ergebnisse

Die Frage nach der Validität der Diagnose einer depressiven Persönlichkeit bzw. Persönlichkeitsstörung ist komplex. Sie kann nur beantwortet werden durch die Aufgliederung in verschiedene Fragestellungen:

1. *Gibt es mehr als eine depressive Persönlichkeit?*
Phillips et al. (1990 und 1993) stellten aus der klinischen und empirischen Literatur übernommene Kriterien zusammen, die in die optionale Diagnose einer depressiven Persönlichkeitsstörung in DSM-IV weitestgehend Eingang gefunden haben (s. Tabelle 2). In den optionalen zusätzlichen Kriterien a) und b) für eine depressive Persönlichkeit finden sich solche Persönlichkeitszüge, die charakteristisch für die Kriterien Ordentlichkeit/Gewissenhaftigkeit und Unterordnung/Submissivität des Typus melancholicus sind.

2. *Handelt es sich um eine Persönlichkeit oder eine Persönlichkeitsstörung?*
Der erste Teil der Frage muß noch weiter aufgegliedert werden. Handelt es sich um eine Persönlichkeit, die nach den Vorstellungen der Psychoanalyse (Chodoff 1972) zum Spektrum menschlicher Charakterzüge gehört, oder handelt es sich um eine Persönlichkeit, die spezifisch zur Entwicklung depressiver Störungen prädisponiert. Die oben aufgeführten prospektiven epidemiologischen und Hochrisiko-Familienstudien konnten autonome Labilität bzw. Neurotizismus und Rigidität als prädisponierende Persönlichkeitszüge für die Entwicklung von depressiven Störungen identifizieren. Autonome Labilität bzw. Neurotizismus sind aber keine typischen Persönlichkeitszüge einer depressiven Persönlichkeitsstörung. Rigidität entspricht dem Faktor Ordentlichkeit/Gewissenhaftigkeit des Typus melancholicus.
Bei der Frage einer depressiven Persönlichkeitsstörung müssen die Kriterien der Persönlichkeitsstörung, in diesem Fall subjektives Leiden und/oder psychosoziale Beeinträchtigung, erfüllt sein. Die Studien von Klein (1990), Klein und Miller (1993) und Hirschfeld und Holzer (1994) scheinen zu bestätigen, daß Probanden bzw. Patienten, die die Kriterien der depressiven Persönlichkeit nach Phillips (1993) erfüllen, solche Beeinträchtigungen aufweisen.

3. *Können die Persönlichkeitszüge einer depressiven Persönlichkeit von Symptomen einer chronisch depressiven Verstimmung unterschieden werden?*
Mit Hilfe eines strukturierten Interviews zur Erfassung der depressiven Persönlichkeit nach den Kriterien von Phillips et al. (1993) konnten Gunderson et al. (1994) in einer empirischen Studie eine ausreichende Reliabilität und Stabilität der depressiven Persönlichkeit nachweisen.

4. *Hat die Diagnose einer depressiven Persönlichkeitsstörung klinische Validität?*
Es stellt sich zunächst die Frage, ob die Diagnose einer depressiven Persönlichkeitsstörung nicht durch Diagnosen oder diagnostische Kriterien anderer

psychiatrischer Erkrankungen beschrieben ist. In den Studien von Klein (1990), Klein und Miller (1993), Gunderson et al. (1994) und Hirschfeld und Holzer (1994) zeigte sich, daß es zwar eine signifikante Überschneidung zwischen depressiver Persönlichkeitsstörung einerseits und Major Depression und Dysthymie andererseits gibt, aber diese Überschneidung nur mäßig ausgeprägt ist und eine Gruppe von Patienten nur durch die einer depressiven Persönlichkeit allein beschrieben wird. Die psychosoziale Beeinträchtigung betrifft, so erwiesen sich die Patienten mit der depressiven Persönlichkeitsstörung ohne zusätzliche Diagnosen einer depressiven Störung psychosozial ähnlich beeinträchtigt wie Patienten mit einer Major Depression oder einer Dysthymie.

Schließlich ergab sich, daß die familiäre Belastung mit vorwiegend depressiven Störungen bei Patienten mit depressiver Persönlichkeit ähnlich hoch ist wie bei den Patienten mit Major Depression und Dysthymie.

Die Frage bleibt offen, ob eine antidepressive Therapie mit trizyklischen Antidepressiva oder MAO-Hemmern, die eine Wirksamkeit bei der Behandlung von Dysthymien, Minor Depressions und Subthreshold Depressions aufweist, auch eine Wirksamkeit bei der depressiven Persönlichkeit zeigt (Hirschfeld 1994).

Die zentrale Frage nach der Validität der depressiven Persönlichkeit betrifft einerseits die Beziehung zwischen Symptomen und Persönlichkeitszügen (Bronisch und Klerman 1991) und andererseits die Persönlichkeitszüge als Vulnerabitätsmarker für psychiatrische Erkrankungen (von Zerssen 1993).

Lassen Sie mich schließen mit einem Fallbeispiel aus der Literatur. Die Figur des Oblomow aus Gontscharows gleichnamigem Roman scheint mir das typische Beispiel für die Frage der Validität der Diagnose einer depressiven Persönlichkeit zu sein. Handelt es sich um eine depressive Persönlichkeit oder um eine depressive Störung bei dem russichen Grundbesitzer in der Provinz Oblomow, der aufgrund seiner Charakterzüge bzw. Symptomatik letztendlich das von seinen Eltern und Großeltern geschaffene Gut nicht mehr gewinnbringend nutzen kann und der schließlich auch seine Freundin an seinen Gegenspieler verliert? Oblomow wird durch die Trennung von seiner Freundin schwer depressiv und stirbt wahrscheinlich aufgrund von Übergewichtigkeit und mangelnder Bewegung an einem Herzleiden. Man könnte allerdings Oblomow auch als einen Faulpelz sehen, der dem dynamischen und konurrenzfähigen deutschen Emporkömmling schließlich unterliegt.

So bleibt letztlich die Antwort auf die Frage der Existenz einer depressiven Persönlichkeit weiteren Forschungen überlassen. Vielleicht ist sie auch prinzipiell unlösbar, weil eine strenge Trennung von Persönlichkeitszügen und -symptomen i.S. einer Achse I-Störung mehr unserem Bedürfnis nach begrifflicher Differenzierung entspringt als der klinischen Realität.

11.9
Literatur

Abraham K (1916) Untersuchungen über die früheste prägenitale Entwicklungsstufe der Libido. In: Psychoanalytische Studien , Bd. I. Fischer, Frankfurt/Main 1969

Akiskal HS (1990) Towards a definition of dysthymia: boundaries with personality and mood disorders. In: Burton SW, Akiskal HS (eds) Dysthymic disorder. Gaskell, London, pp 1–12

Akiskal HS, Rosenthal TL, Haykal RF, Lemmi H, Rosenthal RH, Scott-Strauss A (1980) Characterological depressions: clinical and sleep EEG findings separating „subaffective dysthymias" from „character spectrum disorders". Arch Gen Psychiatry 37: 777–783

Angst J, Clayton P (1986) Premorbid personality of depressive, bipolar, and schizophrenic patients with special reference to suicidal issues. Compr. Psychiatry 27: 511–532

Angst J, Dobler-Mikola A (1985) The Zurich study - a prospective epidemiological study of depressive, neurotic and psychosomatic syndromes. IV. Recurrent and nonrecurrent brief depression. Eur Arch Psychiatry Neurol Sci 234: 408–416

Bronisch T, Klerman GL (1988) The current status of neurotic depression as a diagnostic category. Psychiatr. Dev 4: 245–275

Bronisch T, Klerman GL (1991) Personality functioning: change and stability in relationship to symptoms and psychopathology. J Pers Disord 5: 307–317

Chodoff P (1972) The depressive personality: a critical review. Arch Gen Psychiatry 27: 666–673

Clayton PJ, Ernst C, Angst J (1994) Premorbid personality traits of men who develop unipolar or bipolar disorders. Eur Arch Psychiatry Clin Neurosci 243: 340–346

Ernst C, Schmid G, Angst J (1992) The Zurich study. XVI. Early antecedents of depression. A longitudinal prospective study on incidence in young adults. Eur Arch Psychiatry Clin Neurosci 242: 142–151

Eysenck HJ (1947) Dimensions of personality. Routledge & Kegan Paul, London

Gontscharow IA (1960) Oblomow. Dt. Übersetzung: J. Hahn. Winkler, München

Gottheil E, Stone G (1968) Factor analysis study of orality and anality. J Nerv Ment Dis 146: 1–17

Gunderson JG, Phillips KA, Triebwasser J, Hirschfeld RMA (1994) The diagnostic interview for depressive personality. Am J Psychiatry 151: 1300–1304

Hirschfeld RMA (1994) Major depression, dysthymia and depressive personality disorder. Br J Psychiatry 165: 23–30

Hirschfeld RMA, Holzer CE (1994) Depressive personality disorder: clinical implications. J Clin Psychiatry 55 (suppl.): 10–17

Hirschfeld RMA, Klerman GL, Clayton PJ, Keller MB, McDonald-Scott P, Larkin BH (1983) Assessing personality: effects of the depressive state on trait measurement. Am J Psychiatry 140: 695–699

Hirschfeld RMA, Klerman GL, Lavori P, Keller MB, Griffith P, Coryell P (1989) Premorbid personality assessments of first onset of major depression. Arch Gen Psychiatry 46: 345–350

Kahlbaum K (1978) Die klinisch-diagnostischen Gesichtspunkte der Psychopathologie. Breitkopf und Härtel, Leipzig, Sammlung klinischer Vorträge 126: 1127–1146

Klein DN (1990) Depressive personality: reliability, validity, and relation to dysthymia. J Abnorm Psychol 99: 412–421

Klein DN, Miller GA (1993) Depressive personality in nonclinical subjects. Am J Psychiatry 150: 1718–1724

Kraepelin E (1913) Psychiatrie. Ein Lehrbuch für Studierende und Ärzte. 8. Aufl. Johann Ambrosius Barth, Leipzig

Lauer JL, Bronisch T, Kainz M, Schreiber W, Holsboer F, Krieg JC (1997) Premorbid psychometric profile of subjects at high familial risk for affective disorders. Psychol Med 27: 355–362

Leibbrand W, Wettley A (1961) Der Wahnsinn. Geschichte der abendländischen Psychopathologie. Aber, Freiburg

Leonhard K (1968) Akzentuierte Persönlichkeiten. VEB, Berlin

Maier W, Lichtermann D, Minges J, Heun R (1992) Personality traits in subjects at risk for unipolar major depression: a family study perspective. J. Affect Disord 24: 153–164

Nyström S, Lindegard B (1975) Depression: predisposing factors. Acta Psychiatr Scand 51: 77–87
Ouimette PC, Klein DN, Clark DC, Margolis ET (1992) Personality traits in offspring of parents with unipolar affective disorder: an explorative study. J Pers Disord 6: 91–98
Peters UH (1984) Typus melancholicus. In: Freedman AM, Kaplan HI, Sadock BJ, Peters UH (eds) Psychiatrie in Praxis und Klinik (dt. Bearb.. Comprehensive Textbook of Psychiatry, 3. Aufl.. Williams & Wilkins, Baltimore/Marryland 1980), Bd. 1. Thieme, Stuttgart, New York, S. 338–341
Phillips KA, Gunderson JG, Hirschfeld RMA, Smith LE (1990) A review of the depressive personality. Am J Psychiatry 147: 830–837
Phillips KA, Hirschfeld RMA, Shea MT, Gunderson JG (1993) Depressive personality disorder: perspectives for DSM-IV. J Pers Disord 7: 30–42
Reich J, Noyes R Jr, Hirschfeld RMA, Coryell W, O'Gorman T 1987) State and personality in depressed and panic patients. Am J Psychiatry 144: 181–187
Rorsman B, Gräsbeck A, Hagnell O, Isberg PE, Otterbeck L (1993) Premorbid personality traits and psychosomatic background factors in depression: the Lundby study 1957–1972. Neuropsychobiology 27: 72–79
Schneider K (1923) Die psychopathischen Persönlichkeiten. Franz Deuticke, Leipzig und Wien
Standage K (1986) A clinical and psychometric investigation comparing Schneider's and the DSM-III typologies of personality disorders. Compr Psychiatry 27: 35–46
Weiller E, Boyer P, Lepine JP, Lecrubier Y (1994) Prevalence of recurrent brief depression in primary care. Eur Arch Psychiatry Clin Neurosci 244: 174–181
Weitbrecht HJ (1963) Psychiatrie im Grundriß. Springer, Berlin, Göttingen, Heidelberg, S. 411–413
Winokur G, Coryell W (1992) Familial subtypes of unipolar depression: a prospective study of familial pure depressive disease compared to depression spectrum disease. Biol Psychiatry 32: 1012–1018
Zerssen D von (1980a) Konstitution. In: Kisker KP, Meyer JE, Müller C, Strömgren E (Hrsg) Psychiatrie der Gegenwart, Bd. I/2. Springer, Berlin, Heidelberg, New York, 2. Aufl., S. 619–705
Zerssen D von (1980b) Persönlichkeitsforschung bei Depressionen. In: Heimann H, Giedke H (Hrsg) Neue Perspektiven in der Depressionsforschung. Huber, Bern, Stuttgart, Wien, S. 155–178
Zerssen D von (1982) Personality and affective disorders. In: Paykel ES (ed) Handbook of affective disorders. Churchill, Livingstone, Edinburgh, London, Melbourne, New York, S. 212–228
Zerssen D von (1991) Zur prämorbiden Persönlichkeit des Melancholikers. In: Mundt C, Fiedler P, Lang, H, Kraus A (Hrsg). Depressionskonzepte heute. Springer, Berlin, Heidelberg, S. 76–94
Zerssen D von (1992) Der „Typus manicus" – eine Variante der Zyklothymie? In: Marneros A, Philipp M (eds) Persönlichkeit und psychische Störung. Springer, Berlin, Heidelberg, New York, Tokyo, 72–86
Zerssen D von (1993) Normal and abnormal variants of premorbid personality in functional mental disorders. Conceptual and methodological issues. J Pers Disord 7: 116–136
Zerssen D von (1996) Forschungen zur prämorbiden Persönlichkeit in der Psychiatrie der deutschsprachigen Länder: Die letzten drei Jahrzehnte. Fortschr. Neurol Psychiatr 64: 168–183
Zerssen D von, Pfister H, Köller DM (1988) The Munich Personality Test (MPT), a short questionnaire for self-rating and relatives' rating of personality traits: formal properties and clinical potential. Eur Arch Psychiatry Neurol Sci 238: 73–93

Korrelationen zwischen Selbst- und Fremdbeurteilung von Depressivität auf der Symptomebene

F. Keller, A. Ruppe, R.-D. Stieglitz und M. Wolfersdorf*

12.1
Einleitung

Die Korrelation zwischen der Selbst- und der Fremdeinschätzung von Depressivität ist i.a. nicht besonders groß und weist zudem einen großen Schwankungsbereich auf. Bezogen auf die zwei international am häufigsten eingesetzten Erhebungsinstrumente, das Beck-Depressions-Inventar (BDI) und die Hamilton Depressions-Skala (HAMD), wird für die amerikanische Originalversion des BDI eine mittlere Korrelation von r = 0,76 zur HAMD berichtet (Beck, Steer u. Garbin, 1988), während sie in der deutschen BDI-Version nur in der Größenordnung von r = 0,37 liegt (Hautzinger et al., 1994). In einer eigenen Studie an Patienten der Depressionsstation lag sie bei r = 0,57 (Keller, Spieß u. Hautzinger, 1996). Anschaulich bedeutet dies, daß bei einer Korrelation von r = 0,57 nur etwa ein Drittel der Varianz erklärt werden kann, d.h. die Vorhersage des BDI-Wertes aus dem HAMD-Wert (bzw. umgekehrt) für einen bestimmten Patienten ist relativ schlecht.

Die Gründe für diese Diskrepanz können auf verschiedenen Ebenen liegen. Läßt man Nachlässigkeiten in der Durchführung (z.B. Erfassung zu unterschiedlichen Zeitpunkten; HAMD wird später aus dem Gedächtnis ausgefüllt) oder Studienprobleme außer acht, verbleiben v.a.

1) das Problem der Wahrnehmung von Besserung und
2) die Schwerpunktsetzung in der erfaßten Symptomatik.

Unter den ersten Punkt fällt die unter Klinikern oft gehörte Annahme, Therapeuten würden eine Besserung rascher wahrnehmen als Patienten (z.B. auf der Verhaltensebene in Mimik und Gestik), aber auch die Möglichkeit, daß ein Therapeut um Art, Wirksamkeit und Zeitabläufe der Behandlung weiß und entsprechend urteilt. Unter dem Gesichtspunkt der Schwerpunktsetzung ergibt ein Vergleich der Erfassungsinstrumente, daß die HAMD eher den vegetativen Teil depressiver Symptomatik erfaßt, das BDI eher den kognitiv-affektiven Bereich. Deshalb ergibt sich in der HAMD eine oft beobachtete „Überreaktion" auf initiale Besserung (v.a. durch die drei Items zu Schlafstörungen), da Besserung oft zuerst im somatischen Bereich sichtbar wird.

* Unter Mithilfe der Projektgruppe „Qualitätssicherung der stationären Depressionsbehandlung in Baden-Württemberg" (R.-D. Stieglitz, M. Berger, Freiburg; R. Metzger, Bad Schussenried; S. Stabenow, Karlsruhe; Ch. Hornstein, Wiesloch; G. Schell, Stuttgart; A. Ruppe, F. Keller, M. Wolfersdorf, Weissenau).

12.2
Fragestellung und Methodik

Während auf Skalenebene zahlreiche Vergleiche zwischen beiden Verfahren existieren, sind auf Symptomebene bisher kaum Analysen vorgenommen worden. Im folgenden soll deshalb ein Vergleich auf der Ebene der Einzelsymptome durchgeführt werden. Von diesen sind einige inhaltlich sehr ähnlich gefaßt, andere weisen kein unmittelbares Äquivalent im anderen Verfahren auf (vgl. Tabelle 1). Als Datenbasis dienten die BDI und HAMD aus dem Pilotprojekt „Qualitätssicherung der stationären Depressionsbehandlung" (Wolfersdorf et al., 1997) zum Aufnahmezeitpunkt, d.h. üblicherweise innerhalb der ersten drei Tage. Da die Erhebung in verschiedenen Kliniken stattfand, dürfte auch ein Vergleich der Korrelationen über die Kliniken hinweg interessant sein im Hinblick auf ein unterschiedliches Verständnis der HAMD-Items (ein gemeinsames HAMD-Training konnte aus Zeitgründen vor Beginn der Erhebung nicht mehr durchgeführt werden).

12.3
Ergebnisse

Die Abb. 1 zeigt die Höhe der Korrelation zwischen inhaltlich ähnlichen Symptomen. Schuldgefühle und die Suizidalität werden relativ gleichartig über die einzelnen Kliniken hinweg eingeschätzt. Die Korrelationen sind jedoch insgesamt nicht besonders hoch (Bereich: 0,35 bis 0,61; Gesamtkorrelation r=0,53

Tabelle 1. Gegenüberstellung von Symptomen der Hamilton Depressionsskala (HAMD) und des Beck Depressionsinventars (BDI)

HAMD	Nr.	Nr.	BDI
I. Übereinstimmung in der Bezeichnung / Formulierung			
Schuldgefühle (0–4)	2	E	Schuldgefühle
Suizidalität (0–4)	3	I	Suizidimpulse
Schlafstörungen am Morgen (0–2)	6	P	Schlafstörungen
Arbeit und Beschäftigung (0–4)	7	O	Arbeitsunfähigkeit
Hypochondrische Symptome (0–4)	15	T	Hypochondrie
Gewichtsverlust (0–2)	16	S	Gewichtsverlust
II. Ähnlichkeiten in der Bezeichnung / Formulierung			
Durchschlafstörungen (0–2)	5	P	Schlafstörungen
Körperliche Symptome (Gastrointestinale) (0–2)	12	R	Appetitverlust
Körperliche Syndrome (Allgemeine) (0–2)	13	Q	Ermüdbarkeit
Störung der Sexualität/Genitalien (0–2)	14	U	Libidoverlust
III. Andere			
Depressive Stimmung (0–4)	1	A	Traurige Stimmung
		B	Pessimismus
		D	Unzufriedenheit
		H	Selbstanklagen
		M	Entschlußunfähigkeit

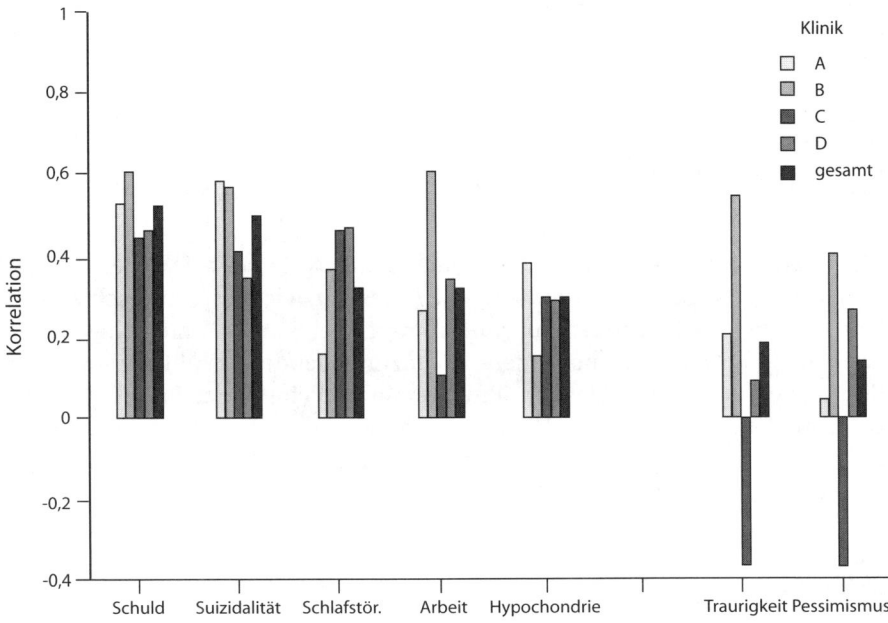

Abb. 1. Korrelation vergleichbarer Symptome in BDI und HAMD

bzw. 0,50). Die übrigen drei Symptome werden weniger homogen eingeschätzt und die Gesamtkorrelation liegt nur noch bei ungefähr r = 0,32. Zusätzlich in der Abbildung enthalten sind noch die BDI-Items A und B, die mit der Gesamteinschätzung an depressiver Stimmung, wie sie im ersten HAMD-Item erfaßt werden soll, korreliert wurden. Hier sind die Korrelationen nahe Null, mit Ausnahme der Klinik B und C. Offensichtlich fliessen nur in Klinik B Traurigkeit und Hoffnungslosigkeit nennenswert in die Gesamtbeurteilung ein, während diese Merkmale in Klinik C sogar negativ korreliert sind. Die Analyse der entsprechenden Häufigkeitstabellen zeigt, daß in dieser Klinik hohe HAMD-Werte auch bei niedrigen BDI-Werten angegeben werden.

Zur Validierung dieser Befunde auf der Einzelsymptomebene soll noch auf die Übereinstimmung der beiden Gesamtskalen eingegangen werden (vgl. Tabelle 2). Die Korrelationskoeffizienten zwischen BDI und HAMD liegen im Bereich der in der Literatur berichteten Werte. Die HAMD-interne Beziehung zwischen dem ersten HAMD-Item (Gesamteinschätzung depressiver Stimmung) und der HAMD-Gesamtskala weist erwartungsgemäß einen höheren Zusammenhang auf, allerdings ist auch hier, wie schon im Zusammenhang BDI-HAMD, eine hohe Schwankung in den klinikspezifischen Korrelationen zu beobachten. Rehm und O'Hara (1985) berichten für die Korrelation von erstem HAMD-Item und dem Gesamtwert des BDI einen Wert von 0,68, während sich in der eigenen Studie nur r = 0,27 ergibt, nach Ausschluß von Klinik C steigt der Wert auf r = 0,41.

Tabelle 2. Korrelation der Gesamtskalen (17-Item-Version der HAMD)

	alle vier Kliniken (n = 133)	Klinik A (n = 44)	B (n = 28)	C (n = 29)	D (n = 32)
HAMD und BDI	0,38	0,51	0,35	0,14	0,47
HAMD-gesamt und HAMD-1	0,63	0,50	0,74	0,19	0,78

Mit diesen Analysen soll keine „Qualitätskontrolle der Datenerhebung" durchgeführt werden, doch sollte überlegt werden, wie diese Unterschiedlichkeit zwischen den Kliniken zustandekommt. Neben z. B. Unterschieden im Patientenkollektiv ist insbesondere an unzureichende Ausbildung und/oder Erfahrung der Rater zu denken. Eine Vereinheitlichung der Fremdeinschätzung durch ein gemeinsames HAMD-Training unter Nutzung eines Interviewleitfadens zur Vereinheitlichung der Informationserhebung dürfte daher in Studien dieser Art unerläßlich sein.

12.4
Diskussion

Zusammenfassend läßt sich festhalten, daß auch auf der Ebene der Einzelsymptome keine besonders hohe Übereinstimmung zwischen der Selbst- und der Fremdeinschätzung depressiver Symptomatik gefunden werden konnte. Selbst bei inhaltlich ähnlichen Items überstiegen die Zusammenhänge nicht diejenigen aus der Gesamtskala, so daß die Hypothese einer unterschiedlichen Gewichtung von Symptombereichen, die für eine geringe Korrelation zwischen den Gesamtwerten von BDI und HAMD verantwortlich gemacht worden war, nicht bestätigt werden kann.

Der gemeinsame Anteil in der Einschätzung der Symptomatik zwischen Therapeut und Patient scheint daher nur den kleineren Teil auszumachen (ausgedrückt in erklärter Varianz ca. 25–30 %), d. h. zum größeren Teil scheinen Patient und Therapeut verschiedene Aspekte der Symptome zu gewichten und unterschiedliche Schwerpunkte zu setzen, selbst wenn es sich scheinbar um dasselbe Symptom handelt. Dies kommt auch in der klinischen Erfahrung zum Ausdruck, wonach depressiv Kranke mit Depression/Bedrücktheit/Melancholie etwas anderes meinen als Therapeuten, wenn diese von depressiver Herabgestimmtheit, vitaler Traurigkeit, Freudlosigkeit oder Gefühl der Gefühllosigkeit sprechen (Kopittke u. Wolfersdorf, 1989; Wolfersdorf, 1996). Das subjektive Erleben einer Depression ist schwer benenn- und beschreibbar, gerade für Betroffene. Die Selbsteinschätzung des Patienten ist dennoch keineswegs als weniger valide einzustufen, denn sie ist für den weiteren Krankheitsverlauf mindestens genauso prädiktiv und oft sogar besser als die Fremdeinschätzung, wie wir in katamnestischen Studien mit verschiedenen Verlaufskriterien fanden (Keller et al., 1991; Keller, 1997).

Die Ergebnisse bestätigen somit die mittlerweile akzeptierte Annahme, daß Selbst-und Fremdbeurteilung sich nicht ersetzen können, sondern daß beiden eine komplementäre Funktion in der Erfassung depressiver Symptomatik zukommt (Baumann u. Stieglitz, 1994; Möller, 1990).

12.5
Literatur

Baumann U, Stieglitz R -D (1994) Psychodiagnostik psychischer Störungen: Allgemeine Grundlagen. In: R-D Stieglitz, U Baumann (Hrsg) Psychodiagnostik psychischer Störungen. Enke, Stuttgart, S 3 – 20

Beck AT, Steer RA, Garbin MG (1988) Psychometric properties of the Beck Depression Inventory: Twenty-five years of evaluation. Clin. Psych. Review 8: 77 – 100

Hautzinger M, Bailer M, Worall H, Keller F (1994) Beck-Depressions-Inventar (BDI); Testhandbuch. Hans Huber, Bern

Keller F (1997) Belastende Lebensereignisse und der Verlauf von Depressionen. Waxmann-Verlag, Münster

Keller F, Hautzinger M, Wolfersdorf M, Steiner B (1991) Entlaß-Symptomatik als Prädiktor für Rückfall bei Depression: eine ereignisorientierte Auswertung. Verhaltensmodifikation und Verhaltensmedizin 12: 186 – 200

Keller F, Spieß M, Hautzinger M (1996) Statische und dynamische Prädiktoren für den Verlauf depressiver Erkrankungen: eine Auswertung mittels verallgemeinerter Schätzgleichungen. Zeitschrift für Klinische Psychologie 25: 234 – 243

Kopittke W, Wolfersdorf M (1989) Zur Phänomenologie depressiver Syndrome aus klinisch-psychiatrischer Sicht. In: R Straub, M Hautzinger, G Hole (Hrsg) Denken, Fühlen, Wollen und Handeln bei depressiven Menschen. Peter Lang, Frankfurt, S 1 – 9

Möller H-J (1990) Möglichkeiten und Grenzen von Selbstbeurteilungsskalen zur Verlaufsbeurteilung depressiver Symptomatik im Rahmen der Therapie-Evaluation. In: U Baumann, E Fähndrich, R-D Stieglitz, B Woggon (Hrsg) Veränderungsmessung in Psychiatrie und Klinischer Psychologie. Profil, München, S 307 – 328

Rehm LP, O'Hara MW (1985) Item characteristics of the Hamilton Rating Scale for depression. J. Psychiat. Res. 19: 31 – 41

Wolfersdorf (1996) Management of Depression, Letter Nr. 1: Klinisches Bild depressiver Störungen. ARCIS-Verlag, München

Wolfersdorf M, Stieglitz R-D, Metzger R, Ruppe A, Stabenow S, Hornstein C, Keller F, Schell G, Berger M (1997) Modellprojekt zur Qualitätssicherung der klinischen Depressionsbehandlung. In: Berger M, Gaebel W (Hrsg) Qualitätssicherung in der Psychiatrie. Springer-Verlag, Berlin Heidelberg, S 67 – 86

KAPITEL 13

Die Entwicklung der Depressionsbehandlung aus psychobiologischer Sicht

E. Holsboer-Trachsler

Im Jahre 1968 wurde durch Prof. Paul Kielholz in Basel die erste Depressionsstation Europas gegründet. Der damalige Leiter dieser Station war Prof. Günter Hole, der als junger Oberarzt die Aufgabe hatte, die Ziele dieser neuartigen Spezialstation zu formulieren und zu vertreten. Die zentralen Anliegen der Depressionsstation waren Diagnostik und Behandlung mit modernsten Mitteln aus psychobiologischer Sicht zu erforschen. In der Diagnostik beschäftigte man sich von der somatischen Seite her mit der Suche nach objektivierbaren Krankheitsmarkern durch Einrichtung von Labors, wo vegetative, biochemische und EEG-Untersuchungen durchgeführt werden konnten. Der sogenannte psychische Ansatz bestand aus einem psychopathologischen Anteil, experimentalpsychologischen Studien und sozialpsychiatrischen Erhebungen. Die Behandlungsplanung beinhaltete denselben biopsychosozialen Ansatz. Man erhoffte sich anhand der Nosologie und der Syndromdiagnostik, die geeignete Zusammensetzung der verschiedenen Therapieformen für den einzelnen Patienten zu finden. Wie man sieht, waren bereits damals alle auch heute noch wesentlichen Elemente formuliert. Zum einen der mehr somatische Zugang mit Pharmaka und Bewegungstherapie, zum anderen der mehr psychische Zugang mit verschiedenen Psychotherapieverfahren, sozialpsychiatrischer Hilfe, Ergotherapien sowie die Planung der aus beiden Bereichen zusammengesetzten entsprechenden Nachbehandlungen. Vergleicht man hierzu unsere aktuellen allgemeinen Therapierichtlinien, so sieht man wie umfassend der damalige Ansatz bereits war. Die Kombination von biologischen und psychotherapeutischen sowie psychosozialen Behandlungsmethoden ist heutiger Therapiestandard. Inhaltlich hingegen haben sich unsere Verfahren verfeinert. Beispielsweise hat sich aus der Psychoanalyse eine analytisch orientierte Psychotherapie entwickelt, die spezifisch auf psychodynamische Auslöser der Depression eingeht und in der aktuellen Beziehung zwischen Patient und Therapeut Aspekte von Hilflosigkeit, Anklammerung und vorwurfsvoller Aggressivität bearbeitet. Aus der Verhaltenstherapie entstand die kognitive Verhaltenstherapie, welche versucht mit den Patienten Einstellung und Fähigkeiten zur Bewältigung von Lebensproblemen und Krisen zu trainieren. In der Antidepressivabehandlung stehen uns im Vergleich zu den alten tri- und tetrazyklischen Substanzen eine ganze Palette von neuartigen selektiven Pharmaka zu Verfügung, wie die reversiblen spezifischen MAO-A-Hemmer und die selektiven Serotonin-Wiederaufnahme-Hemmer sowie als neueste Substanzklasse die selektiven Serotonin- und Noradrenalin-Wiederaufnahmehemmer. Ziel dieser Weiterentwicklung der Antidepressiva war es, besser verträgliche und wirksamere Substanzen herzustellen, d. h. mehr Patienten schneller erfolgreich zu behandeln mit weniger Nebenwirkungen. Das Ziel der schnelleren und höheren Wirksamkeit wurde nicht erreicht, die klinische Globalwirksamkeit konnte nicht wesentlich verändert werden. Alle der über 20 unterschiedlichen Antidepressiva zeigen eine gute Effizienz von 60–80%. Bezüglich des Nebenwirkungsprofils hingegen, wurden deutliche Fortschritte gemacht. Die neuen Substanzen sind besser verträglich und zeigen insbesondere eine geringere Toxizität, weniger anticholinerge Nebenwirkungen und eine bessere Herz-Kreislaufverträglichkeit (Holsboer-Trachsler 1996)

13.1
Differentialindikation von Antidepressiva

Neben dem Grundanliegen, die verschiedenen Therapieelemente zu verbessern, war ein weiteres Ziel, Richtlinien zur Differentialindikation der Behandlungsverfahren zu entwickeln. Unsere Diagnosen sind zwar durch die Operationalisierung reliabler geworden, bieten aber keine Hilfestellung für die Therapieplanung, da sie nicht pathogenetisch begründet sind wie in der somatischen Medizin und nicht erlauben, eine Voraussage zu machen über den Therapieerfolg und die Prognose einer Störung. Die zur Zeit gebräuchlichen klinischen Auswahlverfahren für eine Antidepressivatherapie haben sich seit 1968 kaum verändert. Man orientiert sich immer noch am psychopathologischen Syndrom, wie von Kielholz vorgeschlagen. Daneben berücksichtigt man das Nebenwirkungsprofil und wählt Antidepressiva nach persönlicher Erfahrung. Seit der Einführung der Serotonin-Wiederaufnahmehemmer scheint sich allerdings eine vierte Entwicklung aufzuzeichnen, d. h. nach sogenannten funktionellen Gesichtspunkten, womit die biochemische Spezifität des Arzneimittels gemeint ist (Pöldinger 1993). Serotonin-Wiederaufnahmehemmer wirken nosologieübergreifend für eine ganze Palette von Erkrankungen, wobei man die Hoffnung hat, verschiedene Erkrankungen unter dem biochemischen Aspekt Serotoninmangelsyndrom zu gruppieren und dementsprechend spezifisch zu behandeln. Neben diesen klinischen Überlegungen, hat sich aber bei der Entwicklung der neurobiologischen Prädiktoren viel bahnbrechend Neues getan, worauf im folgenden näher eingegangen wird.

13.2
Historische Entwicklung von Neuroendokrinologie und Schlafforschung in der Psychiatrie

Neben den bekannten klinisch-psychopathologischen Parametern gelang es durch die Erkenntnisse der neurobiologischen Forschung der letzten beiden Jahrzehnte, neuroendokrinologische und schlafpolygraphische Untersuchungsmethoden zu etablieren, die sich als wertvoll und ertragreich im Bereich der Diagnosen und Therapieforschung erwiesen haben. Seit der Antike besteht die Vorstellung, daß Schlafstörungen und eine damit verbundene Dyskrasie der Körpersäfte Depressionen verursachen. Im Klassiker der Melancholieliteratur: „The Anatomy of Melancholy" 1621 ist dies vom Scholastiker Robert Burton folgendermassen zusammengefaßt. „Es ist eine zutreffende Lehrmeinung, daß ein Melancholiker gar nicht zu viel ruhen kann, daß ihm zusätzlicher Schlaf wohltut, weil er ein einzigartiges Gegenmittel ist und nichts die Krankheit leichter auslöst und verschlimmert als übermäßiges Wachen. Es trocknet das Gehirn aus, das in Wahnsinn und Umnachtung verfällt und läßt auch den Körper trocken, mager, knochig und unansehnlich werden. Der Geist verwirrt sich, die Säfte verkochen, die Augen sinken in den Kopf, die Galle nimmt überhand, und der ganze Körper entzündet sich. Deshalb sei übermäßiges Wachen und Schlafmangel nicht von ungefähr eine Hauptursache der Melancholie". Der Ausdruck „psychiatrie endocrinienne" (endokrinologische Psychiatrie) wurde von Laignel-Lavastine zum ersten Mal 1908 am Kongreß französischer Psychiater in Dijon gebraucht.

Emil Kraepelin hegte hochgespannte Erwartungen an die endokrinologische Psychiatrie. Er drückte die Hoffnung nach einer endokrinen Grundlage der Schizophrenie vielfach recht bestimmt aus. Sein Zeitgenosse und wissenschaftlicher Gegner Sigmund Freud stellte sich vor, die Aktualneurosen seien auf die schädliche Einwirkung von Hormonen auf das Gehirn zurückzuführen und äußerte sogar die Hoffnung, daß die Störungen, die er psychologisch zu verstehen suche, in einer späteren Zeit hormonal behandelt würden und damit die Psychoanalyse in der Hintergrund treten lasse. Von Manfred Bleuler wurde diese erste Etappe den endokrinen Psychiatrie, welche bis gegen 1930 andauerte als eine Zeit der nützlichen psychopathologischen Einzelfallbeobachtungen endokrinologischer Patienten bezeichnet, aber auch eine Zeit der wilden unwissenschaftlichen Spekulationen. Die Hypothese, durch Hormone die Psyche und durch die Psyche das Endokrinium zu beeinflussen, weckte noch vor der Entdeckung der Psychopharmaka große therapeutische Hoffnungen. So glaubte man durch Hormontherapien nicht nur sämtliche psychische Krankheiten günstig beeinflussen zu können, sondern auch die Reifung des Gesunden lenken und sein Altern verzögern zu können. Schlagworte wie „endokrinologische Charakterapotheke" führten dazu, daß man auf Ladentischen gefällig verpackte endokrine Zaubermittelchen fand um sogenannte „Drüsenstörungen" zu bekämpfen. An der zweiten von Manfred Bleuler benannten endokrinopsychiatrischen Etappe wirkte er selber mit. Erste systematische klinische Studien an endokrinologischen Patienten und an Patienten mit psychiatrischer Erkrankung unterstrichen die Wechselwirkungen zwischen Endokrinium und Psyche. Die Ergebnisse sind von Bleuler in seiner monumentalen Arbeit „Endokrinologische Psychiatrie" 1954 zusammengestellt worden (Bleuler 1954). Die großen Erfolge der Psychopharmakologie in den 50-iger Jahren drängten danach die von Manfred Bleuler begründete endokrinologische Psychiatrie längere Zeit in den Hintergrund. Seit den 70-iger Jahren hat die neuroendokrinologische Forschung die biologisch-psychiatrische Forschung richtungsgebend geprägt. Die neuroendokrinologische Grundlagenforschung zeigte, daß diejenigen Neurotransmitter, welche als ätiologische Faktoren der Depression und Schizophrenie diskutiert werden, auch an der Neuroregulation zentraler und peripherer Hormone beteiligt sind. Im Mittelpunkt der modernen Psychoneuroendokrinologie stehen heute Versuche, einerseits psychiatrische Krankheitsbilder zu charakterisieren, andererseits die Kausalforschung d. h. die Pathogenese psychiatrischer Erkrankungen zu verstehen. Eine ähnliche Entwicklung findet sich für die Rolle der Schlafforschung in der Psychiatrie. Bereits Griesinger betonte in seinem Lehrbuch 1861 die Wichtigkeit der Schlafstörung als Symptom oder Prodrom von Geisteskrankheiten. Kraepelin sah in ungenügendem Schlaf einen Hauptfaktor der Erschöpfung und in dieser eine häufige Ursache von Geisteskrankheiten. Seine Auffassung, daß „Anhäufung lähmend wirkender Zerfallsprodukte im Blut" zur Ermüdung führe, könnte als Brückenschlag zwischen Schlaf, Hormonen und Psyche interpretiert werden.

Die bahnbrechende Entdeckung des Elektroencephalogramms durch Hans Berger 1929 in Jena schuf die Grundlage zur Erforschung neurophysiologischer Mechanismen bei psychiatrischen Erkrankungen. Berger selbst fand allerdings im Wach-EEG bei psychiatrischen Erkrankungen keine Normabweichungen. Schlafableitungen wurden vorerst keine durchgeführt, was wohl auch mit einer gewissen Skepsis gegenüber dieser Methode zu tun hatte. Noch 1942 schrieb der Münchner Ordinarius Oswald Bumke in seinem Lehrbuch: „Der Unterschied zwischen einem wachen und einem schlafenden Gehirn wird sich wohl niemals aufzeigen lassen". Ein grundlegend neuer Abschnitt der Schlafforschung begann 1953 durch Aserinsky u. Kleitmann mit einer faszinierenden Entdeckung. Sie beobachteten ein periodisch wiederkehrendes Schlafstadium mit raschen Augenbewegungen in welchem häufig Träume stattfinden. Dieses Schlafstadium wurde deshalb rapid eye movement Schlaf oder REM-Schlaf genannt. Damit war gezeigt, daß es zwei verschiedene Arten des Schlafes gibt, wobei der Schlaf mit keinen oder nur langsamen Augenbewegungen als Non-REM-Schlaf bezeichnet wurde. Der Non-REM-Schlaf wird zusätzlich in die beiden leichten Schlafstadien 1 und 2 und in die Tiefschlafstadien 3 und 4 unterteilt. REM- und Non-REM-Schlaf treten alternierend auf, wobei der Tiefschlaf vorallem in der ersten Nachthälfte vorherrschend ist, während der REM-Schlaf vermehrt gegen Morgen hin auftritt. 1968 haben Rechtschaffen und Kales, anhand von schlafpolygraphischen Kriterien (EEG, EOG, EMG), eine standardisierte Schlafstadieneinteilung vorgeschlagen, welche heute noch Gültigkeit besitzt und die Erstellung von international vergleichbaren Schlafprofilen erlaubt. Heute bestehen die modernen Schlaflabors aus einem angenehm eingerichteten Schlafzimmer, welches einem komfortablen Krankenhauszimmer entspricht, und einem danebenliegenden Registrierraum. Zur Untersuchung neuroendokriner Veränderungen wurde zwischen Schlafraum und Registrierraum ein Blutentnahmesystem durch die Wand installiert. Dies erlaubt Blutentnahmen ohne daß man den Patienten irritiert und ermöglicht damit einerseits die Durchführung 1) neuroendokriner Funktionstests, andererseits 2) die Erstellung nächtlicher hormoneller Profile.

13.3
Die Hypothalamus-Hypophysen-Nebennierenrindenachse

Die neuroendokrine Forschung der letzten 20 Jahre zeigte, daß depressive Patienten eine Reihe von endokrinen Auffälligkeiten aufweisen. Depressive Patienten zeigen einen Hypercortisolismus sowie eine Reihe von pathologischen Funktionstests der Streßachse. Die häufigste und weitaus am besten dokumentierte neuroendokrine Störung der Depression ist die Überaktivität der Hypothalamus-Hypophysen-Nebennierenrindenachse, die sogenannte Streßachse. Bewußte und unbewußte Reize stimulieren Streßreaktionen im Organismus. Dabei wird im limbischen System über den Hippocampus und den Hypothalamus das Corticotropin Releasing Hormone CRH freigesetzt. Über ein Gefäßsystem gelangt es zur Hypophyse, wo es die Freisetzung von Corticotropin (ACTH) anregt. Dieser Wirkstoff gelangt in den Kreislauf und stimuliert in der Nebennierenrinde die Freisetzung von Cortisol, das wichtigste Streßhormon beim Menschen. Cortisol kann das CRH über den Hippocampus und den Hypothalamus sowie das Corticotropin selbst über die Hypophyse unterdrücken und damit seine eigene Blutkonzentration fein regulieren. Aber auch andere Neurotransmitter und Neuromodulatoren können das System stimulieren oder unterdrücken. Die Streßachsendysregulation bei Depression wiederspiegelt Veränderungen in diesem komplexen Regulationssystem, was Veränderungen von Neuropeptidkonzentrationen, Corticosteroidrezeptoren auf hippocampaler, hypothalamischer und hypophysärer Ebene bedeuten kann.

Als eine zentrale Störung der Streßachsendysregulation vermutet man, daß eine Überaktivität der hypothalamischen CRH-Neuronen besteht. Sowohl klinische, wie auch human- und tierexperimentelle Befunde liefern dafür Hinweise. Klinisch wird diese Hypothese unterstützt durch folgende Befunde:

- eine erhöhte Konzentration von CRH im Liquor bei Depressiven,
- eine verminderte Anzahl von CRH-Bindungsstellen im frontalen Cortex bei Patienten mit Depression nach Suizid,
- eine verminderte ACTH-Antwort nach CRH-Stimulation.

In tierexperimentellen Untersuchungen bei Ratten und Affen bewirkte eine zentrale Corticotropin-Releasing-Hormonapplikation Effekte, welche an Symptome unserer schwer depressiven Patienten erinnern. Beim Affen findet sich ein ähnliches depressives Ausdrucksverhalten wie nach Trennung eines jungen Äffchens von der Mutter. Desweiteren finden sich bei der Ratte eine verminderte Nahrungsaufnahme, Schlafstörungen, veränderte Psychomotorik, verminderte Sexualaktivität, verstärkte Angstreflexe und vegetative Störungen, also eigentlich Symptome, die das Vollbild eines depressiven Syndroms beim Menschen ausmachen. In humanexperimentellen Untersuchungen konnte man zeigen, daß pulsatile CRH-Applikationen ähnliche Störungen der Schlafstruktur beim Gesunden erzeugen können, wie dies bei depressiven Patienten zu beobachten ist. Der Schlaf depressiver Patienten weist neurophysiologisch und neuroendokrinologisch eine Reihe von Veränderungen auf. Beispielsweise findet sich verminderter Tiefschlaf und damit assoziiert eine verminderte Wachstumshormonsekretion. Nach CRH-Gabe finden sich dieselben Störungen im Schlaf gesunder Kontrollen. Diese Befunde unterstützen nicht nur die CRH-Hypersekretionhypothese sondern dokumentieren und unterstreichen auch den Einfluß der Streßachse auf die Schlafphysiologie. Das Modell der Streßachsendysregulation wurde schließlich von Robert Post durch psychosoziale Verlaufsuntersuchungen ergänzt. Bedeutsame lebensgeschichtliche Ereignisse, wie Tod eines nahen Familienmitgliedes, Verlust eines Arbeitsplatzes oder auch ein Umzug sind häufig mit einer ersten Phase einer depressiven Erkrankung assoziiert. Später findet sich dieser Zusammenhang beim Auftreten von weiteren Phasen nur noch selten. Es ist somit vorstellbar, daß die neurobiologische Auslenkung während einer ersten depressiven Phase zu einer Sensibilisierung führt, welche sogar sogenannte neurobiologische Narben hinterlassen könnte. So findet man beispielsweise nicht bei allen Depressiven eine völlige Remission der neurobiologischen Veränderungen, einige zeigen auch nach klinischer Remission weiterhin einen erhöhten Cortisolspiegel oder eine verminderte Wachstumshormonsekretion. Diese Befunde könnten Narben sein und eine erhöhte Vulnerabilität für weitere Depressionen begründen (Holsboer 1995).

13.4
Der kombinierte Dexamethason-Corticotropin-Releasing-Hormon-Test

Als klinischer Nachweis der Dysfunktion der Streßachse wurde am Max Planck Institut für Psychiatrie in München der kombinierte Dexamethason-Corticotropin-Releasing-Hormon-Test entwickelt (von Bardeleben u. Holsboer 1985). Nach Suppression der Nebennierenrindenaktivität durch das synthetische Corticosteroid Dexamethason weisen Patienten mit einer Depression einen signifinant höheren CRH induzierten Cortisolanstieg auf, als Kontrollpersonen. Im Rahmen eigener Therapiestudien haben wir diesen Test zu Beginn und nach Therapieabschluß durchgeführt (Holsboer-Trachsler et al. 1991). Depressive Patienten zeigten zu Beginn der Behandlung verglichen mit Gesunden eine signifikant höhere Cortisolsekretion nach CRH-Stimulation als nach Abschluß der Behandlung, wo sich die DEX-CRH-Resultate der depressiven Patienten von gesunden Kontrollen kaum mehr unterschieden. Diese Untersuchungsresultate dokumentieren, daß der DEX-CRH-Test sich als Verlaufsinstrument einer antidepressiven Behandlung eignet. Patienten, die sich in ihrer Depressivität nicht veränderten, welche mit dem psychopathologischen Fragebogen „Hamiltonskala" gemessen wurde, veränderten sich auch nicht in ihrer Cortisolsekretion. Die DEX-CRH-Resultate korrelierten also mit dem Schweregrad der Depression, welcher mit der Hamiltonskala gemessen

wurde d. h., daß Patienten die auf die Therapie ansprachen, sich schneller nor-
malisierten mit ihrem Cortisol, als solche die nicht ansprachen. Desweiteren
zeigte sich, daß Patienten welche nach erfolgter klinischer Remission weiterhin einen pathologischen DEX-CRH-Test aufwiesen, ein erhöhtes Rückfallrisiko haben. Daraus läßt sich ableiten, daß uns die Untersuchung der Streßachse neben der konventionellen klinischen psychopathologischen Untersuchung eine Entscheidungshilfe liefern kann zur Indikation von Langzeitmedikation bei rückfallgefährdeten Patienten. Ebenso kann uns diese Untersuchung einen Hinweis für den richtigen Zeitpunkt des Beginns einer psychosozialen Rehabilitation geben, da es oft sehr schwierig ist bei Patienten nach klinischer Remission der akuten Symptomatik den richtigen Zeitpunkt zu finden
und eine zu frühe Belastung mit schwer depressiven Rückfällen sowie Suiziden assoziiert ist. Die differenzierte Untersuchung der Streßadaptationsachse
mittels des DEX-CRH-Testes kann möglicherweise auch hier eine wertvolle
klinische Information liefern. Der DEX-CRH-Test erwies sich aber nicht nur
als sensibler Verlaufsparameter sondern zeigte auch prädiktiven Wert für das
Therapieansprechen gemessen mit der psychopathologischen Skala. Eine
nicht erhöhte also normale ACTH-Sekretion zu Beginn der Therapie war prädiktiv für gutes Therapieansprechen, während eine hohe pathologische
ACTH-Sekretion eine ungenügende Therapieantwort voraussagte (Holsboer-
Trachsler et al. 1994).

13.5
Schlafforschung

Mit der Schlafpolygraphie gelang es in der klinischen psychiatrischen Forschung in den letzten 20 Jahren die subjektiv beklagten Schlafstörungen von
Patienten mit akuter Depression zu objektivieren. So zeigen depressive Patienten beispielsweise eine verminderte Schlafeffizienz mit Ein- und Durchschlaf-
störungen, einen verminderten Tiefschlafanteil besonders im ersten Schlafzy-
klus, REM-Schlafstörungen, eine verkürzte REM-Latenz, einen vermehrten
Anteil von REM-Schlaf, sowie eine erhöhte REM-Dichte. Heute benützen wir in
der klinisch psychiatrischen Forschung die Schlafpolygraphie zur Erhebung
von Verlaufsprofilen verschiedener antidepressiver Therapien. Dabei zeigte
sich, daß man damit differentielle Therapieverläufe erfassen kann wie beispielsweise hier bei einem Therapievergleich von einer Monotherapie gegenüber einer Therapie mit zusätzlichem Schlafentzug oder Lichttherapie, wo die
Schlafpolygraphie deutlich zeigt, daß die beiden adjuvanten Therapieverfahren den Schlaf schneller günstig beeinflussen(Holsboer-Trachsler et al. 1994).
     Die Schlafpolygraphie erlaubte aber auch, Prädiktoren zu identifizieren. Es
erwiesen sich Anteile des REM-Schlafes wie die REM-Latenz als prädiktiv für
den Therapieerfolg. Das heißt eine normale REM-Latenz zu Beginn der
Behandlung deutet auf eine günstige Therapieantwort hin, während eine
pathologisch verkürzte REM-Latenz einen ungünstigen Therapieverlauf vor-
aussagt.

Zusammengefaßt zeigen die neurobiologischen Untersuchungen während Therapiestudien, daß sich sowohl der DEX-CRH-Test wie auch die Schlafpolygraphie als Instrumente eignen um Prädiktoren für Therapieerfolg zu identifizieren. Diese Beobachtungen stützen aber auch die Hypothese, daß Therapieerfolg und Schweregrad der neurobiologischen Symptome in engem Zusammenhang stehen.

13.6
Ziel der multimodalen Therapieevaluation

Anhand dieses Überblickes über die modernen neurobiologischen Methoden durch Messung von Hormonen und Schlaf in der Psychiatrie, läßt sich demonstrieren, daß damit verschiedene Ziele anstrebt werden. Neben der Kausalforschung dienen diese Untersuchungen der Therapieverbesserung. Mit dem Konzept der multimodalen Verlaufsmessung, durch Psychopathologie und Neurobiologie sucht man nach Prädiktoren für Therapieerfolg. Desweiteren gelingt es mit dieser Verbindung von neurobiologischen und konventionellen psychopathologischen Untersuchungen differenziertere Therapieprofile zu erstellen. Damit besteht die Hoffnung durch die Identifizierung von Prädiktoren und durch eine bessere Charakterisierung antidepressiver Therapien die heutigen Therapien differenzierter und effizienter zu gestalten. Dies mag einen neuen Weg eröffnen zur Entwicklung einer Differentialtherapie für den einzelnen Patienten. Berücksichtigt man den Aufwand von solchen relativ einfach durchzuführenden Untersuchungen und neben dem Leid der Patienten auch die volkswirtschaftlichen Folgen von langen Hospitalisationen psychiatrischer Patienten, erscheint es mehr als gerechtfertigt die Tatsache zu betonen, daß nur ein Einbezug von Forschungsergebnissen von klinischen Neurowissenschaften einen entscheidenden Beitrag zur Therapie und Kausalforschung leisten kann und die heutigen Grenzen der Depressionsbehandlung erweitern kann.

Abschließend sei das Schlußwort aus Manfred Bleuler's Endokrinologischer Psychiatrie 1954 zitiert, welches bis heute nicht an Aktualität verloren hat. „Aus der Arbeit vieler Jahre ist mir wenigstens eine Erkenntnis erwachsen, für die zu werben es mir der Mühe wert schien dieses Buch zu schreiben: die endokrinologische Psychiatrie braucht moderne Laboratoriumsstechniken und Psychiater, die für die Laboratoriumsforschung Zeit haben...".

13.7
Literatur

Aserinsky E, Kleitman N (1953) Regularly occurring periods of eye motility and concurrent phenomena during sleep. Science 118: 273–274
Bleuler M (1954) Endokrinologische Psychiatrie. Mit einem Beitrag von Rudolf Hess. Thieme Verlag, Stuttgart
Burton R (1991) Anatomie der Melancholie (dtsch. Uebers. von „Anatomy of Melancholy" 1. Aufl. Oxford 1621), dtv, München

Holsboer F (1995) Neuroendocrinology of affective disorders. In: Bloom F, Kupfer D (eds). Psychopharmacology. The fourth generation of progress. Raven Press, New York: 957–969

Holsboer-Trachsler E (1994) Neurobiologische und psychopathologische Verlaufsmessungen bei Depressionstherapie, Trimipramin, Schlafentzug und Licht. Bibliotheca Psychiatrica No. 166, Hrsg. B. Saletu, Karger Verlag, Basel

Holsboer-Trachsler E (1996) Neueste Entwicklungen bei Diagnose und Therapie von Depressionen. Jatros Neurologie 12, 11/Supplement: 4–12

Holsboer-Trachsler E, Stohler R, Hatzinger M (1991) Repeated Administration of the Combined Dexamethasone-Human Corticotropin Releasing Hormone Stimulation Test During Treatment of Depression. Psychiatry Research 38: 163 – 171

Holsboer-Trachsler E, Hemmeter U, Hatzinger M, Seifritz E, Gerhard U, Hobi V (1994) Sleep Deprivation and Bright Light as Potential Augmenters of Antidepressant Drug Treatment – Neurobiological and Psychometric Assessment of Course. Journal of Psychiatric Research, 28 (4): 381–399

Pöldinger W, Reimer Ch (Hrsg) (1993) Depressionen, Therapiekonzepte im Vergleich, Springer Verlag, Berlin

Rechtschaffen A, Kales A (eds.) (1968) A Manual of standardized terminology techniques and scoring system for sleep stages of human subjects. US Dept of Health, Education and Welfare, Neurological Information Network, Bethesda

von Bardeleben U, Holsboer F (1989) Cortisol response to a combined dexamethasone-HCRH challenge in patients with depression. J Neuroendocrinology 1: 485 – 488

KAPITEL 14

Neurohumorale Untersuchungen und ihr Therapiebezug

W.P. Kaschka

14.1
Einige historische Aspekte zur Entwicklung der Psychoneuroimmunologie

Bereits im Jahre 1846 wurde in der Österreichischen Medizinischen Wochenschrift ein Aufsatz mit dem Titel „Infectio psychica" veröffentlicht (Hofbauer 1846). Der Autor stellte darin Spekulationen über eine mögliche Übertragbarkeit psychiatrischer Erkrankungen auf infektiösem Wege an. In den folgenden Jahrzehnten übernahmen andere diese Hypothese, so z.B. Baillarger (1857) und Wollenberg (1889). In unserem Jahrhundert wurde dieserAnsatz von verschiedenen Autoren weiterentwickelt und eine Virushypothese der endogenen Psychosen formuliert (Übersicht bei Kaschka 1989). Aus ihr resultierten drei wesentliche Forschungsstrategien:

1. Antikörperstudien im Serum und Liquor cerebrospinalis, ggf. mit dem Nachweis einer lokalen (autochthonen) Immunglobulin-Synthese im Zentralnervensystem (ZNS).
2. Nachweis von intakten Viren, Virus-Nukleinsäuren oder viralen Antigenen im Hirngewebe (Biopsie- bzw. Autopsiematerial) oder Liquor cerebrospinalis.
3. Übertragungsexperimente auf Versuchstiere unter Verwendung von Hirngewebe oder Liquor cerebrospinalis.

Eine Darstellung der bisher mit Hilfe dieser Strategien erzielten Ergebnisse findet sich bei Kaschka (1989). Neueste Entwicklungen der letzten Jahre werden darüber hinaus von Taller und Mitarbeitern (1996) sowie bei Henneberg und Kaschka (1997) abgehandelt.

Einflüsse des ZNS auf Immunitätsvorgänge wurden erstmals von Bogendörfer (1927) wissenschaftlich untersucht. Die weitere Entwicklung dieses Forschungsgebietes wird im folgenden noch eingehender dargestellt werden.

14.2
Bidirektionale Wechselwirkungen zwischen dem Zentralnervensystem und dem Immunsystem

Alle immunologisch bedeutsamen Organe des Menschen, wie etwa Thymus, Milz, Lymphknoten und Knochenmark, werden durch das autonome Nervensystem innerviert.

Über die funktionelle Bedeutung dieser Innervation ist erst wenig bekannt, jedoch stützen neuere experimentelle Befunde die These, daß das autonome

Nervensystem regulatorische Einflüsse auf die lymphatischen Organe ausübt (Übersichten bei Kaschka u. Aschauer 1990; Ader et al. 1991, Husband 1993). So konnte gezeigt werden, daß durch sympathische Nervenfasern inhibitorische Effekte auf Immunreaktionen vermittelt werden. Führt man etwa im Tierexperiment eine Denervierung der Milz durch, so kommt es zu einer Stimulation von Immunreaktionen, welche offenbar auf dem Wegfall inhibitorischer Einflüsse beruht. Umgekehrt läßt sich nach Applikation alpha-adrenerger Agonisten eine Immunsuppression demonstrieren. Daß es sich hierbei keineswegs um einseitige Prozesse, sondern um eine wechselseitige (bidirektionale) Beeinflussung handelt, geht unter anderem aus dem Absinken des Noradrenalingehaltes der Milz nach Immunisierung von Versuchstieren mit einem Standardantigen, z. B. Schaferythrozyten, hervor (Besedovsky et al. 1985).

Weitere Hinweise auf die enge Verflechtung von Nervensystem und Immunsystem verdanken wir dem Einsatz moderner Techniken der Immunhistochemie. So war es möglich, in zahlreichen lymphoiden Geweben Neuropeptide und ihre spezifischen Bindungsstellen (Rezeptoren) darzustellen. Beispielsweise finden sich noradrenerge Rezeptoren, vorzugsweise Beta-Rezeptoren, in Lymphknoten, was als weiterer Hinweis auf eine regulatorische Funktion des noradrenergen Systems bei der Lymphozytenaktivität und möglicherweise auch bei der Lymphozytenreifung gewertet werden kann. Einige Autoren nehmen an, daß die humorale Immunantwort (Antikörperproduktion) stimuliert werden kann, indem die Aktivität von T-Suppressorzellen durch beta-adrenerge Impulse gehemmt wird.

Verschiedene experimentelle Befunde begründen die Annahme, daß neben dem beta-adrenergen System auch die alpha-adrenergen, die serotonergen und die dopaminergen Systeme immunmodulatorische Fähigkeiten besitzen könnten.

Die Kenntnisse der neuroanatomischen Grundlagen der Interaktionen zwischen Nervensystem und Immunsystem sind noch durchaus unvollständig, werden aber dank der Verfügbarkeit hochdifferenzierter Untersuchungstechniken ständig erweitert. Die Beschreibung bis dahin unbekannter neuronaler Verbindungen, wie etwa kürzlich einer solchen zwischen Hirnstamm und Thymus, sind der sichtbare Ausdruck dieser Forschungsbemühungen (vgl. Bulloch 1985; Ader et al. 1991).

Von zentraler Bedeutung für die Psychoneuroimmunologie ist die Entdeckung, daß regulatorische Impulse nicht nur vom Zentralnervensystem (ZNS) auf das Immunsystem einwirken (efferenter Schenkel), sondern umgekehrt auch Informationen vom Immunsystem zum ZNS gelangen (afferenter Schenkel). Dies bedeutet, daß im kybernetischen Sinne ein geschlossener Regelkreis vorliegt. Während viele Komponenten des efferenten Schenkels schon seit längerem bekannt sind, wurde der afferente Schenkel erst in den letzten Jahren teilweise charakterisiert (Besedovsky et al. 1986).

Die Hormone der Hypothalamus-Hypophysen-Nebennierenrinden-(HPA)-Achse üben in der Peripherie größtenteils immunsuppressive Effekte aus. Rezeptoren für Kortikosteroide, aber auch für Insulin, Wachstumshormon, Östradiol und Testosteron, konnten auf lymphoiden Zellen nachgewiesen werden.

Neben den Glukokortikoiden supprimieren Androgene, Östrogene und Progesteron in vivo die Immunantwort, während Wachstumshormon, Thyroxin und Insulin immunstimulierend wirken. Auch dem Prolaktin scheint eine immunmodulatorische Rolle zuzukommen. Rezeptoren für dieses Hormon konnten auf Lymphozyten nachgewiesen werden. Beobachtungen bei herztransplantierten Patienten weisen darauf hin, daß eine Erhöhung des Prolaktin-Plasmaspiegels einer Abstoßungsreaktion vorausgeht (Carrier et al. 1987).

Die Entdeckung und Charakterisierung des afferenten Schenkels dieses Systems nahm ihren Anfang mit der Beobachtung, daß nach Immunisierung von Versuchstieren mit Standardantigenen, z. B. Schaferythrozyten, deutlich erhöhte Plasmaspiegel der Glukokortikoide auftraten, die im zeitlichen Ablauf mit dem Maximum der Immunantwort koinzidierten. Daraus ergab sich die Frage nach der Existenz immunologischer Signale, die von neuroendokrinen Strukturen erkannt werden und an der Regulation des Glukokortikoid-Plasmaspiegels beteiligt sind. Diese Frage war einer experimentellen Überprüfung zugänglich.

Besedovsky und Mitarbeiter (1981) konnten beweisen, daß stimulierte lymphoide Zellen der Ursprung eines oder mehrerer Faktoren sind, welche die Glukokortikoidausschüttung stimulieren. Diese neu entdeckte Aktivität wurde von den Autoren zunächst als „glucocorticoid increasing factor" (GIF) bezeichnet. Nach Hypophysektomie oder Dexamethasongabe läßt sich durch Applikation von GIF kein Kortikosteronanstieg mehr erzielen. Am intakten, unvorbehandelten Tier steigen aber nach intrazerebroventrikulärer Injektion von GIF die Plasma-Glukokortikoide an. Der Angriffspunkt des GIF liegt wahrscheinlich im Hypothalamus. Die Wirkung wird nach heutiger Kenntnis durch eine gesteigerte Freisetzung von „corticotropin releasing factor" (CRF) vermittelt.

Spätere Untersuchungen zeigten, daß es sich beim GIF um Substanzen aus der Gruppe der Zytokine handelt (vgl. Brown u. Blalock 1991). Die Zytokine, zu denen unter anderem auch das an der Fieberentwicklung beteiligte Interleukin-I (IL-I) gehört, sind an der Informationsübertragung zwischen verschiedenen lymphozytären und monozytären Zelltypen beteiligt, erfüllen aber offenbar auch die Funktion von Neurotransmittern oder Neuromodulatoren. Im vorstehend entwickelten Beispiel der bidirektionalen Wechselwirkungen zwischen ZNS und Immunsystem wird durch die Vermittlung von Interleukinen (GIF) eine Art „Feedback"-Kontrolle der Immunantwort gewährleistet, die zur Regulation von Ausmaß und Dauer einmal in Gang gesetzter Immunreaktionen erforderlich sein könnte (Abb. 1).

Die Komplexität derartiger Regulationsprozesse ist außerordentlich hoch. Es nimmt deshalb nicht wunder, wenn auch andere Gruppen von Neuromodulatoren Einflüsse auf das Immunsystem ausüben. Beispielsweise beobachteten amerikanische Forscher eine Zunahme der Aktivität natürlicher menschlicher Killerzellen (NK-Zellen) in Gegenwart von Morphinen und endogenen Opioiden, insbesondere Enkephalinen. Diese Effekte waren größtenteils durch den Opiatantagonisten Naloxon hemmbar (Wybran, 1985).

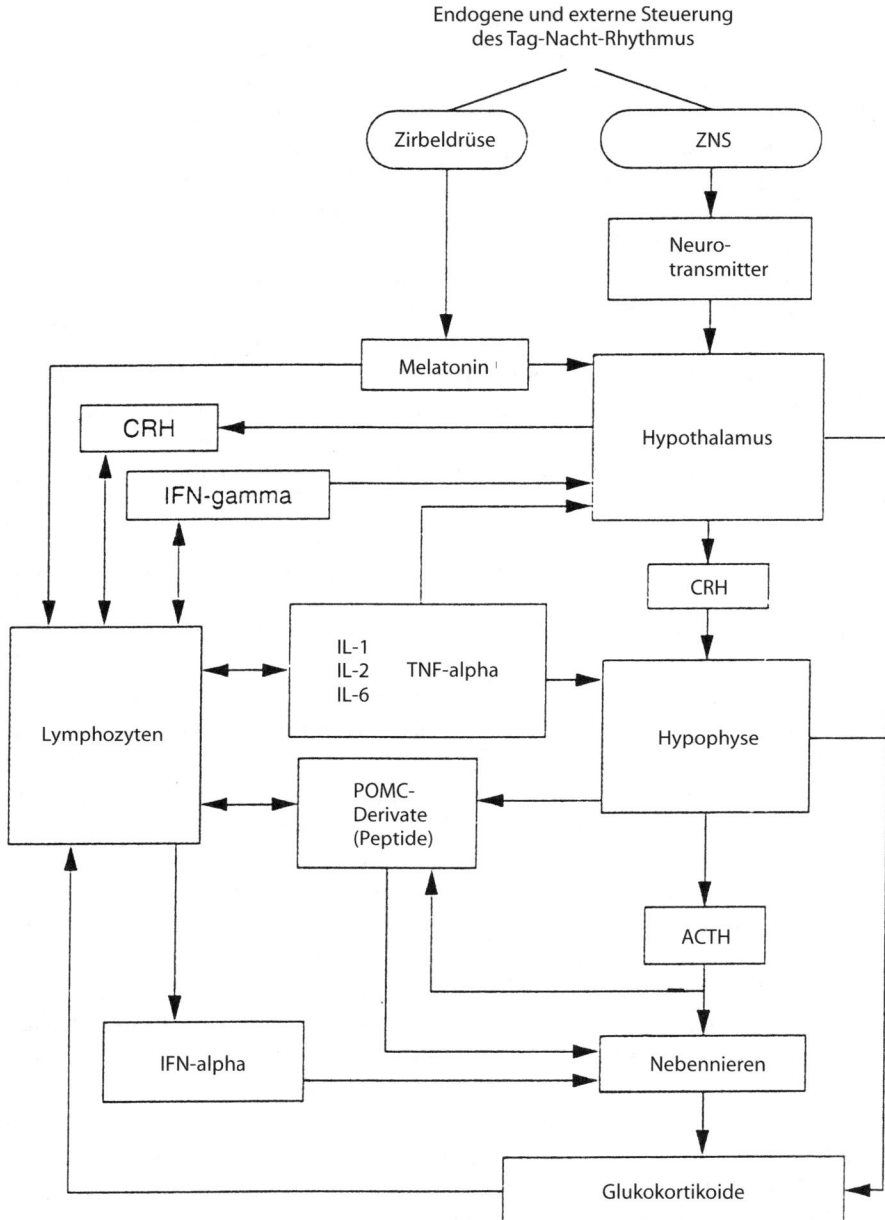

Abb. 1. Bidirektionale Wechselwirkungen zwischen dem hypothalamo-hypophysär-adrenalen (HPA)-System und dem Immunsystem (modifiziert und ergänzt nach Gatti et al. 1992); *CRH* Corticotropin Releasing Hormone, *IL* Interleukin, *POMC* Proopiomelanocortin, *TNF* Tumor Necrosis Factor, *ACTH* Adrenocorticotropes Hormon, *IFN* Interferon

Ein weiterer Hinweis für die enge funktionelle Verknüpfung des ZNS mit dem Immunsystem ist die Tatsache, daß mit empfindlichen elektrophysiologischen Untersuchungsverfahren unter Verwendung intrazerebraler Ableitungen am Versuchstier nach Immunisierung Veränderungen der elektrischen Aktivität hypothalamischer Kerngebiete beobachtet werden konnten, die synchron zum Maximum der Immunreaktion verliefen (Übersicht bei Saphier und Ovadia 1990).

14.3
Klinische Relevanz psychoimmunologischer Wechselwirkungen

Die praktische Relevanz der Wechselwirkung zwischen ZNS und Immunsystem wurde in den klassischen Konditionierungsexperimenten von Ader und Cohen (1982) demonstriert. Diese Autoren wiesen nach, daß immunsuppressive Wirkungen bei der Maus unter bestimmten Versuchsbedingungen konditionierbar sind. Sie führten zunächst durch gleichzeitige Verabreichung von Zyklophosphamid und Saccharin eine Immunsuppression durch. Später konnten unter den gewählten experimentellen Bedingungen bei den gleichen Mäusen auch durch alleinige Gabe von Saccharin immunsuppressive Effekte erzielt werden (Übersichten bei Kaschka u. Aschauer, 1990 sowie Ader et al. 1991).

Beim Menschen fand in den letzten Jahren der Einfluß einschneidender Lebensereignisse („life events"), z. B. Verlust des Ehepartners, auf verschiedene zelluläre Immunfunktionen großes wissenschaftliches Interesse (McDaniel 1992). Ein praktisch relevantes Verfahren zur Prüfung von Aspekten der „Immunkompetenz" des zellulären Immunsystems besteht in der Stimulation kultivierter Lymphozyten mit Lektinen. Lektine sind antikörperähnliche Proteine pflanzlichen Ursprungs. Einige Substanzen aus dieser Gruppe besitzen die Eigenschaft, nach Zugabe zu Lymphozyten-Kulturen vorzugsweise T-Zellen (z. B. Phytohämagglutinin, PHA, und Concanavalin A, Con A), oder aber B-Zellen (T-Zell-abhängig, z. B. „pokeweed mitogen", PWM) zu aktivieren. Diese Aktivierung manifestiert sich als Steigerung der DNA-Synthese, die über den Einbau von ^{3}H-markiertem Thymidin gemessen werden kann (Übersicht bei Stites 1987). Einschränkend ist allerdings anzumerken, daß in Anbetracht der Komplexität und Störanfälligkeit dieses Testsystems vor allem geringfügige Aktivitätsänderungen hinsichtlich ihrer klinischen Bedeutung schwer einzuschätzen sind. Aus Befunden, die mit einem einzelnen Testverfahren erhoben worden sind, kann deshalb nicht unmittelbar eine klinische Relevanz abgeleitet werden. Dies ist auch bei der Interpretation der nachfolgend referierten Untersuchungen zu berücksichtigen.

In einer Studie von Stein und Mitarbeitern (1985) wurden 15 Ehemänner von Frauen mit terminalen Mammakarzinomen vor und nach dem Tod der Ehefrau hinsichtlich der Stimulierbarkeit der Blutlymphozyten mit Lektinen untersucht. Dabei zeigte sich unmittelbar nach dem Tod der Ehefrau bei den Männern ein deutlicher Abfall der Stimulierbarkeit der Lymphozyten. Verlaufskontrollen ließen nach Ablauf eines Jahres wieder einen Anstieg dieses Parameters auf den Ausgangswert erkennen.

Stein und Mitarbeiter (1985) führten auch Untersuchungen bei depressiven Patienten durch. Ein Vergleich von 18 schwer depressiven stationären Patienten mit einer entsprechenden Anzahl nur leicht depressiver ambulanter Patienten ergab in der erstgenannten Gruppe eine signifikant niedrigere Stimulierbarkeit der Lymphozyten des peripheren Blutes gegenüber einer gesunden Kontrollgruppe, in der zweiten Patientengruppe dagegen keinen Unterschied zum Kontrollkollektiv.

Eine Übersicht über zwölf Studien zur Stimulierbarkeit von Lymphozyten des peripheren Blutes mit den Lektinen Phytohämagglutinin (PHA), Concanavalin A (Con A) und pokeweed mitogen (PWM) bei Depressiven erbrachte ein uneinheitliches Bild (Stein und Trestman 1990). In sieben Mitteilungen wurde über eine verminderte Stimulierbarkeit der Lymphozyten mit mindestens einem Lektin berichtet; in den übrigen fünf Studien wurde keine Veränderung der Stimulierbarkeit gegenüber den Kontrollen nachgewiesen.

Dabei sind Unterschiede in den Charakteristika der Patientenkollektive und methodische Differenzen sicherlich wesentliche Faktoren, die die Heterogenität der Befunde – zumindest teilweise – zu erklären vermögen.

Während Rapaport (1994) bei Patienten mit bipolaren affektiven Erkrankungen, die sich in Remission befanden, also euthym waren, keinen Hinweis für eine Aktivierung des Immunsystems im Vergleich zu einer gematchten Kontrollgruppe fand, wurde bei Kranken mit Major Depression während depressiver Phasen eine Reihe von Befunden erhoben, die für eine Aktivierung der zellvermittelten Immunität sprachen (Maes 1994). Hierzu gehörten u. a. erhöhte Serumspiegel des loslichen Interleukin-2-Rezeptors (sIL-2R), positive Akutphase-Proteine (Maes et al. 1995a) und eine Dysfunktion der Monozyten (Cervera-Enguix u. Rodriguez-Rosado 1994). Interessanterweise zeigten sich bei Patienten mit Major Depression signifikante positive Korrelationen von Interleukin-6 (IL-6) sowie sIL-2R und Cortisol im Plasma sowie zwischen sIL-2R und Prolactin (Maes et al. 1995b)

Irwin und Mitarbeiter (1991) untersuchten bei Angehörigen von Alzheimer-Kranken, die die Alzheimer-Patienten im häuslichen Milieu pflegten, die Beziehung zwischen dem Sympathikotonus als Streßparameter, gemessen anhand der Konzentrationen von Adrenalin, Noradrenalin und Neuropeptid Y (NPY) im Serum, einerseits und der natürlichen Zytotoxizität (NK-Zell-Aktivität) andererseits. Dabei fanden sie eine negative Korrelation zwischen NPY-Konzentration und natürlicher Zytotoxizität, aber keine Beziehung der NK-Zell-Aktivität zu den Konzentrationen von Adrenalin und Noradrenalin im Serum. Dieser Befund könnte klinisch relevant sein, da NK-Zellen an der Erkennung und Zerstörung virusinfizierter Zellen im Organismus beteiligt sind.

Im Zusammenhang mit besonders therapieresistenten Erkrankungen, wie z. B. Krebsleiden und AIDS, wird in letzter Zeit die Bedeutung der individuellen Krankheitsverarbeitung (Coping) lebhaft diskutiert. Manche Autoren postulieren einen direkten Zusammenhang zwischen der psychischen Krankheitsverarbeitung des Patienten und der Krankheitsprognose und führen dies auf psychoimmunologische Mechanismen zurück. Unseres Erachtens ist hier jedoch eine sehr zurückhaltende Beurteilung angebracht, da die vorliegenden Befunde noch keine einheitliche Interpretation zulassen (Cassileth et al. 1985; Rabkin et al. 1991; Perry et al. 1992; Goodkin et al. 1994). Zweifellos handelt es sich aber bei dem angesprochenen Feld der „Psychoonkologie" um ein äußerst interessantes Forschungsgebiet, von dem wichtige Ergebnisse erwartet werden dürfen.

Die vorstehenden Ausführungen mögen verdeutlichen, daß es sich bei den Interaktionen zwischen dem zentralen Nervensystem und dem Immunsystem um ein äußerst komplexes Gefüge von Regulationsprozessen handelt, die wir heute erst in Ansätzen zu verstehen gelernt haben. Für ein umfassendes physiologisches und pathophysiologisches Verständnis ist die Erkenntnis von besonderer Bedeutung, daß nicht nur vom ZNS Signale an das Immunsystem ausgehen, sondern daß es auch einen afferenten Schenkel gibt, der den Regelkreis schließt und auf dem durch Vermittlung von Zytokinen Informationen aus dem Immunsystem in das ZNS gelangen. Auf diese Weise entsteht ein komplexes Netzwerk regulatorischer Prozesse, welches die elektrophysiologische, die biochemische, die neuroendokrine und die immunologische Ebene einbezieht und eine bidirektionale Signalübermittlung zwischen Strukturen des Zentralnervensystems und Komponenten des Immunsystems ermöglicht.

14.4
Immunologische Auffälligkeiten bei schizophrenen Erkrankungen

Argumentationslinien, die geeignet sind, eine Autoimmunhypothese der Schizophrenie zu stützen, lassen sich auf unterschiedlichen Ebenen verfolgen:

Auf der Ebene formaler Verlaufskriterien finden sich zahlreiche Analogien zwischen der Schizophrenie und klassischen Autoimmunopathien, wie etwa der Multiplen Sklerose (MS) und dem systemischen Lupus erythematodes (SLE). Alle genannten Erkrankungen können in Schüben und Remissionen – oft unter Hinterlassung von Residuen –, chronisch progredient oder aber chronisch progredient mit zusätzlichen Schüben verlaufen.

Auf der klinischen Ebene sind zahlreiche Beobachtungen über das Vorkommen paranoid-halluzinatorischer schizophreniformer Symptome bei klassischen Autoimmunerkrankungen mitgeteilt worden (Kaschka 1984; Lishman 1987; Piesiur-Strehlow et al. 1988; Schiffer u. Hoffman 1991). Im Einzelfall ist hier allerdings abzuwägen, ob es sich mit überwiegender Wahrscheinlichkeit um eine (zufällige?) Koinzidenz der Autoimmunopathie mit einer endogenen Psychose oder aber um eine (endogenomorphe) organisch begründbare Psychose als Symptom der Hirnbeteiligung im Rahmen der Autoimmunerkrankung handelt. Anamnestische Faktoren, insbesondere zeitliche Zusammenhänge zwischen dem Auftreten somatischer und psychischer Symptome, spielen dabei eine wesentliche Rolle (vgl. Kaschka 1984).

Andererseits kann spekuliert werden, daß zahlreiche postoperative organisch begründbare Psychosen, insbesondere nach großen und mit Komplikationen behafteten abdominellen und thorakalen Eingriffen, durch die Vermittlung in großem Umfang freigesetzter Zytokine zustandekommen. Gleiches dürfte für organisch begründbare Psychosen im Rahmen von Fieberzuständen gelten. Die exakte Aufklärung dieser Prozesse bleibt jedoch zukünftigen Forschungsarbeiten vorbehalten.

Auf der molekularen bzw. labordiagnostischen Ebene konnten zumindest bei Subgruppen schizophrener Patienten eine Reihe von Befunden erhoben werden, die gehäuft bei klassischen Autoimmunopathien vorkommen und mithin als (relativ) typisch für diese Krankheitsgruppe gelten können. Hierher gehören z.B. erhöhte Serumkonzentrationen des löslichen Interleukin-2-Rezeptors (s IL-2R; Mc Allister et al. 1991, Rapaport u. Lohr 1994), veränderte Produktionsraten von IL-2 (Ganguli et al. 1992), erhöhte Zahlen Autoantikörper produzierender B-Zellen (sog. CD5 [+] B-Lymphozyten; Mc Allister et al. 1991), eine veränderte Neopterin-Produktion (Sperner-Unterweger et al. 1992; Neopterin ist ein spezifisches Produkt aktivierter Immunzellen), der Nachweis von Autoantikörpern im Serum (Galinowski et al. 1992; Chengappa et al. 1995) sowie der Nachweis einer Verschiebung in der Relation der vier Immunglobulin G (IgG)-Subklassen im Serum (Kaschka et al. 1989).

Die Wertigkeit dieser Befunde und ihre Beziehungen zu klinischen Parametern sind größtenteils heute noch nicht hinreichend geklärt und stellen uns in der Zukunft vor umfangreiche Forschungsaufgaben (vgl. Ganguli et al. 1992; Müller et al. 1993).

Neben den bisher diskutierten Befunden, die ganz allgemein als Hinweise auf das Vorliegen von Autoimmunprozessen gewertet werden, kommt besondere Relevanz dem Nachweis solcher Autoantikörper und Immunprozesse zu, die spezifisch gegen Hirnstrukturen bzw. Hirnantigene gerichtet sind, denen eine besondere Rolle in der Ätiopathogenese der Schizophrenie zugeschrieben wird, z.B. Rezeptoren für Dopamin oder Glutamat (Übersicht bei Kaschka 1985; vgl. auch Schott et al. 1992; Henneberg et al. 1993). Im übrigen gibt es in der Literatur eine Reihe von immunologischen Befunden, deren Bedeutung und Spezifität für schizophrene Erkrankungen heute noch nicht abschließend beurteilt werden können, wie z.B. die Beschreibung atypischer Lymphozyten (Lahdelma et al. 1995).

Die Frage nach der Spezifität der beobachteten humoralen und zellulären Immunphänomene, die exakte Charakterisierung der beteiligten Reaktionspartner und die Suche nach krankheitsspezifischen Mechanismen werden zukünftig im Mittelpunkt des Interesses stehen.

Zusammenfassend ist festzustellen, daß es sich nicht wird vermeiden lassen, den mühsamen Weg der Analyse von Einzelfällen und besonders sorgfältig definierten diagnostischen oder genetischen Subgruppen zu gehen, wenn es gelingen soll, komplexe ätiopathogenetische Muster, welche Störungen auf verschiedenen, kybernetisch miteinander verknüpften Ebenen beinhalten können, aufzudecken.

14.5
Schlußfolgerungen

Nachdem inzwischen kein Zweifel mehr an der Existenz bidirektionaler Wechselwirkungen zwischen dem zentralen Nervensystem und dem Immunsystem besteht, wird es in Zukunft darum gehen, die Mediatoren dieser Wechselwirkungen noch genauer zu charakterisieren und aufzuzeigen, welche Integrationsebenen des zentralen Nervensystems (z. B. Hypophyse, Hypothalamus oder übergeordnete Strukturen) an diesen Wechselwirkungen beteiligt sind.

Darüber hinaus wird es darauf ankommen, mögliche Störfaktoren dieser bidirektionalen Wechselwirkungen aufzufinden und zu charakterisieren. Hier dürften vor allem infektiöse Agenzien, wie z. B. konventionelle Viren oder unkonventionelle Agenzien, sowie Autoantikörper gegen relevante ZNS-Antigene eine Rolle spielen. Die genaue Kenntnis derartiger Faktoren stellt die wesentliche Voraussetzung für die Entwicklung gezielter Therapiestrategien dar. In Anbetracht der bisher immer noch nicht voll befriedigenden Klassifikationssysteme psychiatrischer Erkrankungen erscheint es schließlich durchaus vorstellbar, im Sinne einer biologisch-funktionellen Klassifikation etwa immunologische Parameter für eine Differenzierung von Subtypen bei Schizophrenien oder affektiven Störungen heranzuziehen.

14.6
Literatur

Ader R, Cohen N (1982) Behaviourally conditioned immunosuppression and murine systemic lupus erythematosus. Science 215: 1534–1536
Ader R, Felten DL, Cohen N (1991) Psychoneuroimmunology, 2nd ed., Academic Press, San Diego
Baillarger L (1857) Example de contagion d'un délire monomanique. Monit Hosp 45: 19–35
Besedovsky HO, del Rey A, Sorkin E (1981) Lymphokines containing supernatants from Con A-stimulated cells increase corticosterone blood levels. J Immunol 126: 385–387
Besedovsky H, del Rey A, Sorkin E (1985) Immunological-Neuroendocrine Feedback Circuits. In: Guillemin R, Cohn M, Melnechuk Th (eds) Neural Modulation of Immunity; pp 165–177
Besedovsky HO, del Rey A, Sorkin E, Dinarello C (1986) Immunoregulatory feedback between interleukin-l and glucocorticoid hormones. Science 233: 652–654
Bogendörfer L (1927) Über den Einfluß des Zentralnervensystems auf Immunitätsvorgänge. Arch exp Pathol Pharmakol 124: 65–72
Brown SL, Blalock JE (1991) Recombinant interleukin-6 stimulation of pituitary ACTH secretion requires interleukin-1. In: Racagni G, Brunello N, Fukuda T (eds) Biological Psychiatry, Vol 2, Excerpta Medica, Amsterdam, pp 115–121
Bulloch K (1985) Neuroanatomy of Lymphoid Tissue: A Review. In: Guillemin R, Cohn M, Melnechuk Th (eds) Neural Modulation of Immunity; Raven Press, New York, pp 111–141
Carrier M, Russell DH, Wild JC, Emery RW, Copeland JG (1987) Prolactin as a marker of rejection in human heart transplantation. J Heart Transplant 6: 290–292
Cassileth BR, Lusk EJ, Miller DS, Brown LL, Miller C (1985) Psychosocial correlates of survival in advanced malignant disease? N Engl J Med 312: 1551–1555
Cervera-Enguix S, Rodriguez-Rosado A (1994) Depression and monocyte dysfunction: a follow-up study EurPsychiatry 9: 293–298
Chengappa KNR, Ganguli R, Yang ZW, Shurin G, Brar JS, Rabin BS (1995) Impaired mitogen (PHA) responsiveness and increased autoantibodies in Caucasian schizophrenic patients with HLA B8/DR3 phenotype. Biol Psychiatry 37: 546–549

Galinowski A, Barbouche R, Truffinet P, Louzir H, Poirier MF, Bouvet O, Loo H, Avrameas S (1992) Natural autoantibodies in schizophrenia. Acta Psychiatr Scand 85: 240–242

Ganguli R, Brar JS, Solomon W, Chengappa KNR, Rabin BS (1992) Altered interleukin-2 production in schizophrenia: association between clinical state and auto-antibody production. Psychiatry Research 44: 113–123

Gatti G, Angeli A, Carignola R (1992) Chronobiology of endocrine-immune interactions. In: Touitou A, Haus E (eds) Biologic Rhythms in Clinical and Laboratory Medicine. Springer, Berlin, pp 363–374

Goodkin K, Mulder DL, Blaney NT, Ironson G, Kumar M, Fletcher MA (1994) Psychoneuroimmunology and human immunodeficiency virus type 1 infection revisited. ArchGenPsychiatry 51: 246–248

Henneberg AE, Ruffert S, Henneberg H-J, Kornhuber HH (1993) Antibodies to brain tissue in sera of schizophrenic patients-preliminary findings. Eur Arch Psychiatry Clin Neurosci 242: 314–317

Henneberg A, Kaschka WP (eds) (1997) Immunological Alterations in Psychiatric Diseases. Advances in Biological Psychiatry, Vol 18, Karger, Basle

Hofbauer B (1846) Infectio psychica. Österr Med Wschr 39: 1183–1188

Husband AJ (1993) Psychoimmunology. CNS-Immune Interactions. CRC Press, Boca Raton, Ann Arbor London Tokyo

Irwin M, Brown M Patterson TL, Hauger RL, Quayhagen M, Quayhagen M, Grant I (1991) Catecholamines, neuropeptide Y and immune function in Alzheimer caregiver stress. In: Racagni G, Brunello M, Fukuda T (eds) Biological Psychiatry, Vol 2, Excerpta Medica, Amsterdam, pp 567–569

Kaschka WP (1984) Die Psychopathologie der Multiplen Sklerose. Nervenheilkunde 3: 72–77

Kaschka WP (1985) Klinisch-immunologische Untersuchungen bei neuropsychiatrischen Erkrankungen. Ein Beitrag zur Immunpathologie der Multiplen Sklerose, der Myasthenia gravis und der endogenen Psychosen. Thieme, Stuttgart

Kaschka WP (1989) Die Virushypothese der endogenen Psychosen – aktueller Stand der Forschung. In: Saletu B (Hrsg) Biologische Psychiatrie. Thieme, Stuttgart New York, S 137–142

Kaschka WP (1995) Immunologische und virologische Forschungsansätze in der Psychiatrie. In: Lieb K, Riemann J, Berger U (Hrsg) Biologisch-psychiatrische Forschung. Gustav Fischer Verlag, Stuttgart, S 145–166

Kaschka WP, Aschauer HN (Hrsg) (1990) Psychoimmunologie. Thieme, Stuttgart New York

Lahdelma RL, Katila H, Hirata-Hibi M, Andersson L, Appelberg B, Rimón R (1995) Atypical lymphocytes in schizophrenia. Eurr Psychiatry 10: 92–96

Lishman WA (1987) Organic Psychiatry. The Psychological Consequences of Cerebral Disorder. 2nd edition. Blackwell, Oxford

Maes M (1994) Cytokines in major depression. Biol Psychiatry 36: 498–499

Maes M, Wauters A, Neels H, Scharpé S, Van Gastel A, D'Hondt P, Peeters D, Cosyus P, Desnyder R (1995a) Total serum protein and serum protein fractions in depression: relationships to depressive symptoms and glucocorticoid activity. J Affect Dis 34: 61–69

Maes M, Bosmans E, Meltzer HY (1995b) Immunoendocrine aspects of major depression. Relationships between plasma interleukin-6 and soluble interleukin-2 receptor, prolactin and cortisol. Eur Arch Psychiatry Clin Neurosci 245: 172–178

Mc Allister CG, Rapaport MH, Pickar D, Paul SM (1991) Autoimmunity and Schizophrenia. In: Tamminga CA, Schulz SC (eds) Advances in Neuropsychiatry and Psychopharmacology. Volume 1: Schizophrenia Research. Raven Press, New York, pp 111–118

Mc Daniel JS (1992) Psychoimmunology: Implications for future research. Southern Medical Journal 85: 388–402

Müller N, Hofschuster E, Ackenheil M, Eckstein R (1993) T-cells and psychopathology in schizophrenia: relationship to the outcome of neuroleptic therapy. Acta Psychiatr Scand 87: 66–71

Perry S, Fishman B, Jacobsberg L, Frances A (1992) Relationships over 1 year between lymphocyte subsets and psychosocial variables among adults with infection by human immunodeficiency virus. Arch Gen Psychiatry 49: 396–401

Piesiur-Strehlow B, Poser S, Felgenhauer K (1988) Paranoid-halluzinatorische Psychose als Manifestation einer Multiplen Sklerose. Nervenarzt 59: 621–623

Rabkin JG, Williams JBW, Remien RH, Goetz RR, Kertzner R, Gorman JM (1991) Depression, lymphocyte subsets, and human immunodeficiency virus symptoms on two occasions in HIV-positive homosexual men. Arch Gen Psychiatry 48: 111–119

Rapaport MH (1994) Immune parameters in euthymic bipolar patients and normal volunteers. J Affect Dis 32: 149–156

Rapaport MH, Lohr JB (1994) Serumsoluble interleukin-2 receptors in neuroleptic-naive schizophrenic subjects and in medicated schizophrenic subjects with and without tardive dyskinesia. Acta Psychiatr Scand 90: 311–315

Saphier D, Ovadia H (1990) Elektrophysiologische Parameter im Gehirn bei Immunreaktionen. In: Kaschka WP, Aschauer HN (Hrsg) Psychoimmunologie. Thieme, Stuttgart New York, S 25–31

Schiffer RB, Hoffman SA (1991) Behavioral sequelae of autoimmune disease. In: Ader R, Felten DL, Cohen N (eds) Psychoneuroimmunology, 2nd edition. Academic Press, San Diego, pp 1037–1066

Schott K, Batra A, Klein R, Bartels M, Koch W, Berg PA (1992) Antibodies against serotonin and gangliosides in schizophrenia and major depressive disorder. Eur Psychiatry 7: 209–212

Sperner-Unterweger B, Barnas C, Fuchs D, Kemmler G, Wachter H, Hinterhuber H, Fleischhacker WW (1992) Neopterin production in acute schizophrenic patients: an indicator of alterations of cell-mediated immunity. Psychiat Res 42: 121–128

Stein M et al. (1985) Bereavement, Depression, Stress, and Immunity. In: Guillemin R, Cohn M, Melnechuk Th (eds) Neural Modulation of Immunity; Raven Press, New York, pp 29–44

Stein M, Trestman RL (1990) Psychiatric Perspectives of Brain, Behavior, and the Immune System. In: Waksman BH (ed) Immunologic Mechanisms in Neurologic and Psychiatric Disease. Raven Press, New York, pp 166–169

Stites DP (1987) Clinical and laboratory methods for detection of cellular immune function. In: Stites DP, Stobo JD, Wells JV (eds) Basic and Clinical Immunology, 6th ed. Appleton and Lange, Norwalk, Los Altos, pp 285–303

Taller AM, Asher DM, Pomeroy KL, Eldadah BA, Godec MS, Falkai PG, Bogerts B, Kleinman JE, Stevens JR, Fuller Torrey E (1996) Search for viral nucleic acid sequences in brain tissues of patients with schizophrenia using nested polymerase chain reaction. Arch Gen Psychiatry 53: 32–40

Wollenberg R (1889) Über psychische Infektion. Arch Pychiatrie 20: 62–88

Wybran J (1985) Enkephalins, Endorphins, Substance P, and the Immune System In: Guillemin R, Cohn M, Melnechuk Th (eds) Neural Modulation of Immunity. Raven Press, New York, pp 157–161

KAPITEL 15

Neue Antidepressiva – eine kritische Übersicht

G. Laux

40 Jahre nach Entdeckung des ersten Antidepressivums sind auf dem deutschen Arzneimittelmarkt jetzt 25 Antidepressiva im Handel. Eine Übersicht und Einteilung nach pharmakologisch-chemischen Gesichtspunkten gibt Tabelle 1 wieder.

Der Entwicklung neuer Antidepressiva liegt das Ziel zugrunde, Substanzen zu entwickeln, die folgende Anforderungen erfüllen:

- bessere Wirksamkeit global bzw. bei bestimmten Krankheitssubgruppen oder speziellen Indikationen;
- bessere Verträglichkeit;
- geringere Toxizität;
- rascherer Wirkungseintritt;
- minimale Arzneimittel-Interaktionen;
- einfache praktische Handhabung (z. B. Einmaldosierung);
- gesundheitsökonomisch vertretbarer Preis.

Wie im folgenden für die neuen Substanzen im einzelnen belegt, konnten bedeutsame Fortschritte hinsichtlich der Häufigkeit und des Ausmaßes von Nebenwirkungen sowie hinsichtlich der Toxizität – also bezüglich Verträglichkeit und Arzneimittelsicherheit – erzielt werden.

Unter den klassischen trizyklischen Antidepressiva sind basierend auf den Daten des Arzneimittelüberwachungsprojektes in der Psychiatrie (AMÜP) Nebenwirkungen bei ca. 52 % der behandelten Patienten zu verzeichnen. Bei knapp 22 % hatten diese therapeutische Konsequenzen und führten bei 8 % der Patienten zum Absetzen. 2 % der unerwünschten Arzneimittelwirkungen wurden als „bedrohlich" charakterisiert (Grohmann et al. 1994; Schmidt et al. 1994). Insbesondere vegetativ-anticholinerge Nebenwirkungen sowie unerwünschte kardiale und kognitive Wirkungen treten im Vergleich zu trizyklischen Antidepressiva unter den im folgenden kurz charakterisierten neueren Antidepressiva bedingt durch die vergleichsweise hohe Selektivität (Wirkung nahezu ausschließlich auf nur ein oder zwei Neurotransmitter bzw. Rezeptoren – Noradrenalin/Serotonin) signifikant seltener auf.

In den letzten zwei Jahren wurden in Deutschland folgende Antidepressiva neu zugelassen:

Mirtazapin, Venlafaxin, Citalopram, Sertralin

Tabelle 1. Übersicht über
die derzeit in Deutschland
verfügbaren Antidepressiva

Eher psychomotorisch aktivierend

MAO-Hemmer
Tranylcypromin (Parnate, Jatrosom N)
Moclobemid (Aurorix)

Trizykl. A. (Desipramin-Typ)
Desipramin (Pertofran, Petylyl)
Nortriptylin (Nortrilen)

Chemisch andersartige A.
Viloxazin (Vivalan)
Sulpirid (Dogmatil, Meresa u.a.)

Trizykl. A. (Imipramin-Typ)
Imipramin (Tofranil, Pryleugan)
Clomipramin (Anafranil, Hydiphen)
Dibenzepin (Noveril)
Lofepramin (Gamonil)

Tetrazykl. A.
Maprotilin (Ludiomil, Deprilept u.a.)
Mianserin (Tolvin, Prisma u.a.)

Chemisch andersartige A.
Trazodon (Thombran)

Serotonin-selektive Wiederaufnahmehemmer (SSRIs)
Citalopram (Cipramil)
Fluoxetin (Fluctin)
Fluvoxamin (Fevarin)
Paroxetin (Seroxat, Tagonis)
Sertralin (Gladem, Zoloft)

Noradrenalin-Serotonin-selektive A.
(SNRI bzw. NaSSA)
Mirtazapin (Remergil)
Venlafaxin (Trevilor)

Eher psychomotorisch dämpfend
Trizykl. A. (Amitriptylin-Typ)
Amitriptylin (Saroten, Novoprotect u.a.)
Amitriptylinoxid (Equilibrin)
Dosulepin (Idom)
Trimipramin (Stangyl, Herphonal)
Doxepin (Aponal, Sinquan u.a.)

Kombinationspräparat
Antidepressivum + Tranquilizer
Limbatril

In kontrollierten, doppelblinden Vergleichsstudien zu trizyklischen Standard-Antidepressiva wurde für diese Substanzen eine vergleichbare Wirksamkeit in den meisten Fällen nachgewiesen (Davis et al. 1996; Feighner 1994; Holliday u. Benfield 1995; Milne u. Goa 1991; Montgomery 1995; Reimherr et al. 1990).

In diesen Studien zeigten sich für alle genannten Substanzen deutliche Verträglichkeitsvorteile gegenüber den bislang verfügbaren Substanzen.

In Tabelle 2 sind die Nebenwirkungen von *Mirtazapin* in kontrollierten Studien im Vergleich zu Amitriptylin dargestellt:

Bemerkenswert ist, daß nebenwirkungsbedingte Studienabbrüche unter Mirtazapin signifikant seltener vorkamen als unter Amitriptylin (4,9 % versus 9,1 %; unter Placebo 1,7 %) (Montgomery 1995).

Ebenso wie Mirtazapin wirkt *Venlafaxin* – dosisabhängig – auf das serotonerge und noradrenerge System. In niedrigen Dosen ruft die Substanz eine selektive Serotonin-Wiederaufnahmehemmung hervor, in höheren Dosen kommt es zusätzlich zu einer Noradrenalin-Wiederaufnahmehemmung (SNRI). Das Nebenwirkungsprofil der Substanz ist in Tabelle 3 dargestellt.

Die Gruppe der Serotonin-selektiven Wiederaufnahmehemmer (SSRIs) wurde 1996/97 um die Substanzen Citalopram und Sertralin ergänzt. Wie aus Tabelle 4 ersichtlich, weisen die genannten Substanzen im Vergleich zu den bislang verfügbaren die höchste serotonerge Selektivität auf.

	Mirtazapin (n = 463) %	Amitriptylin (n = 466) %
Mundtrockenheit	34	60*
Obstipation	16	23*
Herzsensationen	1	11*
Tachykardie	1	5*
Akkommodationsstörungen	5	8*
Bitterer Mundgeschmack	5	8*
Tremor	6	15*
Schwindel	8	13*

* $p < 0.05$

Tabelle 2. Nebenwirkungen von Mirtazapin in kontrollierten Studien. (Nach Montgomery 1995)

	Venlafaxin	Placebo
Nausea	23 – 35 %*	10 %
Kopfschmerz	17 – 25 %	24 %
Somnolenz	17 – 24 %*	10 %
Insomnie	9 – 19 %*	9 %
Nervosität	8 – 13 %*	6 %
Anorexie	6 – 11 %*	2 %
↑ Blutdruck	3 – 13 % (*)	2 %

* $p < 0.05$

Tabelle 3. Nebenwirkungsprofil von Venlafaxin (n = 2181). (Nach Danjou u. Hackett 1995)

Citalopram	1 : 3400
Sertralin	1 : 840
Paroxetin	1 : 280
Fluvoxamin	1 : 160
Fluoxetin	1 : 54
Clomipramin	1 : 14

Tabelle 4. Selektivität von serotonergen Antidepressiva (Relation 5-HT/NA Wiederaufnahme). (Nach Hyttel 1994)

Die Nebenwirkungsraten unter Citalopram in kontrollierten Studien sind in Tabelle 5, die von Sertralin in Tabelle 6 dargestellt. Wie bei allen SSRIs stehen auch bei Citalopram und Sertralin gastrointestinale Nebenwirkungen (Übelkeit, Nausea) im Vordergrund.

Nachdem nun fünf SSRIs in Deutschland verfügbar sind, stellt sich für die Verordnungspraxis die Frage, ob zwischen verschiedenen SSRIs klinisch relevante Unterschiede bestehen.

Hier sind vor allem Differenzen hinsichtlich der Pharmakokinetik anzuführen: Fluoxetin weist bedingt durch seinen pharmakologisch aktiven Metaboliten eine sehr lange Eliminatons-Halbwertszeit auf (ca. fünf Wochen), wäh-

Tabelle 5. Nebenwirkungsraten unter Citalopram (C) in kontrollierten Vergleichsstudien (Unterschiede zu tri- und tetrazyklischen Antidepressiva in %)

	C (n=682)	TZA (n=389)
Mundtrockenheit	28,3	48,6
Schwitzen	20,4	29,6
Nausea	**18,8**	12,9
Tremor	15,1	26,2
Somnolenz	13,9	19,8
Obstipation	13,0	28,8
Akkommodationsstörung	9,5	18,3
Schwindel	9,4	21,6
Hypotonie	8,9	17,2
Ejakulationsstörung	**5,3**	0,8

Tabelle 6. Nebenwirkungsraten von Sertralin in kontrollierten Vergleichsstudien

	Sertralin (n=1143)	TZA (n=1006)
Mundtrockenheit	22,0 %	49,1 %
Nausea	20,6 %	7,9 %
Kopfschmerz	16,8 %	12,0 %
Diarrhoe	14,6 %	2,5 %
Ejakulationsstörung	13,1 %	10,7 %
Schwindel	12,8 %	16,7 %
Somnolenz	10,9 %	20,8 %
Tremor	10,8 %	12,2 %
Obstipation	7,9 %	18,5 %

TZA = trizyklische Antidepressiva

Tabelle 7. Pharmakokinetische Unterschiede zwischen verschiedenen Serotonin-Wiederaufnahmehemmern (SSRIs)

	$t^{1}/_{2}$ (h)	$t^{1}/_{2}$ Alter	$t^{1}/_{2}$ Lebererkr.	$t^{1}/_{2}$ Nierenerkr.
Citalopram	33	+++	(+)	
Fluoxetin	72 (168)	0	+++	
Fluvoxamin	15	−	+	
Paroxetin	24	+		+
Sertralin	26	0	++	

$t^{1}/_{2}$ = Eliminationshalbwertszeit

rend die Halbwertszeiten für Paroxetin bei ca. 24 Stunden, für Citalopram bei 33, für Fluvoxamin bei 15, für Sertralin bei ca. 26 Stunden liegen.

Die Beeinflussung des für die Metabolisierung wesentlichen Leberenzymsystems Cytochrom P 450 weist zwischen verschiedenen SSRIs zum Teil deutliche Unterschiede auf (s. Tabelle 7). Hier kommt den neuen Substanzen Citalopram und Sertralin ein günstigeres Profil zu.

Aus klinischer Sicht fallen die Unterschiede demgegenüber geringer aus, so daß bislang kein eindeutiges differentielles klinisches Wirkungsspektrum identifiziert werden konnte. Am ehesten läßt sich hier sagen, daß unter Fluoxetin Agitiertheit und Unruhe offenbar häufiger auftreten.

In Anbetracht des hohen Suizidrisikos depressiver Erkrankungen kommt der Frage der Toxizität von Antidepressiva besondere Bedeutung zu. Anhand des von Cassidy u. Henry (1987) entwickelten sog. fatalen Toxizitäts-Index (Todesfälle pro Verschreibungen) läßt sich für die neueren Antidepressiva im Vergleich zu Trizyklika und dem irreversiblen MAOH Tranylcypromin eine deutlich höhere Arzneimittelsicherheit aufzeigen.

Die Vorteile der neueren Antidepressiva liegen also vor allem in:

- geringere Toxizität (Kardiotoxizität, behaviorale Toxizität; Überdosierung);
- (fast) keine anticholinergen Nebenwirkungen (Miktions-, Akkommodationsstörungen, Delirgefahr);
- geringere/fehlende kognitive und psychomotorische Beeinträchtigungen.

Diese Eigenschaften sind insbesondere bei Alterspatienten sowie allgemein im Hinblick auf die „Lebensqualität" von Bedeutung.

Kontrovers wird die Frage der „Potenz", der Wirksamkeit neuerer Antidepressiva z.B. im Vergleich zu Clomipramin sowie bei „schweren", stationär zu behandelnden Depressionen diskutiert (Anderson u. Tomenson 1994; Bech u. Cialdella 1992).

Modif. TZA
Amitriptylinoxid: ↓ anticholinerge NW (dosisabhängig)

Tetrazykl. AD
Maprotilin: TZA-ähnlich; zerebr. Krampfanfälle, Exantheme
Mianserin: *Wirkungsäquivalenz?* Arthralgie, Leukopenie

RIMAs
Moclobemid: *Wirkungsäquivalenz?* Unruhe

SSRIs:
Citalopram, Fluoxetin, Fluvoxamin, Paroxetin, Sertralin
Wirkungsäquivalenz? Gastrointest. NW, Unruhe

SNRIs:
Venlafaxin: Übelkeit, Schwindel, Unruhe, ↑ RR

NaSSAs
Mirtazapin: Müdigkeit, ↑ Appetit, Hypotonie, Granulozytopenie

Tabelle 8. Weiterentwicklung der Antidepressiva: von den Trizyklika (TZA) zu den Serotonin-Noradrenalin-selektiven Substanzen (SNRIs, NaSSA)

Im Sinne einer historischen Synopsis läßt sich die Weiterentwicklung der trizyklischen Antdepressiva bis hin zu den serotonin-noradrenalin-selektiven Antidepressiva (SNRIs) unter den Aspekten Verträglichkeit und Wirksamkeit wie in Tabelle 8 dargestellt zusammenfassen.

Es bleibt die Frage, weshalb trotz evidenter besserer Verträglichkeit neuere Antidepressiva in der deutschen Verordnungspraxis bislang eine relativ geringe Akzeptanz/Verschreibungsfrequenz aufweisen.

Vergleiche mit dem Ausland legen nahe, daß hierfür vor allem Kostenfaktoren (vergleichsweise hoher Preis) von Bedeutung sind. Denkbar ist auch, daß insbesondere Nervenärzte/Psychiater von der Wirkäquivalenz der neueren Antidepressiva im Vergleich zu Trizyklika nicht überzeugt sind. Hierbei scheint es allerdings bemerkenswert, daß mit Johanniskraut in den letzten Jahren eine Substanz furiose Verordnungszuwächse erzielt hat, deren Wirksamkeitsnachweis nicht unumstritten ist. Denkbar ist auch, daß konservative Attitüden (alt = bewährt, „Sedierung gibt Sicherheit") sowie die Angst vor Neuem (zum Beispiel auch hinsichtlich Dosierungsgewohnheiten) von Bedeutung sind. Möglicherweise spielen auch Negativerfahrungen wie zum Beispiel das häufige Nichtgelingen der Umstellung von dem älteren, irreversiblen MAOH Tranylcypromin auf den neuen reversiblen MAO-A-Hemmer Moclobemid eine Rolle.

Wahrscheinlich kommt der Nicht-Beachtung bzw. dem ungenügenden Wissen um die Bedeutung der Faktoren Toxizität, Suizidalität und psychomotorisch-kognitive Lebensqualität besondere Bedeutung zu. Hier bedarf es einer konsequenten und fundierten Information, um die unbestreitbaren Vorzüge der neueren Antidepressiva in Praxis und Klinik zur Geltung kommen zu lassen. Wegen ihres im Vergleich zu den älteren Substanzklassen unterschiedlichen Nebenwirkungsprofils ist allerdings bei neueren Antidepressiva eine differenzierte Auswahl nach Patienten-Variablen sowie aufgrund der skizzierten unterschiedlichen Nebenwirkungsprofile notwendig.

15.1
Literatur

Anderson IM, Tomenson BM (1994) The efficacy of selective serotonin re-uptake inhibitors in depression: a metaanalysis of studies against tricyclic antidepressants. J Psychopharmacology 8: 238–249

Bech P, Cialdella P (1992) Citalopram in depression – meta-analysis of intended and unintended effects. Int Clin Psychopharmacol 6 (suppl 5): 45–54

Cassidy SL, Henry JA (1987) Fatal toxicity of antidepressant drugs in overdose. Br Med J 295: 1021–1024

Danish University Antidepressant Group (1986) Citalopram: clinical effect profile in comparison with clomipramine. Psychopharmacology 90: 131–138

Danjou P, Hackett D (1995). Safety and tolerance profile of venlafaxine. Int Clin Psychopharmacol 10 (suppl 2): 15–20

Davis R, Wilde MI. Mirtazapine (1996) A review of its pharmacology and therapeutic potential in the management of major depression. CNS Drugs 5: 389–402

Feighner JP (1994) The role of venlafaxine in rational antidepressant therapy. J Clin Psychiatry 55 (suppl a): 62–68

Grohmann R, Rüther E, Schmidt LG (1994) (Hrsg) Unerwünschte Wirkungen von Psycho-
  pharmaka. Ergebnisse der AMÜP-Studie. Springer, Berlin Heidelberg New York Tokyo
Holliday SM, Benfield P. (1995) Venlafaxine – A review of its pharmacology and therapeutic
  potential in depression. Drugs 49: 211–248
Hyttel J (1994) Pharmacological characterization of selective serotonin reuptake inhibitors
  (SSRIs). Int Clin Psychopharmacol 9 (Suppl 1): 19–20
Milne RJ, Goa KL (1991) Citalopram – A review of its pharmacodynamic and pharmacokinetic
  properties, and therapeutic potential in depressive illness. Drugs 41: 450–477
Montgomery SA(1995) Safety of mirtazapine: a review. Int Clin Psychopharmacol 10 (suppl 4):
  37–45
Reimherr FW, Chouinard G, Cohn CK, Cole JO et al. (1990) Antidepressant efficacy of sertra-
  line: a double-blind, placebo- and amitriptyline-controlled, multicenter comparison study
  in outpatients with major depression. J Clin Psychiatry 51: 18–27
Schmidt LG, Grohmann R, Rüther E (1994) Unerwünschte Wirkungen von Antidepressiva in
  der Routinebehandlung. Psychopharmakotherapie 1: 6–15

KAPITEL 16

Die Psychopharmakotherapie der schweren Depression unter klinischen Bedingungen

F. König

16.1
Einleitung

Die Behandlung schwer depressiver Patienten stellt trotz vielfacher Bemühungen um eine Optimierung der Pharmakotherapie (Übersicht bei Laux 1997, Möller 1997) auch heute noch eine Herausforderung dar. Für Phase-III-Studien vor Einführung von Antidepressiva werden Patienten nach strengen Ein- und Ausschlußkriterien rekrutiert, die in der Regel nicht das Spektrum depressiver Patienten umfassen, die unter klinischen Versorgungsbedingungen behandelt werden. So stellen Suizidalität, depressiver Wahn und körperliche Komorbidität häufig Ausschlußkriterien dar. Nachfolgend wird deshalb aus dem Erfahrungsbereich der pharmakologischen Behandlungsstrategien der Weissenauer Depressionsstation berichtet. Depressive Patienten werden in eine psychiatrische Klinik eingewiesen (insbesondere auf Spezialstationen für depressiv Erkrankte), wenn unter ambulanten Bedingungen Wahnsymptomatik und suizidale Krisen, Verschlechterung, schwierige soziale Rahmenbedingungen, Therapiekomplikationen, Therapieresistenz (Möller 1997) oder protrahierter Verlauf auftreten.

Auf die Diagnostik des Schweregrades der Depression (Spitzer et al. 1978) in Zusammenhang mit der Einführung neuer operationalisierter Diagnosensysteme (DSM-III und DSM-IV R bzw. ICD-10) wird hier nicht näher eingegangen. Unter klinischen und wissenschaftlichen Aspekten sind diese sicherlich hilfreich, um eine vergleichende Bewertung von z.B. Eingangskriterien bzw. Therapieverlauf verschiedener Zentren zu erreichen (Übersicht Lipsitz u. Williams 1994). Die Therapieindikation einer antidepressiven Pharmakotherapie wird heute nach dem Ausprägungsgrad der Depressivität und nicht (nur) nach ätiologischen Gesichtspunkten gestellt. Paykel (1989) konnte in einer Metaanalyse von nahezu 100 Studien zeigen, daß Antidepressiva in jedem Fall besser als Placebo wirken und sowohl bei neurotisch Depressiven, als auch bei sog. endogenen Depressiven wirksam waren. Die Wirksamkeitsunterschiede der antidepressiven Behandlung waren bei neurotischer Depression in seiner Literaturübersicht nur leicht geringer als in der Gruppe der endogenen Depression (sog. melancholischer Subtyp bzw. schwere depressive Episode nach ICD-10).

Die Auswahlkriterien für ein Antidepressivum werden unter Berücksichtigung der medikamentösen Vorbehandlung (die bei der Mehrheit der stationär aufgenommenen depressiven Patienten bereits etabliert ist), den möglichen unerwünschten Wirkungen, der Komorbidität (einschließlich der Komedika-

Tabelle 1. Prädiktoren der Response auf eine somatische antidepressive Therapie (modifiziert nach Pande 1994); *EKT* Elektrokrampftherapie, *TZA* trizyklische Antidepressiva, *NL* Neuroleptika, *MAOH* Monoaminooxydasehemmer, *SSRI* Serotonin-Reuptake-Inhibitor

Therapieform	Prädiktoren
Heterozyklika	stabile prämorbide Persönlichkeit schleichender Beginn der Depression psychomotorische Hemmung kein depressiver Wahn
TZA plus NL oder EKT	depressiver Wahn
Lithium	bipolarer Verlauf
MAO-Inhibitoren	frühere Response auf MAOH Nonresponse auf TZA atypische Depression, Angst, Panik
SSRI	chronische oder therapierefraktäre Depression atypische oder Angstsymptome Zwangsgedanken oder -handlungen

tion) und auch unter dem Aspekt der Sicherheit bei Überdosis gestellt. Aufgrund der gegenwärtigen gesundheitspolitischen Bedingungen stellt auch der Kostengesichtspunkt einer Behandlung einen Gesichtspunkt der Pharmakoauswahl dar (Jönsson u. Bebbington 1994, Gaspar u. Rimpel 1995). Dabei ist es bis heute nicht gelungen, sichere Prädiktoren für die Response auf ein Antidepressivum zu finden. Tabelle 1 bietet einen Überblick über mögliche biologische Prädiktoren einer Antidepressivaresponse (Pande 1994). Nachfolgend werden die verschiedenen Substanzgruppen vorgestellt, die im Behandlungsprogramm der Weissenauer Depressionsstation etabliert sind.

16.2
Selektive Serotoninwiederaufnahmehemmer (SSRI) und noradrenalin-serotonin-selektive Antidepressiva

Mit der Entwicklung der serotoninselektiven Antidepressiva und ihrer Einführung in Deutschland vor fast 10 Jahren gelang ein erheblicher Fortschritt in der antidepressiven Pharmakotherapie. Klassische Nebenwirkungen (siehe tri- und tetrazyklische Antidepressiva), die für Compliance- und Verträglichkeitsprobleme verantwortlich waren, traten in den Hintergrund. Die Substanzen umfassen jedoch substanzspezifisch ein anderes Nebenwirkungsspektrum (z. B. Unruhe, Übelkeit). Die für einzelne SSRI unterschiedliche Häufigkeit sexueller Funktionsstörungen hat für die Klinische Behandlung schwer Depressiver zunächst keine vorrangige Bedeutung (Gitlin 1994). Für die Compliance einer längerfristigen Antidepressivatherapie kommt diesem Nebenwirkungsspektrum sicherlich erhebliche Bedeutung zu. Leider bietet eine Rezeptorselektivität allein noch keine Sicherheit für das Ansprechen bestimmter depressiver Syndrome. Die antidepressive Wirksamkeit der SSRI im Vergleich zu den klassischen Antidepressiva wird in der Literatur kontrovers diskutiert (Nierenberg 1994). Eine Metaanalyse von Anderson u. Tomenson (1994) verglich 55 Studien bezüglich der Wirksamkeit von SSRI gegen 4 verschiedene Referenzsubstanzen, vornehmlich trizyklische Antidepressiva (u. a. Amitriptylin, Clomipramin). Bei der Subgruppe der untersuchten stationären Patienten (der stationäre Status wird als Hinweis auf das Vorliegen einer schweren Depression gewertet) erwiesen sich die SSRIs gegenüber den TCAs als – allerdings nicht signifikant – unterlegen (Übersicht Beathke u. Bauer 1997).

Die primäre Darstellung der SSRI-Anwendung bei depressiven Erkrankungen wurde in dieser Übersicht bewußt gewählt, um unsere Behandlungspraxis deutlich zu machen. Im Rahmen einer Anwendungsbeobachtung mit Paroxetin bei stationär behandelten Depressiven (Wolfersdorf et al. 1994a) wurden 1994 und 1995 mit 130 dokumentierten behandelten Patienten 33% der Gesamtklientel mit diesem SSRI als primärem Antidepressivum nach Entscheidung des behandelnden Arztes behandelt (Gesamtaufnahmezahl in diesen beiden Jahren n = 400, Wolfersdorf et al. 1997). Der Altersmittelwert lag bei 48 Jahren (30 bis 65 Jahre). Die Behandlung wurde mit der Hamilton-Depressionsskala in der 24 Item-Version (Guy 1976) dokumentiert. Mit einem durchschnittlichen Hamilton-Score von 29 Punkten zeigten die endogen Depressiven eine Responserate von 43%, die psychogen Depressiven (neurotische Depression, depressive Entwicklung, reaktive Depression) von 53%, jeweils definiert als Reduktion des Hamiltonwertes um mindestens 50% nach 21 Behandlungstagen.

Die Behandlung mit 20 mg Paroxetin bzw. mit 20 mg Citalopram stellt unserer klinischen Erfahrung nach eine wirksame initiale Behandlungsmöglichkeit auch bei schwer depressiven Patienten dar. Bei fehlender Response am Behandlungstag 21 bzw. bei Teilremission zu diesem Zeitpunkt wird die Dosis um 10 mg auf zunächst 30 mg pro Tag und nach weiteren 2 Wochen auf 40 mg gesteigert. Obwohl in der angloamerikanischen Literatur (Übersicht Pande 1994) teilweise Dosierungsempfehlungen bis zu 80 mg Fluoxetin pro Tag zu finden sind, erscheint dieser Dosisbereich sehr hoch gegriffen. Im Dosisbereich ab 50 bis 60 mg Paroxetin bzw. Citalopram beobachteten wir häufiger eine Zunahme von Unruhe, die einen Substanzwechsel auf sedierende Trizyklika zur Folge hatte. Aus klinischer Erfahrung ist erkennbar, daß SSRI substanzspezifisch durchaus unterschiedlich von Patienten toleriert werden. Zahlreiche Patienten gaben unter Fluvoxamin starke Übelkeit an, die eine Ausdosierung der Substanz unmöglich machte. Unter Fluoxetin entwickelten Patienten häufiger eine heftige Unruhe, die wir in dieser Intensität und Häufigkeit bei Paroxetin oder Citalopram bisher nicht beobachten konnten. Wir haben mit Fluvoxamin bzw. Fluoxetin vorbehandelte Patienten unter klinischen Bedingungen auf Paroxetin (bzw. Citalopram) umgestellt. Eindrucksvoll war, daß die genannten Nebenwirkungen, wie Übelkeit und Unruhe, bei Paroxetin und Citalopram in der Regel nicht, bzw. nicht in jenem Ausmaß, beobachtet wurden. Die Ursachen dieses Phänomens können wir nicht methodisch sicher bzw. statistisch signifikant auf Grund der Einflußfaktoren auf eine naturalistische Anwendungsbeobachtung unter offenen Bedingungen belegen. Sie sind jedoch ein Hinweis dafür, daß es durchaus möglich ist, bei Unverträglichkeit bzw. Non-Response auf einen SSRI eine verträglichere Alternative innerhalb der gleichen Substanzklasse zu suchen, bevor auf ein tri- oder tetrazyklisches Antidepressivum zurückgegriffen wird (Boyer et al. 1991). Insbesondere die tägliche Einmaldosierung erscheint uns auch für die spätere Compliance sehr günstig zu sein.

In Zusammenhang mit den SSRI wurde ein möglicher fördernder Einfluß auf suizidales Verhalten diskutiert (Möller 1992; Möller u. Steinmeyer 1994; Wolfersdorf 1997 im Druck). Bis heute ließen sich dafür keine überzeugenden Belege finden. Auch eine eigene Untersuchung zur Frage des Zusammenhangs von Stimmung, Antrieb und Suizidalität bei Gabe von Paroxetin (Barg et al. 1995) zeigte für diese Annahme keinen Hinweis. Im Gegenteil könnten die SSRI möglicherweise eine suizidpräventive Wirkung (?) besitzen. Diese Frage wird auch unter epidemiologischen Aspekten (SSRI-Verschreibungspraxis u. Abnahme der Suizide in Schweden) untersucht (Isacsson et al. 1996). Die empfohlene Behandlungspraxis besteht bei schwer depressiven und suizidalen Patienten nicht in einer Monotherapie mit dem SSRI, sondern in einer Kombinationsbehandlung mit Benzodiazepinen oder nieder- bzw. mittelpotenten Neuroleptika. Wir verwenden am häufigsten das mittelpotente Neuroleptikum Zotepin (siehe auch Abschnitt Neuroleptika), Perazin sowie auch Benzodiazepine. In den ersten Behandlungswochen ist nahezu bei jedem Patienten die Gabe eines Hypnotikums (z. B. Zopiclon) obligat. Patienten, die wir nach Suizidversuchen durch Intoxikaton von Intensivstationen an Allgemeinkrankenhäusern übernehmen, erhalten nach einer Auswaschphase (bei fortbestehendem suizidalem Handlungsdruck Monotherapie mit Diazepam ca. 10 bis 20 mg pro Tag) generell einen SSRI in Form der bisher genannten Substanzen. Zusammenfassend besteht die klinische Behandlungspraxis unserer Abteilung in der Gabe von SSRI bei suizidalen Patienten in Form einer anfänglichen Kombinationstherapie mit sedierenden Substanzen und bei Patienten nach schweren Suizidversuchen (insbesondere nach Intoxikationen) in der Gabe einer nicht toxischen antidepressiven Substanz.

Kurz nach Einführung von Citalopram in Deutschland im September 1996 hat die Frage möglicher kardiotoxischer Nebenwirkungen Diskussionen ausgelöst. Ausgangspunkt war eine Publikation aus Schweden, die über 6 suizidale Intoxikationen mit Citalopram und anderen Substanzen (davon nur eine Monointoxikation mit ca. 200 Tabl.!) berichtete (Öström et al. 1996). Auch von anderen SSRI (wie Fluoxetin, Paroxetin und Sertralin) wurden in hohen Dosierungen Todesfälle berichtet (Lane et al. 1995). Im Gegensatz dazu ist aber zu bedenken, daß z. B. 70 % der 3.604 durch Intoxikationen Verstorbenen in Großbritannien (Zeitraum 1975 bis 1989) durch trizyklische Antidepressiva verstarben (Übersicht bei Lane et al. 1995). Publikationen über einzelne Nebenwirkungen neuer Substanzen (wie auch in der Vergangenheit zu Fluoxetin bzw. Moclobemid) bedürfen einer kritischen Würdigung und die Indikationsstellung ist für jeden einzelnen Patienten individuell vorunehmen (Isacsson u. Bergmann 1996).

In Zusammenhang mit der Einführung verschiedener SSRI wird die Frage der pharmakokinetischen Wechselwirkungen auch für die der psychiatrische Therapie bedeutsam (Kaschka u. König 1996). Bezüglich der pharmakokinetischen Interaktionen verhalten sich die einzelnen bisher verfügbaren SSRI sehr unterschiedlich. Während Fluvoxamin, Fluoxetin und Paroxetin unterschiedliche Isoenzyme der Zytochrom P 450 Oxigenase hemmen und damit den Abbau anderer Pharmaka beeinflussen (Brosen 1996; Nemeroff 1996), neigt z. B. Citalopram zu keinen klinisch relevanten pharmakokinetischen Interaktionen. Citalopram erwies sich deshalb auch bei Komorbidität (z. B. Demenz) als sehr günstig (Gottfries 1996).

Pharmakodynamisch handelt es sich bei Paroxetin um den potentesten Hemmer der Serotoninwiederaufnahme, während Citalopram nach dem gegenwärtigen Kenntnisstand den selektivsten Hemmer darstellt (Lane et al. 1995). Leider ist Citalopram als injezierbare Lösung in Deutschland nicht verfügbar.

Eine doppelblinde randomisierte, placebokontrollierte Studie zeigte, daß sich Citalopram bei schwer depressiven Patienten, die auf 40 bis 60 mg Citalopram über einen 4-Wochenzeitraum nicht respondierten, kombiniert mit Lithium nicht nur außerordentlich verträglich, sondern auch als wirksam erwiesen hat (Baumann et al. 1996). Unsere klinische Praxis besteht zunächst darin, bei Teilresponse auf 40 mg Paroxetin oder Citalopram mit trizyklischen Antidepressiva zu kombinieren (50 bis 200 mg Trimipramin). Diese Kombination erwies sich als verträglich und wirksam, wobei in Kombination von Paroxetin und Trimipramin Plasmaspiegelerhöhungen des Trimipramin (Taylor 1996) möglich sind.

Zusammenfassend können SSRI heute als Substanzen der 1. Wahl auch in der klinischen Depressionsbehandlung angesehen werden, wobei weitere Studien an Subgruppen schwer Depressiver (z.B. mit Wahn oder Therapieresistenz) erforderlich sind (Tignol 1993, Nierenbeerg 1994).

Mit dem seit 1996 verfügbaren dosisabhängig selektiven Serotonin- und Noradrenalinwiederaufnahmehemmer (SNRI) Venlafaxin verfügen wir bisher nur bei wenigen Patienten über klinische Erfahrungen. Die Substanz erschien bis im Dosisbereich von 225 mg verträglich und wirksam. 3 Patienten konnten wir nach klinischer Response mit der Substanz in ambulante Weiterbehandlung entlassen. Bei 2 weiteren Patienten wurde eine hypomanische Nachschwankung beobachtet. Im Vergleich zu Standardantidepressiva scheint Venlafaxin ebenso wirksam zu sein (Clerc et al. 1994). Ein möglicher schnellerer Wirkungseintritt der Substanz und die Wirkung bei Therapieresistenz wurden berichtet (Übersicht Benkert et. al 1997). Mit dem Noradrenalin- und serotoninselektiven Antidepressivum (NASSA) Mirtazapin verfügen wir bisher noch über keine eigenen Erfahrungen.

16.3
Tri- und tetrazyklische Antidepressiva

Ihre erwiesenermaßen gute antidepressive Wirksamkeit im Vergleich zu neueren Antidepressiva bildet die Grundlage dafür, daß sie auch weiterhin in der klinischen Routinebehandlung etabliert sein werden (Laux 1997). Das entscheidende Kriterium für die Wirksamkeit dieser Substanzen stellt ihre ausreichende Dosierung dar. Während im europäischen Sprachraum in der Regel 150 mg Imipraminäquivalent als ausreichend für eine antidepressive Wirkung angesehen wurden, gingen angloamerikanische Empfehlungen bis zu 300 mg Imipraminäquivalent pro Tag (Übersicht Prange 1994). Vielfach scheitert die sog. nebenwirkungsgeleitete Aufdosierung an dem bekannten Nebenwirkungsprofil dieser Substanzen (Laux 1997). Eine weitere Therapiemöglichkeit mit diesen Substanzgruppen stellt die Infusionsbehandlung dar (Laux u. König 1992). Die Befunde, die auf eine mögliche pharmakologische Überlegenheit einer Antidepressivainfusion hinweisen können, sind sehr unterschiedlich (Laux u. König 1992). Ein schnellerer Wirkungseintritt wurde bei Trizyklika (wie z.B. Clomipramin und Amitriptylin) diskutiert. Außerdem existiert zweifelsohne ein psychologischer Vorteil (Zuwendung, Unterstützung des klassischen Krankheitskonzeptes des Patienten durch Anlegen einer Infusion). Die Infusionstherapie wurde von uns in den letzten Jahren nur noch vereinzelt bei Therapieresistenz und Complianceproblemen, gastrointestinalen Resorptionsstörungen oder Stupor durchgeführt. Bei einer Trizyklikavormedikation im subtherapeutischen Bereich vor der stationären Aufnahme wird jeweils die Möglichkeit einer Aufdosierung bis 300 mg pro Tag erwogen. Zahlreiche Patienten scheiden hier auf Grund des schon im Dosisbereich von 150 bis 225 mg pro Tag empfundenen Nebenwirkungsspektrums (Mundtrockenheit, hypotone Dysregulation, Obstipation und Miktionsstörungen) aus. Auch sind EEG-Befunde (paroxysmale mittelschwere bis schwere Dysrhythmien, abortive Spike-Wave-Komplexe) Hinweise dafür, daß möglicherweise cerebrale Nebenwirkungen zu erwarten sind. Im Dosisbereich von 300 mg Amitriptylin, Maprotilin oder Trimipramin beobachteten wir unerwünschte Wirkungen in Form von cerebralen Krampfanfällen, Delirien und Harnverhalt. Clomipramin wird von uns bei Therapieresistenz auf SSRI durchaus mit gutem Erfolg eingesetzt (Auswaschphase beachten!). Die in Deutschland verfügbaren tetrazyklischen Antidepressiva (Maprotilin und Mianserin) stellen auf Grund der Verfügbarkeit der SSRI und trizyklischen Antidepressiva für unsere Patienten zur Zeit eher Reservesubstanzen dar. Maprotilin ist eine sehr wirksame Substanz (noradrenerger Schwerpunkt), während bei Mianserin sehr unterschiedliche Erfahrungen bezüglich der antidepressiven Potenz berichtet wurden (Übersicht bei Laux 1997). Wir sehen derzeit die Indikation für Mianserin als ein Reserveantidepressivum bei älteren und multimorbiden Patienten. Während nach den bisher vorliegenden Ergebnissen mit SSRI (siehe auch Wolfersdorf et al. 1995) kein Nachweis einer Plasmaspiegel-Wirkungskorrelation gefunden wurde, besteht für die Therapie mit klassischen trizyklischen Antidepressiva vor allem bei komplizierten Verläufen (Nebenwirkungen) und Kombinationstherapien auch weiterhin die Indikation für ein therapeutisches Drug-Monitoring (Baumann 1992).

16.4
Monoaminooxidasehemmer

Bis Anfang der 90er Jahre standen in Deutschland nur irreversible Monoaminooxidasehemmer (Tranylcypromin) zur Verfügung. Ihre antidepressive Wirksamkeit ist gut belegt (Übersicht Pande 1994). Mit Einführung des reversiblen Hemmers der Monoaminooxidase A (RIMA) Moclobemid steht eine im Vergleich zu anderen Standardantidepressiva (Trizyklika und SSRI) verträgliche und äquipotent antidepressive Substanz zur Verfügung (Paykel 1995). Ihre Wirksamkeit bei schweren Depressionen wurde zunächst durch primär zu niedrige Dosierungsempfehlungen eingeschränkt, so daß heute Dosisbereiche von 450 bis 600 mg, teilweise bis 900 mg und mehr, empfohlen werden. In der Monotherapie von $\geq$ 900 mg Moclobemid verfügen wir über keine eigenen Erfahrungen. Moclobemid wurde nach Therapieresistenz im Dosisbereich von 300 mg mit einer laufenden Trizyklikamedikation (Trimipramin, Maprotilin) bei schwer Depressiven kombiniert (König et al. 1995; 1997). Nach dieser Kombination sind signifikante Plasmaspiegelerhöhungen des Trimipramin aufgetreten (König et al. 1997, in Druck). Bei 23 Patienten mit Therapieresistenz fanden wir nach Kombination mit Moclobemid eine Responserate von 56 %, nach 2 Jahren bei insgesamt 36 Patienten eine Responserate von 36 % bei kombinierter Moclobemid-Trizyklika-Behandlung.

16.5
Neuroleptika

Die klassischen Indikationen für die Gabe hochpotenter Neuroleptika bei depressiven Erkrankungen stellen Depressionen mit *Wahnsymptomatik* dar. In einer Literaturübersicht kommen Rothschild u. Schatzberg (1994) zu dem Ergebnis, daß epidemiologisch 14 % der Patienten, die die Kriterien einer Major Depression erfüllten, in der Krankheitsgeschichte einen depressiven Wahn schilderten. Unter stationären Bedingungen und insbesondere in der Aufnahmeklientel einer Depressionsstation findet sich ein höherer Anteil von Patienten mit depressivem Wahn (siehe auch Beitrag von Wolfersdorf in diesem Band). Die Kombination von Antidepressiva und Neuroleptika ist neben der EKT (Elektrokrampftherapie) als Goldstandard für die Behandlung wahnhaft depressiver Syndrome anzusehen (Rothschild u. Schatzberg 1994; Wolfersdorf u. König 1994). Der depressive Stupor mit intravenöser Neuroleptikatherapie (Haloperidol) bzw. mit Lorazepam (siehe 16.6. andere Substanzen) behandelt werden. In diesem Zusammenhang beobachteten wir nach Kombination mit Moclobemid bei einer Patientin ein abortives MNS (König et al. 1996). Da hochpotente Neuroleptika auch bei depressiven Patienten die

bekannten extrapyramidalen Nebenwirkungen verursachen können, überprüften wir in einer ersten Pilotstudie die antipsychotische Wirksamkeit des
mittelpotenten Neuroleptikums Zotepin (Dosisbereich 150 bis 200 mg pro Tag,
n = 15) retrospektiv zu den klassischen hochpotenten Neuroleptika (Haloperidol, Bromperidol, ca. 10 mg pro Tag, n = 16) (Wolfersdorf et al. 1994). In dieser
Pilotstudie zeigte Zotepin eine vergleichbare antipsychotische Wirkung auf
alle Wahnitems der 24 Item-Version der Hamilton Depressionsscale (Guy
1976). Unter dem Aspekt eines möglichen eigenen antidepressiven Wirkanteils
von Zotepin führten wir in einer offenen Anwendungsbeobachtung eine
Monotherapie mit Zotepin bei wahnhaft depressiven Patienten durch (Wolfersdorf et al. 1996). Die Monotherapiegruppe (durchschnittliche Tagesdosis
200 mg Zotepin) zeigte von BT 1 bis 14 eine hochsignifikante Verringerung des
Hamiltonsummenscores einschließlich der affektiven Symptomatik. Dieser
Effekt läßt sich auch über 28 Behandlungstage weiter verfolgen. Nach 21 oder
28 Behandlungstagen (4-Wochen-Zeitraum) kombinierten wir bei primär
Depressiven mit den SSRI Paroxetin bzw. Citalopram. Vor allem Patienten mit
schizodepressiven Symptomen (schizoaffektive Psychosen) remittierten nach
Monotherapie mit Zolepin und konnten mit dieser Substanz in ambulante
Weiterbehandlung entlassen werden. Leider begrenzt das anticholinerge
Nebenwirkungsprofil von Zotepin den Einsatz bei älteren bzw. cerebral vulne-
rablen Patienten. Alternativ bietet sich eine Kombination mit Perazin an.
Wechselwirkungstendenzen mit den SSRI Paroxetin und Fluoxetin sind zu
beachten (Phenothiazinderivate, König et al. 1993). Zusammenfassend läßt
sich feststellen, daß die Monotherapie mit Zotepin bzw. die Kombination von
Zotepin und SSRI (Paroxetin und Citalopram) noch vor Einsatz hochpotenter
Neuroleptika unserer klinischen Erfahrung nach eine echte Therapiealternative bei wahnhaften Depressionen darstellen. Mit dem seit kurzem verfügbaren Olanzapin liegen erst bei wenigen Patienten in der neuroleptischen
Behandlung Erfahrungen vor. Dem ersten Eindruck nach ist die Substanz in
Kombination mit Antidepressiva sehr gut wirksam. Bei therapieresistentem
depressivem Wahn wäre auch die Indikation für Clozapin zu überprüfen.

    Abschließend sei noch auf eine Indikation des Einsatzes mittelpotenter
Neuroleptika bei schweren Depressionen hingewiesen, welche in den gängigen Therapieempfehlungen bisher kaum Beachtung findet. Auf Grund der
starken ängstlichen Unruhe, der Schlaflosigkeit und insbesondere kognitiven
Einengung ist bei den meisten Patienten eine *initiale Sedierung* und Entspannung wünschenswert. Diese Entspannung kann häufig nicht durch eine
Monotherapie mit einem sedierenden Antidepressivum allein erreicht werden. Innerhalb der ersten Behandlungswochen tritt noch vor der eigentlichen
Stimmungsaufhellung bei mit 25 bis 75 mg Zotepin pro Tag behandelten Patienten eine kognitive Entspannung ein, die auch den Beginn einer psychotherapeutischen Behandlung deutlich erleichtert. Subjektiv berichten Patienten
über bessere Konzentrationsfähigkeit, weniger Grübelneigung und einen
deutlichen Rückgang von Leibgefühlsstörungen. Aus dieser klinischen Erfahrung heraus ist es auf der Weissenauer Depressionsstation Behandlungspraxis

geworden, je nach Depressionsschwere und auch nosologischer Einordung (neurotisch-depressive Patienten sind oft gegenüber Nebenwirkungen empfindlicher), eine Ko-Medikation von 25 bis 100 mg Zotepin (50–100 mg auch als Nachtdosis) anzubieten. Diese Kombination erwies sich als wirksam, sparte Benzodiazepine und wurde in der Regel gut toleriert. Bis auf zu erwartende hypotone Dysregulationen wurden in diesem Dosisbereich keine schweren Nebenwirkungen gesehen. Insbesondere für weibliche Patienten ist die Gewichtszunahme unter Zotepin langfristig leider störend und wirkt sich negativ auf die Compliance aus. Die mittelpotente Neurolepsie führte auch zu einer deutlichen Besserung bei Komorbidität in Form von Zwangskrankheit und Persönlichkeitstörungen.

16.6
Andere Substanzen

Ein depressiver Stupor kann mit intravenöser Neuroleptikagabe, ggf. Infusionstherapie (mit Antidepressiva) sowie einer Ko-Medikation bzw. initialen Injektionsbehandlung mit Lorazepam (3 bis 4 mg pro Tag) behandelt werden.

Bei bipolarem Erkrankungsverlauf und als Augmentierungsstrategie wird auch Lithium eingesetzt. In Einzelfällen kombinierten wir Buspiron mit einem SSRI als Augmentierung bzw. Versuch einer Anxiolyse. Unser Stufenschema der antidepressiven Pharmakotherapie, modifiziert nach Helmchen (1990), ist anderen Orts dargestellt (Kaschka u. König 1996). Abschließend sei auf die Verwendung von Diazepam und Alprazolam als initiale sedierend-anxiolytische Komedikation bei Kontraindikation für mittel- oder niederpotente Neuroleptika bzw. zusätzlich bei ausgeprägter Suizidalität und Erregung hingewiesen.

16.7
Literatur

Anderson JM, Tomenson BM (1994) The efficacy of selective serotonin reuptake inhibitors in depression: a meta-analysis of studies against tricyclic antidepressants. J Psychopharmacol 8: 238–249

Barg T, Wolfersdorf M, König F (1995) Antidepressiva und Suizidalität. Suizidprophylaxe 2: 59–64

Baumann P, Souche A, Montaldi S, Baetig D, Lambert S, Mehldinger C, Kasas A, Amey M, Jouzier-Perey M (1996) A double-blind, placebo-controlled study of citalopram with and without lithium in the treatment of therapy resistant depressive patients-, a clinical parmacokinetic and pharmacogenetic investigation. J Clin Psychopharmacol 16: 307–314

Baumann P (1992) Therapeutisches Drug Monitoring. In: Riederer P, Laux G, Pöldinger W (eds.) Neuropsychopharmaka Band 1. Springer, Wien, 291–310

Beathke C, Bauer M (1997) Selektive Serotonin-Wiederaufnahmehemmer bei therapieresistenten und schweren Depressionen. In: Bauer M, Berghöfer A (Hrsg.) Therapieresistente Depressionen. Springer. Berlin, Heidelberg, New York, 3–15

Benkert O, Gründer G, Wetzel H (1997) Is there an advantage to venlafaxine in comparison with other antidepressants? Hum Psychopharmacol 12: 53–64

Boyer WF, Mc Fadden MC, Feighner JP (1991) Clinical use of the selective serotonin reuptake inhibitors. In: Feighner JP, Boyer WF (eds) Selective Serotonin Re-uptake Inhibitors. J Wiley u. Sons.Chechester, New York, Brisbane, Toronto-Singapore,153–160

Brosen K (1996) Are pharmacokinetic drug interactions with the SSRI's an issue? Intern Clin Psychopharmacol 11 suppl 1: 23-27

Clerc GE, Ruimy P, Verdeau-Pailles J (1994) A double-blind comparison of venafaxine and fluoxetine in patients hospitalized for major depression and melancholia. Int Clin Psychopharmacol 9: 138-143

Gastpar M, Rimpel J (1995) Akutbehandlung affektiver Erkrankungen. Nervenheilkunde 14: 100-107

Gitlin MJ (1994) Psychotropic medications and their effects on sexual function: diagnosis, biology and treatment approaches. J Clin Psychiatry 55: 406-413

Gottfries CG (1996) Scandinavian experience with citalopram in the elderly. Int Clin Psychopharmacol 11 suppl 1: 41-44

Guy W (1976) ECDEU Assesment Manual. National Institut of Mental Health. Rockville MD

Hamilton M (1960) A rating scale for depression. J. Neurol Neurosur Psychiatr 23: 56-62

Helmchen H (1990) Gestuftes Vorgehen bei Resistenz gegen Antidepressiva-Therapie. In: Möller HJ (ed) Therapieresistenz gegen Antidepressivatherapie-Behandlung. Springer. Berlin. Heidelberg, 237-250

Isacsson G, Bermann U (1996) Risks with Citalopram in perspective. Lancet 348: 1033

Isacsson G, Bergmann U, Rich CL (1996) Epidemiological data suggest antidepressants reduce suicidal risk among depressives. J Affect Disord 41: 1-8

Jönsson B, Bebbington PE (1994) What price depression? BR J Psychiatr 164: 665-673

Kaschka WP, König F (1996) Die therapieresistente Depression. In: Kaschka WP (Hrsg) Neurobiologische Forschung und psychiatrische Therapie. Karger. Basel, 116-130

König F, Wolfersdorf M, Hole G, Thoma A, Vollmer H (1993) Pharmakogenes Delir nach Behandlung mit Paroxetin und Phenothiazinen, Krankenhauspsychiatrie 4: 79-81

König F, Wolfersdorf M, Hauger B, Barg T, Wößner S, Löble M, Leibfarth M, Grünewald I, Kaschka WP (1995) Combination of trimipramine and maprotiline with moclobemide in therapy resistant depression. Abstract 3. Int Conf on Refractory Depression. October 18-21, Napa Valley (CA) USA

König F, Löble M, Wolfersdorf M (1996) Depressiver Stupor – malignes neuroleptisches Syndrom – Serotoninsyndrom – ein kasuistischer Beitrag zu einer schwierigen Differentialdiagnose. Nervenarzt 67: 407-412

König F, Wolfersdorf M (1997) Combined therapy using moclobemide with tricyclic and tetracyclic antidepressants to treat therapy – resistant depression. Pharmacopsychiatry 30: 93-95

König F, Wolfersdorf M, Löble M, Hauger B, Wößner S (1997) Plasmalevels of trimipramine and maprotiline during combined therapy with moclobemid. Pharmacopsychiatry (in press)

Lane R, Baldwin D, Preskorn S (1995) The SSRIs: advantages, disadvantages and differences. J Psychopharmacol 9 suppl 2: 163-178

Laux G (1997) Wahl des Antidepressivums und Optimierung einer laufenden Behandlung. In: Bauer M, Berghöfer A (Hrsg) Therapieresistente Depressionen. Springer, Berlin, Heidelberg, New York, 91-100

Laux G, König W (1992) Infusionstherapie bei Depressionen. 3. Aufl Hippokrates, Stuttgart, 47-79

Lipsitz J, Williams JBW (1994) Assessment of severe depressive disorders. In: Grunhaus L, Greden JF (eds) Severe depressive disorders. American Psychiatric Press Inc, Washington, DC, 1-22

Möller HJ, Steinmeyer EM (1994) Are serotonergic reuptake inhibitors more potent in reducing suidicality? An empirial study on paroxetine. Eur Neuropsychopharmacol 4: 55-59

Möller HJ (1997) Therapieresistenz unter Antidepressiva: Definition, Epidemiologie und Risikofaktoren. In: Bauer M, Berghöfer A (Hrsg) Therapieresistente Depressionen. Springer, Berlin. Heidelberg. New York, 3-15

Nierenberg AA (1994) The treatment of severe depression: Is there an effficacy gap between SSRI and TCA antidepressant generations? J Clin Psychiatry 55 [9, Suppl A]: 55-59

Pande AC (1994) Pharmacotherapy of depressive disorders. In: Grumhaus L, Greden JF (eds) Severe depressive disorders. American Psychiatric Press Inc, Washington, DC, 243-267

Paykel ES (1989) Treatment of depression. The relevance of research for clinical practice. Brit J Psychiat 155: 754-763

Paykel ES (1995) Clinical efficacy of reversible and selective inhibitors of monoamine oxidase A in major depression. Acta Psychiatr Scand 91, suppl 386: 22 – 27

Rothschild AJ, Schatzberg AF (1994) Diagnosis and treatment of psychotic (delusional) depression. In: Grunhaus L, Greden JF (eds) Severe depressive disorders. American Psychiatric Press Inc, Washington, DC, 195 – 208

Spitzer RL, Endicott J, Robins E (1978) Research Diagnostic Criteria: rationale and reliability. Arch Gen Psychiatry 35: 773 – 782

Taylor D (1995) Selective Serotonin reuptake inhibitors and tricyclic antidepressants in combination. Br J Psychiat 167: 575 – 580

Tignol J (1993) Treatment of severe depression with paroxetine. Eur Psychiatr 8, suppl 1: 21 s – 23 s

Wolfersdorf M, Barg T, König F, Leibfarth M, Grünewald I, Wetzel S (1994a) Paroxetine in the treatment of inpatients with non-delusional endogenous or neurotic depression. Schweiz Arch Neurol Psychiatr 145 – 6: 15 – 18

Wolfersdorf M, König F (1994) Wahnhaft depressive Patienten – zur Diagnostik und Pharmakotherapie bei einer depressiven Problemgruppe. Schweiz Rundschau Med (PRAXIS) 83: 438 – 443

Wolfersdorf M, König F, Straub R (1994) Pharmacotherapy of delusional depression: Experience with combinations of antidepressants with the neuroleptics zotepine and haloperidol. Neuropsychobiology 29: 189 – 193

Wolfersdorf M, König F, Barg T (1995) Paroxetinserumspiegel bei gleichzeitiger Gabe von Paroxetin und Zotepin. Psychopharmakotherapie 2: 12 – 14

Wolfersdorf M, König F, Barg T, Straub R (1996) Monotherapie der wahnhaften Depression mit Zotepin. In: Möller HJ, Müller-Spahn F, Kurtz G (Hrsg) Aktuelle Perspektiven der Biologischen Psychiatrie. Springer. Wien New York, 240 – 243

Wolfersdorf M (1997) Antidepressiva und Suizidalität. Suizidprophylaxe 24 (2), im Druck

Wolfersdorf M, Barg T, König F et al. (1997) Paroxetin in der klinischen Praxis. TW Neurologie/Psychiatrie 11, 63 – 66

KAPITEL 17

Rezidivprophylaxe bipolarer Störungen: Aktuelle Aspekte

B. Ahrens

17.1
Einführung

Das Wiederauftreten depressiver und manischer Episoden zu verhindern, ist nicht nur wegen der sozialen und ökonomischen, sondern auch wegen der familiären und insbesondere individuellen Konsequenzen für den einzelnen Patienten ein vordringliches Ziel.

Zum Thema der Rezidivprophylaxe depressiver Störungen ist über einige Neuerungen zu berichten, die sich u. a. auf die Diagnostik affektiver Störungen und die Konsequenz für die Behandlung ergeben. Aus diagnostischer Sicht sind zwei Aspekte zu berücksichtigen: zum einen ergeben sich durch die weitergefaßte Definition der depressiven Episode in der ICD-10 und des DSM-IV im Vergleich zum traditionellen diagnostischen Vorgehen heutzutage heterogenere Patientenpopulationen, die prinzipiell einer Phasenprophylaxe zugeführt werden. Zum anderen sind neue diagnostische Konzepte eingeführt worden, die für die Rezidivprophylaxe von Relevanz sind, z. B. die diagnostische Operationalisierung der Hypomanie als eigenständiges Störungsbild und die Bipolar II-Störung.

Die Lithiumtherapie ist nach wie vor das Mittel der ersten Wahl bei bipolaren affektiven Störungen.

Aktuelle Aspekte haben sich bei den medikamentösen Behandlungsmöglichkeiten bei Non-Response bzw. Partialresponse ergeben, insbesondere zu Fragen der Zusatzmedikation zu Lithium oder der Alternativen zur Rezidivprophylaxe mit Lithium.

Zu den Behandlungsproblemen gehören weiterhin Fragen, wie mit Non-Compliance, Behandlung bei Schwangerschaft sowie mit Absetzen bzw. Unterbrechen einer Lithiumbehandlung umgegangen werden soll. Ein weiterer wichtiger Punkt ist, daß es nicht ausreichend gesichert ist, ob ein Wirkungsverlust nach Absetzen oder Unterbrechung besteht.

Des weiteren sind neue Erkenntnisse zu erwähnen, die belegen, daß die Lithiumbehandlung partiell unabhängig von ihrer phasenprophylaktischen Wirkung auch eine Suizidprophylaxe darstellt. Für Carbamazepin ist dies nicht belegt.

Zudem wurden kürzlich für die Lithiumbehandlung pharmakoökonomische Berechnungen angestellt, die in diesem Überblick über Neuerungen u. a. dargestellt werden.

17.2
Diagnostische Aspekte

Affektive Störungen sind ein vielgestaltiges klinisches Bild und die Abgrenzung vom gesunden Erleben ist oft schwierig. Traurigkeit, sorgenvolle Gedanken und Kummer sind Gefühle, die alltäglich bei Gesunden vorkommen. Deshalb ist es besonders hilfreich, bei der Diagnose der Depression auf bestimmte Kriterien zurückzugreifen, um pathologisches Erleben von gesundem Erleben abgrenzen zu können. Auch aus diesem Grunde ist moderne psychiatrische Diagnostik zunehmend durch ihren deskriptiven Charakter und einen kriterienorientierten Ansatz gekennzeichnet, der durch die kürzliche Einführung der ICD-10 der Weltgesundheitsorganisation (WHO) nun eine besondere Aktualität besitzt.

Durch die Veröffentlichung der ICD-10 durch die Weltgesundheitsorganisation (WHO; Dilling et al. 1993) liegt nun auch im deutschsprachigen Raum ein operationalisiertes Klassifikationssystem vor, bei dem nicht mehr Vermutungen über die Ätiologie einer psychischen Erkrankung die Einteilung in verschiedene Diagnosegruppen bestimmen, sondern psychische Krankheiten durch das Vorliegen bestimmter Symptome und Zeitkriterien definiert werden. Dadurch ergibt sich insbesondere bei der Diagnose affektiver Störungen eine rein deskriptive Zugangsweise, die die Diagnosestellung einer affektiven Störung erleichtert. Gerade bei den affektiven Störungen bedeutet jedoch eine solche deskriptive Zugangsweise den Bruch mit vielen bisherigen Traditionen und Sichtweisen.

Man unterscheidet jedoch weiterhin zwischen episodenhaften und anhaltenden depressiven Störungen. Zu den anhaltenden Störungen gehört insbesondere die Dysthymia. Bei den rezidivierenden depressiven Störungen wird auch weiterhin zwischen bipolaren, d. h. depressiven und manischen Episoden sowie unipolaren Störungen unterschieden.

Liegt der Verdacht auf eine affektive Störung beim Patienten vor, muß zunächst geklärt werden, ob die Beschwerden eine körperliche oder hirnorganische Ursache haben oder durch psychotrope Substanzen verursacht wurden. Ist dies nicht der Fall, braucht der Arzt Informationen zur genaueren Psychopathologie und zum Verlauf der Erkrankung.

Durch die Einführung von ICD-10 sind neue diagnostische Kriterien geschaffen worden, die insbesondere dazu führen, daß auch bislang nicht ausreichend berücksichtigte Formen der bipolaren Störungen diagnostiziert und behandelt werden können. Das sind einerseits die Bipolar II-Störungen, die durch hypomane Nachschwankungen nach einer depressiven Episode oder durch das episodenhafte Auftreten einer Hypomanie charakterisiert sind.

Während traditionellerweise diese hypomanen Schwankungen häufig als den monopolaren Depressionen zugehörig erachtet wurden, zeigt sich nach heutigem Wissensstand, daß diese hypomanen Schwankungen auf bipolare Störungen hinweisen. Durch die ICD-10 existiert die diagnostische Entität Hypomanie in deutlicher Abgrenzung zur Manie. Die Hypomanie ist in Ab-

Tabelle 1. Diagnostische Kriterien für die neu eingeführte Diagnose der Hypomanie nach ICD-10

F30.0 Hypomanie

- Die Stimmung ist in einem für die Betroffenen deutlich abnormen Ausmaß für mindestens vier aufeinander folgende Tage gehoben oder gereizt.
- Mindestens drei der folgenden Merkmale müssen vorhanden sein und die persönliche Lebensführung beeinträchtigen:
  1. gesteigerte Aktivität oder motorische Ruhelosigkeit,
  2. gesteigerte Gesprächigkeit,
  3. Konzentrationsschwierigkeiten oder Ablenkbarkeit,
  4. vermindertes Schlafbedürfnis,
  5. gesteigerte Libido,
  6. übertriebene Einkäufe oder andere Arten von Leichtsinnigkeit oder verantwortungslosem Verhalten,
  7. gesteigerte Geselligkeit oder übermäßige Vertraulichkeit.
- Die Episode erfüllt nicht die Kriterien für eine Manie, eine bipolare affektive Störung, eine depressive Episode, eine Zyklothymie oder für eine Anorexia nervosa.

grenzung zur Manie durch gesteigerte Aktivität, gesteigerte Gesprächigkeit, gesteigerte Geselligkeit in einem für den Betroffenen ungewöhnlichen Ausmaß charakterisiert (siehe Tabelle 1).

Zudem wurde im Vergleich zu ICD-9 auf die Diagnose monopolare Manie, die im ICD-9 unter der Diagnosenummer 290.0 geführt wurde, verzichtet. Der Grund ist, daß nach heutigen Erkenntnissen die monopolare Manie den bipolaren affektiven Störungen mit den entsprechenden therapeutischen Konsequenzen zuzuordnen ist. D.h., daß bei einem Patienten nach dem zweiten Auftreten einer manischen Episode wie bei einem Patienten mit einer bipolaren affektiven Störung über die Indikation einer Rezidivprophylaxe entschieden werden muß (Goodwin u. Jamison 1990).

17.3
Rezidivprophylaxe der bipolaren Störung

Spezifische pharmakologische Behandlung ist der wichtigste Faktor bei der Behandlung einer bipolaren Störung. Darüber hinaus sind nicht-pharmakologische Interventionen von Bedeutung, wie z.B. die Information des Patienten über den Verlauf der Krankheit und unterstützende Psychotherapie.

Als klinische Grundregel gilt: wenn ein Patient eine manische oder depressive Episode innerhalb von 3–4 Jahren nach der vorhergehenden Episode hat, besteht eine Indikation für eine Rezidivprophylaxe. Damit werden etwa 70% aller Patienten mit bipolaren Störungen erfaßt, bei denen in den nächsten 5 Jahren mindestens zwei weitere Erkrankungsphasen zu erwarten sind. Ferner gehören der individuelle Verlauf der Erkrankung, die Intensität der Episoden und die spezielle Lebenssituation des Patienten zu den bestimmenden Faktoren.

Wie Erfahrungen aus neueren klinischen Studien belegen, besteht auch eine Indikation bei impulsiven, aggressiven Patienten. Auch bei Patienten mit harten Suizidversuchen in der Vorgeschichte sollte eine Lithiumbehandlung in Erwägung gezogen werden.

Die Behandlungsdauer sollte mindestens für 3 Jahre geplant werden, um die Effizienz der Behandlung beurteilen zu können. Bei Verträglichkeit und nicht-Wiederauftreten von Episoden sollte die Behandlung dann kontinuierlich fortgeführt werden.

Wenn Patienten die Behandlung nicht tolerieren oder sich keinerlei Besserung einstellt, dann muß der behandelnde Arzt dennoch gemeinsam mit dem Patienten vor dem Absetzen der Lithiumbehandlung unbedingt das Risiko einer erhöhten Suizidgefährdung berücksichtigen. In jedem Falle muß bei Absetzen der Patient engmaschig überwacht werden.

Die Rezidivprophylaxe hat auch insofern eine zunehmende Bedeutung, als sich das Ersterkrankungsalter bei bipolaren Störungen deutlich nach unten verschoben hat, etwa von 32 zu 19 Jahren in den letzten 25–30 Jahren. Der Grund dafür ist nicht eindeutig klar, aber da mit dem ersten Beginn einer Episode das Risiko des Auftretens weiterer Episoden steigt, ist eine konsequente rezidivprophylaktische Maßnahme so früh wie möglich angezeigt. Die Erkrankung startet langsam, die Zeit zwischen dem ersten und dem zweiten Auftreten einer Episode liegt etwa bei 3 Jahren, zwischen der zweiten und der dritten Episode sind es zwei Jahre und zwischen der dritten und vierten Episode sind es 18 Monate. Spätere Episoden haben einen Abstand von etwa einem Jahr. Langzeitbeobachtungen des üblichen Verlaufs von primären rezidivierenden affektiven Störungen haben ergeben, daß Frequenz und Dauer von Episoden im späteren Verlauf der Erkrankung zunehmen können (Angst et al. 1986).

Die Response-Rate unter einer Rezidivprophylaxe scheint in den letzten Jahren etwas abgenommen zu haben, wobei verschiedene Gründe eine Rolle zu spielen scheinen. Zum einen, daß durch den Einsatz operationalisierter diagnostischer Kriterien wie DSM-IV und ICD-10 ein etwas engeres diagnostisches Vorgehen hinsichtlich Schizophrenie und ein etwas weiteres Vorgehen hinsichtlich der Erfassung depressiver Störungen zu verzeichnen ist, so daß heutzutage Patienten rezidivprophylaktisch behandelt werden, für die noch vor 20 Jahren keine Indikation bestand. Andere Faktoren sind aber auch zu berücksichtigen, z. B. daß bei der zunehmenden Verordnung von Antidepressiva diese bei bipolaren Störungen den rezidivierenden Verlauf verschlechtern können. Von genetischer Seite wird diskutiert, insbesondere durch den Umstand des früheren Ersterkrankungsalters bei bipolaren Störungen, daß über genetische Veränderungen mit jeder neuen Generation das Risiko zu erkranken größer wird durch sogenannte Trinukleotid-Vermehrungen mit der Folge, daß das Alter jünger wird und die Frequenz und Dauer der Episoden sich erhöhen könnte. Ein weiterer Punkt ist die zunehmende Komorbidität, insbesondere hinsichtlich des Mißbrauchs psychotroper Substanzen, wie er heutzutage in höherem Prozentsatz gefunden wird.

Tabelle 2. Standardbehandlung und Alternativen der Rezidivprophylaxe bipolarer Störungen und ihre differentiellen Indikationen

Standardbehandlung	Indikationen
• Lithium	Bipolare Störung, 1. Wahl
• Carbamazepin	Lithium-Partial- und Nonresponder, intolerable Lithium-Nebenwirkungen
Alternativen	
• Valproat	Bipolare Störung, gemischter/dysphorischer Typus/Rapid Cycler
• Lithium-Carbamazepin-Kombination	Lithium-Partial- und Nonresponder
• L-Thyroxin hochdosiert	Rapid Cycler/Prophylaxeresistenz

Tabelle 3. Kombinationsbehandlungen in der Prophylaxe bipolarer Störungen

Kombinationen	Indikationen
• Lithium – Valproat ⎫	Partial- und Nonresponder auf Standardbehandlung /
• Carbamazepin – Valproat ⎭	Rapid Cycler / Prophylaxeresistenz
• Lithium – Neuroleptika	Bipolare Störung, überwiegend manisch
• Lithium – Antidepressiva	Bipolare Störung, Typ II

Speziell bei der bipolaren affektiven Störung in Abgrenzung zu den anderen rezidivierenden affektiven Störungen hat sich Lithium als besonders wirksam erwiesen. Daher hat sich Lithium gegenwärtig weltweit als die führende prophylaktische Medikation bei bipolaren Störungen durchgesetzt. Seit der Entdeckung der Wirksamkeit von Lithium als Phasenprophylaktikum vor über 30 Jahren wurden alternative stimmungsstabilisierende Medikamente, vor allem Antikonvulsiva, wie z. B. Carbamazepin und Valproat, untersucht (siehe hierzu im Überblick Bauer u. Ahrens 1996). Tabelle 2 faßt die prophylaktische pharmakologische Standardbehandlung und ihre Alternativen und Tabelle 3 die Kombinationsbehandlungen und deren spezifische Indikation bei bipolaren Störungen zusammen.

17.4
Alternativen

Da 20–40 % der Patienten mit bipolaren Störungen nicht oder nur ungenügend auf eine Lithiumtherapie respondieren, besteht die Notwendigkeit, auf andere Medikationen umzustellen. Gründe dafür sind: rapid cycling, schizoaffektive Störungen oder unerwünschte Nebenwirkungen (z.B. extreme Gewichtszunahme) als ein Resultat der Lithiumbehandlung.

Carbamazepin wird mehr und mehr als Alternative zu Lithium bei Patienten verordnet, die nicht ausreichend auf eine Lithiumbehandlung respondieren. Aus einigen offenen und Doppel-blind-Studien (z. B. Coxhead et al. 1992) ist bekannt, daß Carbamazepin nicht nur einen antimanischen, sondern auch einen präventiven phasenprophylaktischen Effekt besitzt. Allerdings zeigen erste Ergebnisse einer prospektiven, kontrollierten Multizenter-Studie, daß bei bipolaren affektiven Störungen Lithium dem Carbamazepin hinsichtlich der Prävention von Rückfällen und insbesondere der Verhinderung von Suiziden bei dieser Patientengruppe überlegen ist (Greil et al. 1994; Thies-Flechtner et al. 1994).

Ein anderes Antikonvulsivum, Valproat, hat sich in offenen klinischen Untersuchungen als weitere Alternative zu Lithium-resistenten Patienten und Patienten, die weder auf Lithium noch auf Carbamazepin als Mittel der ersten Wahl zur Prophylaxe respondierten, erwiesen (McElroy et al. 1989; Nurnberg et al. 1994). Valproat wird als effektiv besonders bei Patienten mit solchen bipolaren Störungen erachtet, die als „gemischt", „dysphorisch", „rapid cycling", oder „atypisch" beschrieben werden. Dennoch wurde, abgesehen von seinem akuten antimanischen Effekt, die prophylaktische Wirkung von Valproat bislang nicht in kontrollierten doppel-blind-Studien nachgewiesen.

17.5
Kombinationen von Lithium mit Carbamazepin und Valproat

Einige Patienten respondieren nicht hinreichend auf eine Monotherapie mit entweder Lithium oder Carbamazepin. Diese Patienten kommen für eine Kombinationstherapie der beiden Prophylaktika in Frage. Allerdings sollte, bevor eine kombinierte Behandlung begonnen wird, die Lithiumtherapie optimiert werden, z. B. durch Erhöhung der Serum-Lithium-Konzentration über den üblichen therapeutischen Spiegel hinaus. Eine Reihe von Untersuchungen (Fallbeispiele, retrospektive Studien, offene klinische Untersuchungen) wurde bzgl. der Response auf eine kombinierte Lithium-Carbamazepin, Lithium-Valproat oder Carbamazepin-Valproat-Therapie durchgeführt (siehe im Überblick Bauer u. Ahrens 1996).

17.6
Adjuvante Schilddrüsenhormonbehandlung bei affektiven Störungen

Aufgrund der bekannten Zusammenhänge zwischen Schilddrüsenfunktionsstörungen und psychiatrischen Symptomen wurde wiederholt untersucht, ob Schilddrüsenhormone in der Behandlung affektiver Erkrankungen von therapeutischem Nutzen sind. Der neueste Anwendungsbereich von Schilddrüsenhormonen bei affektiven Psychosen ist die hochdosierte adjuvante L-Thyroxin-Therapie bei bipolaren Erkrankungen. Neben Einzellfallberichten existieren positive Ergebnisse aus jedoch bislang nur offenen Studien hinsichtlich eines guten Ansprechens von Patienten mit und ohne Rapid Cycling auf die zusätzliche Gabe von Thyroxin in supraphysiologischer Dosierung, die auf die gängigen Phasenprophylaktika (u. a. Lithium, Carbamazepin) nicht zufriedenstellend oder überhaupt nicht ansprachen. Mit Hilfe einer adjuvanten hochdosierten L-Thyroxin (T4)-Therapie kann ein therapierefraktäres Rapid Cycling bei bipolaren Psychosen zu einer Senkung der Amplituden und Frequenz der manischen und depressiven Phasen führen. Die Ergebnisse aus neueren offenen Studien lassen vermuten, daß T4 hochdosiert als Adjuvanz zu Standardtherapeutika, wie z. B. Lithium, phasenprophylaktisch bei einem großen Teil der refraktären bipolaren Patienten wirkt (siehe hierzu Bauer 1996). Nach den bisherigen Erfahrungen (mehr als 10 Jahre in Einzelfällen aus der Arbeitsgruppe von Whybrow) führt die langjährige hochdosierte L-Thyroxin-Therapie zu keinen pathologischen Veränderungen der Herz-Kreislauf-Funktionen, der Knochendichte oder von Laborparametern (Whybrow 1994).

17.7
Spezielle Behandlungsprobleme

Trotz der zunehmenden Verordnung von Antidepressiva bei affektiven Erkrankungen sollten Trizyklica bei bipolaren Störungen zurückhaltend verordnet werden. In einer Studie von Quitkin et al. 1981, in der in einer kontrollierten Studie der Verlauf affektiver bipolarer Störungen von Patienten, die Lithium allein oder Lithium plus Imipramin bekamen, war das erneute Auftreten von Episoden in einem 3jährigen Behandlungsintervall 50 % höher in der Gruppe, die kombinierte Behandlungen bekam. Zwar scheint das Risiko bei den SSRIs geringer zu sein, allerdings muß auch beachtet werden, daß die Compliance-Rate mit jeder zusätzlichen Medikation geringer wird. Es gibt gut begründete Hinweise darauf, daß trizyklische Antidepressiva rapid cycling auslösen. Rapid cycling meint vier oder mehr affektive Episoden pro Jahr. Rapid cycling erscheint mit gleicher Häufigkeit bei den bipolaren Störungen Typ I und Typ II, 80-95 % dieser Patienten sind Frauen. Die Behandlung der rapid cycling Zustände ist schwierig und charakterisiert durch vielfältige, erfolglose medikamentöse Behandlungen. Im Fall der Non-Response auf eine Lithiumbehandlung sollte (nach Absetzen der Antidepressiva) ein Versuch mit Carbamazepin oder Valproat, entweder allein oder in Kombination mit Lithium unternommen werden. Wie schon erwähnt, gibt es vermehrt Untersuchungen, die vom erfolgreichen Einsatz von hochdosiertem Thyroxin in Verbindung mit prophylaktischen Standard-Medikationen berichten.

17.8
Dosierung

In jüngster Zeit wurde immer wieder über den Vorteil einer ein- oder zweimaligen Lithiumeinnahme pro Tag diskutiert, ohne daß hierzu ein abschließendes Urteil gefällt werden konnte. Ausgehend von einer randomisierten doppelblinden Studie zur Verbesserung der Compliance durch reduzierte Nebenwirkung empfiehlt Coppen (1994) eine Dosierung zwischen 0,5 und 0,79 mmol/l und eine einmalige Dosierung am Abend, da die Nebenwirkungsrate hierdurch noch einmal verringert werden kann (Coppen et al. 1983).

17.9
Non-Compliance

Die medikamentöse Rezidivprophylaxe per se ist ein spezieller compliancebelastender Therapiefaktor, da sie dem Patienten die Motivation abverlangt, auch in Zeiten des Wohlbefindens kontinuierlich den Therapieanweisungen zu folgen. Sprechen die „angenehmen" Begleiterscheinungen der Erkrankung (gesteigerte Kreativität, Produktivität, sekundärer Krankheitsgewinn) gegen die regelmäßige Einnahme von Medikamenten, so kann dieses durch unangenehm erlebte Nebenwirkungen der einzunehmenden Medikation verstärkt werden. Neben der individuell unterschiedlichen Nebenwirkungstoleranz führen besonders Gewichtszunahme, Tremor sowie sexuelle Dysfunktionen häufig zum Absetzen der Medikation (Non-Compliance). Nach neueren Untersuchungen stellt Schumann (1996) die von Patienten genannten Gründe für das Absetzen der Lithiumprophylaxe wie folgt zusammen: Widerstand gegen Langzeitmedikation (ständige Erinnerung an Krankheit, „Beherrschtwerden" durch Medikamente, wegen Wohlbefinden keine Notwendigkeit für Tabletteneinnahme), körperliche Nebenwirkungen (vor allem Gewichtszunahme) sowie psychische Nebenwirkungen (Vermissen der Hypomanie, Mangel an Kreativität).

Nach Schumann (1996) empfiehlt sich zur Verbesserung der Compliance, u. a. in persönlichen Gesprächen, auf die spezielle Situation des Patienten einzugehen, eine klare Unterscheidung zwischen Persönlichkeitsmerkmalen und Krankheitssymptomen herauszuarbeiten und die persönlichen Krankheitskonzepte und Therapieerwartungen des Patienten zu berücksichtigen (s. Tabelle 4).

Das Problem der Non-Compliance wird dadurch verstärkt, daß bei einer Nutzen-Risiko-Analyse immer auch psychologische Faktoren eine Rolle spielen, z. B. daß kurzfristigen Verbesserungen langfristigen Verschlechterungen gegenüber meistens der Vorrang gegeben wird, so daß beispielsweise die Entlastung von kurzfristig erlebten Nebenwirkungen einem langfristigen positiven Effekt vorgezogen wird.

Obwohl die Wirksamkeit einer Rezidivprophylaxe bei affektiven Störungen in einer großen Zahl von kontrollierten Studien ausreichend erwiesen wurde,

Tabelle 4. Maßnahmen zur Verbesserung der Compliance unter Rezidivprophylaxe. (Nach Schumann 1996)

- Information über Krankheit und Therapiemöglichkeiten
- Besprechung des Krankheitskonzeptes und der Therapieerwartung des Patienten
- Kombination der medikamentösen Therapie mit psychotherapeutischen Maßnahmen
- Rechtzeitiger Beginn der Phasenprophylaxe
- Diagnostik und Behandlung eventuell vorhandener Komorbidität
- Regelmäßige Terminvereinbarungen mit entsprechenden Kontrolluntersuchungen
- Hilfestellung bei der Integration belastender Erfahrungen in Krankheitsepisoden
- Hilfestellung bei der Akzeptanz einer Vulnerabilität für mögliche weitere Episoden und bei der Akzeptanz des Angewiesenseins auf eine prophylaktische Medikation

ist die Non-Compliance ein therapielimitierender Faktor. Dabei hat es allerdings eine Akzentverschiebung gegeben. Zwar wird weiterhin unter Compliance das Ausmaß verstanden, in dem Patienten den Anordnungen, Verord-
nungen und Vorschriften ihrer Ärzte Folge leisten. Diese Definition legt
jedoch die Gewichtung der Verantwortung für Compliance zu sehr auf die
Seite des Patienten. In der neueren englischsprachigen Literatur wird deshalb
auch der Wechsel des Begriffes von „Compliance" zu „Adherence" vorgeschlagen, um die Verantwortung des Arztes zur Herstellung einer guten Compliance des Patienten in der Therapie zu betonen (Fawcett 1995).

17.10
Schwangerschaft

Mittlerweile läßt sich das Risiko einer Lithiumbehandlung und Schwangerschaft besser abschätzen; im Vergleich zu den Antikonvulsiva ist das therato-
gene Risiko unter Lithium geringer ausgeprägt. Was erwähnt werden sollte ist,
daß das Risiko des Wiederauftretens einer depressiven oder manischen Episode während der Schwangerschaft deutlich geringer ist, möglicherweise aufgrund des erhöhten Progesteronspiegels, der einen Schutz während der
Schwangerschaft darstellen könnte. Neue Befunde haben ergeben, daß das
Risiko für die Entwicklung cardialer Defekte, z. B. Ebstein Anomalie, bei Neu-
geborenen, deren Mütter mit Lithium behandelt werden, gering ist (Cohen et
al. 1994). Dennoch sollte, um das Risiko für das ungeborene Kind weitestgehend zu minimieren, die Mutter in den ersten 3 Monaten der Schwangerschaft
nicht mit Lithium behandelt werden. Das gilt auch für Carbamazepin und Valproat wegen der Gefahr der Ausbildung von z. B. spina bifida und craniofacia-
len Defekten (Omtzigt et al. 1992; Källen 1994; Waters et al. 1994). Im Fall von
Patienten unter prophylaktischer Behandlung, die einen Kinderwunsch
haben, muß der behandelnde Arzt entscheiden, an welchem Punkt des Krankheitsverlaufs eine sichere Periode existiert (d.h. wann Rezidive weniger wahrscheinlich sind) und eine prophylaktische Behandlung ausgesetzt werden
kann. Es gibt vereinzelte Befunde in der Literatur, die mathematische Modelle
heranziehen, um sichere Perioden vorherzusagen, basierend auf vorangegangenen Episoden (Grof et al. 1994). Allerdings ist dieses Thema von einer Klärung noch weit entfernt und bedarf weiterer Untersuchungen.

17.11
Absetzen

In den letzten Jahren wurde wiederholt die Existenz eines sog. „Lithium-Entzugs-Syndroms" diskutiert, insbesondere nach abruptem Absetzen der
Behandlung. Schou hat diese Annahmen einer detaillierten Analyse unterzo-
gen (Schou 1995) und gefunden, daß es zwar ein hohes Risiko für manische
und depressive Rezidive bei Patienten gibt, deren Lithiumbehandlung abgesetzt wird, er fand jedoch keine angemessen durchgeführten Studien, die

einen Beleg, weder für ein Entzugs- noch für ein Rebound-Phänomen, lieferten. Die Annahme eines speziellen „Lithium-Entzugs-Syndroms" bleibt nach wie vor unbestätigt. Die Behauptung, daß das Absetzen von Lithium eine therapierefraktäre Entwicklung von Manien oder Depressionen induzieren kann, ist völlig unbewiesen.

Patienten mit einem hohen Wiedererkrankungsrisiko benötigen eine systematische Langzeitbehandlung. Allerdings gibt es Situationen, in denen die Behandlung unterbrochen werden muß. Eine Unterbrechung kann aus den verschiedensten Gründen notwendig werden: zum Beispiel im Falle einer gewünschten Schwangerschaft oder bei medizinischen Untersuchungen und Eingriffen, die ohne phasenprophylaktische Medikation durchgeführt werden müssen.

Lithium sollte abgesetzt oder die Dosis reduziert werden während eines großen (nichtakuten) chirurgischen Eingriffs und in den darauffolgenden Tagen. Bei Weiterführung der Lithiumbehandlung sollte der Lithiumspiegel in kurzen Intervallen kontrolliert werden.

Das gilt auch für Risiko-Situationen wie z. B. körperliche Erkrankungen mit Fieber, geringe Nahrungs- und Flüssigkeitsaufnahme, starkes Schwitzen, extreme Gewichtsabnahme, salzarme Diät, Erbrechen und Durchfall und längere Bewußtlosigkeit. Das ist insbesondere von großer Bedeutung, da in solchen Situationen eine Lithiumintoxikation auftreten kann.

Wenn das Absetzen notwendig wird, sollte es, wenn möglich, nicht abrupt erfolgen, da dies weitere Episoden oder zumindest Irritationen, Ängste oder Schlafstörungen hervorrufen kann. Zu empfehlen ist, die Lithiumdosierung über Wochen, vorzugsweise Monate, zu reduzieren und gewissenhaft auf Anzeichen einer neuen Episode zu achten. Wenn solche Anzeichen nicht erkennbar sind, kann der Absetzversuch von Lithium fortgeführt werden. Obwohl in der Literatur diskutiert wird, ob Lithium im Laufe der Zeit bei einer Subgruppe von Patienten an Wirksamkeit verliert, insbesondere bei Patienten, die Lithium abgesetzt haben (Post et al. 1993, Bauer 1994), basiert diese Meinung auf Studien an nur wenigen Patienten.

So entwickelten in den letzten Jahren Robert Post (Post 1992) und sein Forschungsteam eine faszinierende und logische Theorie, in der eine Zunahme der Vulnerabilität bezüglich des Wiederauftretens von Phasen als Funktion der Zeit postuliert wurde.

Tatsächlich können viele Aspekte des Verlaufs bipolarer Erkrankungen als eine zunehmende Bereitschaft zur Periodizität interpretiert werden. Beginnend mit Kraepelin haben Kliniker immer wieder berichtet, daß erste Phasen durch psychosoziale Stressoren ausgelöst werden, die folgenden Phasen jedoch autonom gesteuert aufzutreten scheinen; d. h. spätere Phasen treten zunehmend unabhängig von äußeren Auslösern auf. Nach der Auffassung von Post und Mitarbeitern sind Verlaufscharakteristika ebenso wie z. B. pharmakologische Ansprechbarkeit als Ausdruck neurobiologischer Veränderungen zu werten, die sich erst im Verlauf der Erkrankung entwickeln. Unter Berücksichtigung von bekannten Tiermodellen hat Post versucht, die zunehmende

Reaktivität auf einen gleichbleibenden Stimulus über die Zeit zu konzeptionalisieren. Dabei sollen auch genetisch determinierte Kindling-Effekte eine Rolle spielen. Sowohl Stressoren als auch Krankheitsepisoden selbst können diese Effekte beeinflussen mit der Folge einer zunehmenden Empfindlichkeit genetisch bestimmter Regulationsprozesse.

17.12
Verlust der Wirksamkeit nach Absetzen

Insbesondere durch Post et al. (1992; 1993) wurde anhand von kasuistischem Material die Frage aufgeworfen, inwiefern lithiumbehandelte Patienten, nachdem eine Unterbrechung der Prophylaxe durchgeführt wurde, nicht im gleichen Maße wieder auf die Phasenprophylaxe respondieren. Post sieht diese Non-Response im Zusammenhang mit dem von ihm entwickelten Kindling-Modell. Untersuchungen der Berliner Lithium-Katamnese (Berghöfer u. Müller-Oerlinghausen 1996) weisen bei einer Patientengruppe von 24 Patienten nach, daß nach einer Unterbrechung der Lithiumbehandlung nur 1 Patient nicht ausreichend wieder auf die Lithiumbehandlung ansprach. Nach dieser Untersuchung kann die Angabe von Post et al. (1993) nicht nachvollzogen werden, daß es quasi als Regel gilt, daß 30 % aller Patienten nicht wieder ansprechen, nachdem eine Lithiumprophylaxe abgesetzt wurde.

17.13
Suizidprävention

Das Suizidrisiko bei psychisch Kranken ist 30 – 40-fach höher im Vergleich zur Allgemeinbevölkerung (Guze u. Robins 1970). Suizidalität ist daher auch eines der diagnostischen Kriterien für das Vorliegen einer depressiven Episode, sowohl im DSM-IV als auch in ICD-10.

Insgesamt sind folgende diagnostische Kriterien des depressiven Syndroms nach ICD-10 zu nennen:

Hauptsymptome
- depressive Stimmung
- Verlust von Interesse und Freude
- Verminderung des Antriebs und erhöhte Ermüdbarkeit

Zusatzsymptome
- verminderte Konzentration und Aufmerksamkeit
- vermindertes Selbstwertgefühl und Selbstvertrauen
- Gefühle von Schuld und Wertlosigkeit
- negative und pessimistische Zukunftsperspektiven
- **Suizidgedanken, -pläne und/oder -handlungen**
- Schlafstörungen
- verminderter Appetit

Da affektive Erkrankungen Langzeiterkrankungen sind, und somit auch Langzeitbehandlungen benötigen, ist insbesondere bei den episodisch verlaufenden Erkrankungen die Frage von Relevanz, ob eine Rezidivprophylaxe auch das Suizidrisiko verändern kann.

Die wichtige Frage, inwieweit eine konsequente Phasenprophylaxe die Sterblichkeit von Patienten mit rezidivierenden affektiven Störungen senken kann, wurde in den 70er Jahren vereinzelt aufgegriffen, systematisch jedoch erst in den letzten Jahren untersucht.

In mehreren Untersuchungen zur Mortalität affektiver Erkrankungen unter Lithiumlangzeitbehandlung von Coppen et al. (1991) und von IGSLi (The International Group for the Study of Lithium treated Patients) (Müller-Oerlinghausen et al. 1992a; Ahrens et al. 1995) konnte mittlerweile gezeigt werden, daß die erhöhte Mortalität von Patienten mit affektiven Psychosen unter einer Lithiumbehandlung auf das Niveau der Allgemeinbevölkerung gesenkt werden kann.

Coppen (1994) hat in einer Zusammenstellung relevanter Untersuchungen zum Langzeitverlauf depressiver Störungen die Suizidraten für Patienten unter Langzeit-Lithiumprophylaxe im Vergleich zu Langzeituntersuchungen ohne Lithiumprophylaxe zusammengestellt. Insgesamt liegen die Suizidraten von Patienten unter Lithium bei 1,3 vs. Patienten ohne Lithiumlangzeitbehandlung bei 7,3 pro 1000 Patientenjahre. Coppen schlußfolgert, daß die Reduktion der suizidbedingten Mortalität unter Lithiumbehandlung bei 82 % liegt.

17.14
Zusammenhang zwischen Phasenprophylaxe und Suizidprophylaxe

Traditionellerweise würde man davon ausgehen, daß eine Verminderung des Suizidrisikos bei rezidivierenden affektiven Störungen allein darauf zurückzuführen ist, daß durch eine Prophylaxe das Wiederauftreten von Episoden verhindert wird. Die Formel würde dann lauten: weniger Episoden, geringere Suizidgefahr.

In einer neueren Untersuchung von IGSLi (Ahrens 1995b), die an einer Risikogruppe von 167 Patienten, die mindestens einen Suizidversuch in der Vorgeschichte vor Lithiumeinstellung hatten, durchgeführt wurde, zeigt sich, daß Responder auf die phasenprophylaktische Wirkung von Lithium eine signifikante Reduktion von Suizidversuchen zeigten. Die Untersuchung zeigt aber auch, daß ebenfalls bei Non- oder Partialrespondern eine deutliche und signifikante Reduktion suizidalen Verhaltens beobachtet werden konnte. Diese Daten lassen den Schluß zu, daß Lithium einen -zumindest partiell unabhängig von seiner phasenprophylaktischen Wirkung- suizidverhindernden Effekt hat.

Dieser Befund wird auch durch eine multizentrische Untersuchung gestützt, in der Patienten mit rezidivierenden affektiven Störungen doppelblind entweder mit Carbamazepin, Lithium oder trizyklischen Antidepressiva

über drei Jahre rezidivprophylaktisch behandelt wurden (MAP-Studie). Unter
den 378 Patienten ereigneten sich insgesamt 9 Suizide (Thies-Flechtner et al.
1994), wobei keiner der Suizide in der Gruppe der lithiumbehandelten Patienten auftrat.

In die gleiche Richtung weist das Ergebnis der Untersuchung von Müller-
Oerlinghausen et al. (1992b), in der ein erhöhtes Suizidrisiko nach Absetzen
von Lithium auch bei Non-Respondern beobachtet wurde.

17.15
Erklärungsansätze für eine antisuizidale Wirkung von Lithiumsalzen

Die Annahme einer möglichen suizid- und damit mortalitätssenkenden Wirkung von Lithiumsalzen resultiert aus den Ergebnissen von Untersuchungen zur
serotoninagonistischen Wirkung von Lithium (Müller-Oerlinghausen 1985).
Gestützt auf Befunde in Tierversuchen (Valzelli u. Garattini 1972) wird ein
Zusammenhang zwischen aggressivem Verhalten und erniedrigten Serotonin-
werten diskutiert. Liquoruntersuchungen an Menschen mit aggressivem, impul-
sivem Verhalten weisen ebenfalls in diese Richtung (Brown et al. 1979, Linnoila et
al. 1983). Zudem haben sich schon seit längerem Hinweise für einen Zusammenhang von vor allem hart-suizidalem Verhalten und erniedrigter Konzentration
des Serotoninmetaboliten 5-HIAA im Liquor depressiver Patienten ergeben
(Asberg u. Nordström 1988, Träskman et al. 1981). Subsumiert man suizidales
Verhalten, insbesondere in seiner aggressiven Ausprägung, unter aggressiven
Akten und berücksichtigt zudem die eingangs erwähnten Befunde der IGSLi-
Studien, so ist Lithium als ein Pharmakon mit einer antiaggressiven (Nilsson
1994) und einer antisuizidalen (Ahrens 1995a) Wirkkomponente einzustufen.

17.16
Perspektiven

Unter Berücksichtigung der aktuellen sozioökonomischen und medizinischen
Daten ergibt sich bei Berechnung der Kosten-Nutzen und Nutzen-Risiko-
Relation einer Lithium-Langzeittherapie, daß davon ausgegangen werden
kann, daß derzeit durch die Lithiumbehandlung allein in Deutschland etwa
200 Suizide pro Jahr verhindert werden.

Da gerade bei Patienten mit episodisch verlaufenden affektiven Störungen
im jüngeren Lebensalter ein hohes Suizidrisiko besteht, können durch die Verhinderung von Suiziden schätzungsweise 3000 Arbeits- und Lebensjahre vor
dem 65. Lebensjahr produktiv genutzt werden. Das führt dazu, daß allein
durch diese nicht begangenen Suizide etwa 150 Millionen DM dem Bruttosozi-
alprodukt allein in Deutschland nicht verloren gehen, von der individuellen
Lebensqualität der Patienten und ihrer Familien, die nicht in Geld aufzuwie-
gen ist, ganz zu schweigen.

Von der Tatsache ausgehend, daß derzeit nur bei etwa 0,06 % der Bevölkerung eine Lithiumbehandlung durchgeführt wird und man davon ausgehen

kann, daß eine Behandlungsbedürftigkeit etwa um das 10fache höher liegt, könnte durch eine häufigere phasenprophylaktische Behandlung von rezidivierenden Depressionen mit Lithium die Suizidhäufigkeit in Deutschland erheblich gesenkt werden mit den entsprechenden sozioökonomischen und insbesondere familiären und individuellen Konsequenzen für die Patienten.

Die größte Herausforderung in der täglichen Praxis ist, die Erkenntnisse zur suizidprotektiven Wirkung von Lithium für den Patienten nutzbar zu machen, d. h. im Einzelfall bei bestehender Suizidgefahr die Indikation einer Lithiumbehandlung entsprechend auszuweiten.

Kriterien für eine klare Indikation einer Rezidivprophylaxe sind:

- 3 oder mehr Krankheitsphasen einer affektiven Psychose;
- letzte Phase nicht länger als 3 bis 5 Jahre zurückliegend;
- bipolare (oder schizoaffektive) affektive Störung;
- späte Erstmanifestation der Erkrankung;
- abruptes Einsetzen der Symptomatik;
- schwere und schlecht behandelbare Phasen;
- Suizidalität in der Vorgeschichte oder Suizide in der Familie.

Dabei sollte Suizidalität nicht als ausschließlich den depressiven Störungen zugehörig gesehen werden. Denn es gibt mehr und mehr Hinweise, daß es ein suizidales Syndrom gibt, das partiell unabhängig von einer zugrundeliegenden psychiatrischen Erkrankung gesehen und zielsyndromatisch behandelt werden kann (Ahrens u. Linden 1996).

Eine Behandlung mit Lithium bei Suizidrisikopatienten sollte -unabhängig von der Indikation für eine Rezidivprophylaxe- mindestens für 2 Jahre geplant werden, um die Effizienz der Behandlung beurteilen zu können, insbesondere bei Patienten mit Suizidversuchen in der Vorgeschichte oder Suiziden in der Familie.

17.17
Literatur

Ahrens B (1995a) Suizidprävention und Langzeittherapie bei affektiven Störungen. In: Wolfersdorf M, Kaschka W P (Hrsg) Suizidalität – die biologische Dimension. Springer, Berlin Heidelberg New York, 175–191

Ahrens B (1995b) Lithium treatment and suicide prevention in affective disorders. European Neuropsychopharmacology 5: 301

Ahrens B, Müller-Oerlinghausen B, Schou M et al. (1995) Excess cardiovascular and suicide mortality of affective disorders may be reduced by lithium-prophylaxis. Journal of Affective Disorders 33: 67–75

Ahrens B, Linden M (1996) Is there a suicidality syndrome indepedent of specific major psychiatric disorder? Results of a split half multiple regression analysis. Acta Psychiatr Scand 94: 79–86

Angst J (1986) The course of affective disorders. In: Latest findings on the aetiology and therapy of depression. Psychopathology (suppl 2) 19: 47–52

Asberg M, Nordström P (1988) Biological correlates of suicidal behavior. In: Möller HJ, Schmidtke A, Welz R (eds) Current Issues of Suicidology. Springer, Berlin, pp 221–241

Bauer M (1996) Adjuvante Schilddrüsenhormonbehandlung bei affektiven Psychosen. psycho 22: 4: 288–290

Bauer M (1994) Refractoriness induced by lithium discontinuation despite adequate serum lithium levels. Am J Psychiatry 151: 1522

Bauer M, Ahrens B (1996) Bipolar Disorder: A practical guide to drug treatment. CNS Drugs 6 (1): 35–52

Berghöfer A, Müller-Oerlinghausen B (1996) No loss of efficacy after discontinuation and reinstitution of long-term lithium treatment? In: Gallicchio V et al. (eds) Lithium: Biochemical and Clinical Advances. (in press)

Brown GL, Goodwin FK, Ballenger JC, Goyer PF, Major LF (1979) Agression in humans correlates with cerebrospinal fluid amine metabolite. Psychiatr Res 1: 139

Cohen LS, Friedman JM, Jefferson et al.(1994) A reevaluation of risk of in utero exposure to lithium. JAMA; 271: 146–150

Coppen A (1994) Depression as a Lethal Disease: Prevention Strategies. J Clin Psychiatry 55 (4, suppl): 37–45

Coppen A, Abou-Saleh MT, Milln P et al. (1983) Decreasing lithium dosage reduces morbidity and side effects during prophylaxis. J Affective Disord 5: 353–362

Coppen A, Standish-Barry H, Bailey J, Houston G, Silcocks P, Hermon C (1991) Does lithium reduce the mortality of recurrent mood disorders? J Affective Disord 23: 1–7

Coxhead N, Silverstone T, Cookson J (1992) Carbamazepine versus lithium in the prophylaxis of bipolar affective disorder. Acta Psychiatr Scand; 85: 114–118

Dilling H, Mombour W, Schmidt M H (Hrsg) (1993) Internationale Klassifikation psychischer Störungen, ICD-10, Kapitel V (F). Klinisch-diagnostische Leitlinien (2. Auflage). Huber, Bern Gsttingen Toronto

Fawcett J (1995) Compliance Definitions and Key Issues. J Clin Psychiatry (1995) 56, Suppl 1

Goodwin F K, Jamison K R (1990) Manic-Depressive Illness. Oxford University Press, New York

Greil W, Ludwig-Mayerhofer W, Czernik A et al. (1994) Lithium- oder Carbamazepinprophylaxe bei affektiven Psychosen? Ergebnisse einer kontrollierten, multizentrischen Studie. In: Müller-Oerlinghausen B, Berghöfer A (Hrsg) Ziele und Ergebnisse der medikamentösen Prophylaxe affektiver Psychosen. Thieme Verlag, Stuttgart New York, 113–119

Grof P, Ahrens B, Yamamotova A et al. (1994) Chronobiologische Verlaufsmuster affektiver Erkrankungen. In: Müller-Oerlinghausen B, Berghöfer A (Hrsg). Ziele und Ergebnisse der medikamentösen Prophylaxe affektiver Psychosen. Thieme Verlag, Stuttgart New York, S 67–78

Guze S B, Robins E (1970) Suicide in primary affective disorders. Br J Psychiatry 117: 437–338

Källen AJB (1994) Maternal carbamazepine and infant spina bifida. Reprod Toxicol 8: 203–205

Linnoila M, Virkkunen M, Scheinin M, Nuutila A, Rimon R, Goodwin FK (1983) Low cerebrospinal fluid 5-hydroxyindoleacetic acid concentration differentiates impulsive from nonimpulsive violent behavior. Life Sci 33: 2609

McElroy SL, Keck PE Jr, Pope HG Jr et al. (1989) Valproate in psychiatric disorders: literature review and clinical guidelines. J Clin Psychiatry; 50 (3, Suppl): 23–29

Müller-Oerlinghausen B (1985) Lithium long-term treatment – does it act via serotonin? Pharmacopsychiatry 18: 214–217

Müller-Oerlinghausen B, Ahrens B, Grof E et al. (1992a) The effect of long-term lithium treatment on the mortality of patients with manic-depressive and schizo-affective illness. Acta Psychiatr Scand 86: 218–222

Müller-Oerlinghausen B, Müser-Causemann B, Volk J (1992b) Suicides and parasuicides in a high-risk patient group on and off Lithium long-term medication J Affective Disord 25: 261–270

Nilsson A (1994) Lithium und menschliche Aggression. In: Müller-Oerlinghausen B, Berghöfer A (Hrsg) Ziele und Ergebnisse der medikamentösen Prophylaxe affektiver Psychosen. Thieme Verlag, Stuttgart New York, S 27–33

Nurnberg H G, Martin G A, Karajgi B M et al. (1994) Response to anticonvulsant substitution among refractory bipolar manic patients. J Clin Psychopharmacol 14: 207–208

Omtzigt JGC, Los FJ, Grobbee DE et al. (1992) The risk of spina bifida aperta after first-trimester exposure to valproate in a prenatal cohort. Neurology 42 (Suppl. 5): 119–125

Post R M (1992) The transduction of psychosocial stress into the neurobiology of recurrent affective disorder. Am J Psychiatry 149: 999–1010

Post R M, Leverich G S, Altshuler L, Mikalauskas K (1992) Lithium -discontinuation induced refractoriness: preliminary observations. Am J Psychiatry 149; 1727–1729

Post RM, Leverich GS, Pazzaglia PJ et al. (1993) Lithium tolerance and discontinuation as pathways to refractoriness. In: Birch NJ Padgham C, Hughes MS (eds) Lithium in medicine and biology. Carnforth: Mareius Press, pp 71–84

Quitkin FM, Kane J, Rifkin A et al. (1981) Prophylactic lithium carbonate with and without imipramine for bipolar 1 patients. Arch Gen Psychiatry 38: 902–907

Schou M (1984) Long-lasting neurological sequelae after lithium intoxication. Acta Psychiatr Scand 70: 594–602

Schou M (1991) Relapse prevention in manic-depressive illness: Important and unimportant factors. Can J Psychiatry 36: 502–506

Schou M (1993) Lithium Treatment of Manic-Depressive Illness: A Practical Guide, 5th ed. S Karger, New York

Schou M (1995) Is there a lithium withdrawal syndrome? An examination of the evidence. Brit J Psychiatry 163: 514–518.

Schumann C, Lenz G (1996) Zur Compliance bei Rezidivprophylaxe von affektiven Störungen. psycho 22, 4: 282–287

Thies-Flechtner K, Seibert W, Walther A et al. (1994) Suizide bei rezidivprophylaktisch behandelten Patienten mit affektiven Psychosen. In: Müller-Oerlinghausen B, Berghöfer A (Hrsg) Ziele und Ergebnisse der medikamentösen Prophylaxe affektiver Psychosen. Thieme Verlag, Stuttgart New York, S 61–64

Träskman L, Asberg M, Bertilsson L, Sjostrand L (1981) Monoamine metabolites in CSF and suicidal behavior. Arch Gen Psychiatry 38: 631–636

Valzelli L, Garattini S (1972) Biochemical and behavioural changes induced by isolation in rats. Neuropharmacology 11: 17

Waters C H, Belai Y, Gott P S, et al. (1994) Outcomes of pregnancy associated with antiepileptic drugs. Arch Neurol 51: 250–253

Whybrow PC (1994) The therapeutic use of triiodothyronine and high dose thyroxine in psychiatric disorder. Acta med Austriaca 21: 47–52

KAPITEL 18

Wahrnehmung muskulärer Anspannung bei depressiven Patienten

Th. Barg, R. Straub, M. Wolfersdorf und A. Ruppe

18.1
Einleitung und Fragestellung

Zahlreiche Arbeiten (Martin u. Davis 1965; Schwartz et al. 1976; Carney et al. 1981) finden bei depressiv Erkrankten eine erhöhte muskuläre Aktivität. In einer eigenen Untersuchung (Straub et al. 1993) fanden wir bei depressiven Patienten höhere Werte im Oberflächen-EMG von M. Frontalis und M. Trapezius als bei Patienten mit Bandscheibenvorfall.

Studien zur Wahrnehmung von Verspannung aus der Forschung über myogene Schmerzen (Bischoff 1989) belegen einen Zusammenhang zwischen erhöhter muskulärer Aktivität und Defiziten in der Wahrnehmung der Muskelspannung für die Gruppe von Patienten mit myogenem Kopfschmerz. Auch eine Vielzahl der depressiven Patienten unter Verspannung leiden und über Schmerzen klagen, wie wir in eigenen Untersuchungen nachweisen konnten, lag es nahe zu prüfen, ob bei Depressiven analog zu Schmerzpatienten ebenfalls ein propriozeptives Wahrnehmungsdefizit vorliegt.

18.2
Die Untersuchungsgruppe und Methodik

Es wurden 14 stationär behandelte depressive Patienten (8 Frauen, 6 Männer) und 14 gesunde Kontrollen (11 Frauen, 3 Männer) nach dem Lebensalter parallelisiert (Mean = 37.46, s = 11.59) untersucht. Alle Patienten wurden mit antidepressiver Medikation (überwiegend Paroxetin) behandelt, einige erhielten Neuroleptika (Zotepin) in Hypnotika-Dosis. Selektionskriterium der Untersuchungsgruppe war das Vorliegen einer Major Depression, Ausschlußkriterium war eine bipolare oder wahnhafte Symptomatik oder eine schwere körperliche Erkrankung (insbesondere des Muskelskelettsystems).

Die Operationalisierung der Muskelspannungswahrnehmung erfolgte durch eine Versuchsanordnung nach Sarnoch (Univ. Bonn). Hierbei werden vom Probanden, abhängig von dessen zuvor erfaßter minimaler (Ruhespannung) und maximaler Muskelaktivität (gemessen im Oberflächen-EMG) des M. frontalis, verschiedene individuell definierte Anspannungsgrade hergestellt. Dabei orientiert sich der Proband an einem in Ampelform dargebotenen Feedback-Signal. Daran anschließend schätzt er seine subjektiv empfundene Anspannung auf einer visuellen Analogskala ein. Die Untersuchung besteht aus 21 Durchgängen, bei denen der Proband in zufälliger Reihenfolge sieben Anspannungsgrade (jeder Anspannungsgrad im Laufe der Untersuchung

Abb. 1. Beispiel der Auswertung eines *Patienten*: Der Punkteschwarm zeigt die Wertepaare (geschätzte Anspannung in Abhängikeit von der tatsächlich hergestellten Anspannung) der 21 Durchgänge. Die durchgezogene Linie ist die Regressionsgerade, die den Punkteschwarm am besten beschreibt. Deren Steigung stellt den Kennwert der Präzision (s. Text) dar. Die gestrichelte Linie zeigt das „Ideal", d. h. die Gerade, die entstünde, wenn alle geschätzten Anspannungen gleich den hergestellten wären. Dieser Patient hat

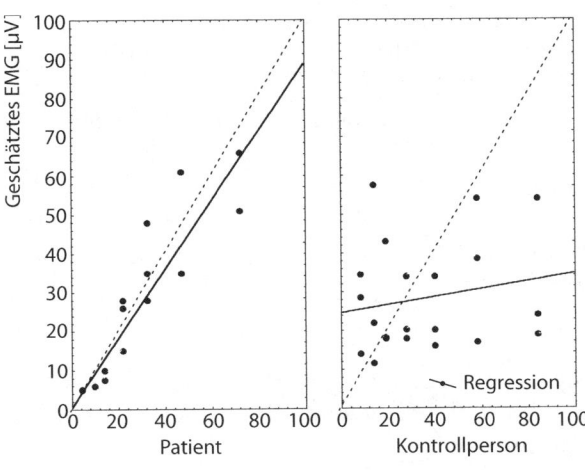

also eine hohe Präzision erreicht, nahe am Ideal.
Beispiel der Auswertung einer *Kontrollperson*: Man sieht, daß diese Person nur eine sehr niedrige Präzision erreicht, nahe Null. Für diese Person gab es offensichtlich keine wahrnehmbaren Unterschiede zwischen hohen und niedrigen Anspannungsniveaus

dreimal) zunächst herstellen und dann abschätzen soll. Für die Beurteilung der propriozeptiven Wahrnehmung sind zwei Kennwerte von Bedeutung. Zum einen die als „Präzision" bezeichnete Größe. Man versteht darunter die Wahrnehmungsgenauigkeit, also das Ausmaß an Übereinstimmung zwischen den physiologischen Daten (vorgegebenes bzw. herzustellendes EMG) und der subjektiven Einschätzung (geschätztes EMG). Die Präzision wird berechnet als Steigung b der Regressionsgraden durch die 21 Wertepaare (s. Beispiele Abb. 1).

Der zweite bedeutsame Kennwert ist die „Intensität". Er beschreibt nur das mittlere Ausmaß der prozentualen subjektiven Einschätzung der Anspannung zwischen Minimum (0 %) und Maximum (100 %). Die Intensität stellt einen Indikator für die Urteilstendenz dar. Neben den Kennwerten Ruhespannung, Präzision und Intensität wurde noch die aktuelle Depressivität mit der Selbstbeurteilungs-Skala Beck-Depression-Inventory (BDI) erhoben.

18.3
Ergebnisse

Die Ergebnisse sind in Tabelle 1 zusammengefaßt. Die in der Literatur beschriebenen Unterschiede in der Ruhespannung zwischen Depressiven und Kontrollen fanden sich nicht. Ein hypothetisch angenommenes Defizit in der Wahrnehmung der Muskelspannung, analog zur Literatur über Patienten mit

Tabelle 1. Ergebnisse der Untersuchung: Es fanden sich keine signifikanten Unterschiede im Ruhe-EMG. Die depressive Untersuchungsgruppe zeigte kein Wahrnehmungsdefizit, sondern erreichte im Gegenteil signifikant höhere Werte in *Präzision* und *Intensität*

	Depressive (n = 14) Mean	s	Kontrollen (n = 14) Mean	s	
BDI-Score	20,86	9,78	2,86	3,72	t-Test: t = 6.4; p < .05
Ruhe-EMG [mV]	6,46	2,57	6,43	3,08	t = 0.2; n. s.
Präzision b	17,38	10,12	10,64	8,29	MANOVA:
Intensität %	47,52	17,33	34,78	12,03	Lambda = 0.78; p < .05

myogenen Schmerzen, zeigte sich ebenfalls nicht. Die depressiven Patienten zeigten sogar signifikant höhere Werte in den beiden Kennwerten Präzision und Intensität.

18.4
Diskussion

Die Untersuchungsergebnisse widersprechen der Hypothese eines generellen propriozeptiven Wahrnehmungsdefizites bei Depressiven. Es wäre denkbar, daß sich ein Wahrnehmungsdefizit nur in Verbindung mit einer erhöhten Aktivität im M. frontalis nachweisen läßt. Wir konnten bei den von uns untersuchten Patienten, im Gegensatz zu den aus der Literatur bekannten Stichproben, keine erhöhte Aktivität im M. frontalis finden.

Unsere Befunde deuten hingegen auf eine gesteigerte Wahrnehmung der Muskelspannung bei Depressiven hin. Dieses Ergebnis widerspricht unseren Erwartungen, ist aber möglicherweise interpretierbar vor dem Hintergrund der bei Depressiven beschriebenen erhöhten Selbstaufmerksamkeit (Demuth et al. 1984) oder der gedanklichen Einengung auf körperliche Beschwerden. Beides könnte zu einer erhöhten Wahrnehmung der Muskelspannung führen.

Diese Ergebnisse sprechen dafür, daß ein „funktionaleres" Verhalten in einer geringeren Wahrnehmung der Muskelspannung besteht. Dies scheint auch insofern einsichtig, als die Aufmerksamkeitsspanne nur eine bestimmte Kapazität umfaßt und sich bei fehlender kognitiver Einengung und verstärkter Handlungsorientierung eher auf Umwelterreignisse richtet.

18.5
Literatur

Bischoff C (1989) Wahrnehmung der Muskelspannung. Hogrefe, Göttingen
Carney RM et al. (1981) A Comparison of EMG and SCL in Normal and Depressed Subjects. Pavl J Biol Sci 16: 212–216
Demuth W et al. (1984) Selbstaufmerksamkeit depressiver Patienten. In: Hautzinger M Straub R (Hrsg) Psychologische Aspekte depressiver Störungen, Roderer Verlag, Regensburg, S 160–182
Martin I, Davies BM (1965) The Effect of Sodium Amytal on Autonomic Activity of Depressed Illness. Brit J Psychiatry 111: 168–174

Schwartz GE et al. (1976) Facial Expression and Imagery in Depression: An Electromyographic Study. Psychosom Med 38: 337–347.
Straub R, Barg T, Wolfersdorf M (1993) Psychomotorik und dysfunktionale Muskelaktivität bei depressiven Syndromen. Psychiatrische Praxis (Sonderheft) 20, 72–75

KAPITEL 19

Myogene Schmerzprobleme bei Depression und Angst*

R. Straub und J. Rethelyi

19.1
Einleitung

Muskuläre Verspannungen und Schmerzprobleme treten relativ häufig bei Depression und Angststörungen auf. Sie führen zu zusätzlichen Behandlungen vor allem bei Haus-, Fachärzten und Physiotherapeuten. Die damit einhergehenden psychischen und körperlichen Störungen werden bislang selten aufeinander bezogen gesehen im Rahmen integrativer Therapiekonzepte. Solche behandlungsbedürftigen myogenen Schmerzprobleme, am häufigsten sind dies Kopf- und Rückenschmerzen, belasten jedoch das Gesundheitssystem in zunehmendem Maße. Epidemiologische Untersuchungen bestätigen für Rückenschmerzen im Vergleich zu anderen Störungen/Erkrankungen einen derzeit weiterhin steigenden Trend. Dies trotz der zunehmenden Investitionen der Kostenträger in bislang überwiegend somatische Behandlungsmethoden und insbesondere in Maßnahmen der Primär- und Sekundärprävention, wie Rückenschulen usw. (Hildebrandt et al. 1996, Kohlmann u. Raspe 1992). Zusätzlich zu ätiopathogenetischen Fragen zum Zusammenhang von Depression, Angst und Schmerz ist deshalb auch die Frage wichtig, wie bei bekannt häufigen komorbiden Störungen, die gegenwärtigen Behandlungsmethoden besser aufeinander bezogen, dadurch verbessert, und auch Kosten reduziert werden können.

In der Therapieforschung zu chronifizierenden myogenen Schmerzen gilt als unumstritten, daß zur Entstehung und Aufrechterhaltung solcher relativ häufig auftretender myogen bedingter Schmerzen, neben somatischen Faktoren, ganz wesentlich psychische und soziale Belastungsfaktoren beitragen (Basler u. Kröner-Herwig 1995). Somatische und psychosoziale Aspekte werden zumindest in klinischen Behandlungskonzepten zunehmend häufig in gleicher Weise berücksichtigt und miteinbezogen. Auch unumstritten ist, daß erst die genügende Berücksichtigung des differenzierten Zusammenwirkens nicht nur somatischer, sondern auch psychosozialer Faktoren in Diagnostik und Therapie einem Abbau von Chronifizierungsprozessen effektiv entgegen-

* Seit 1993 besteht eine Zusammenarbeit und regelmäßiger Austausch von Wissenschaftlern zwischen dem Institute of Behavioral Sciences (Director Prof. Dr. Maria Kopp) und der Abteilung für Psychiatrie und Psychotherapie (Director Prof. Dr. Laszló Tringer) in Budapest und der Abteilung Psychiatrie ZfP Weissenau (Ärztlicher Direktor Prof. Wolfgang P. Kaschka). Diese Kooperation der Universitäten Ulm und Budapest wird durch den Deutschen Akademischen Austauschdienst finanziell unterstützt. Finanzielle und ideelle Unterstützung des Projektes kam außerdem durch die beiden Einrichtungen selbst und durch zusätzliche Fördermittel des Wissenschaftsministeriums.

wirken können (Pfingsten et al. 1996). Dies belegen auch Metaanalysen zu Untersuchungen kombinierter Behandlungsprogramme bei chronischen Schmerzen, die im Vergleich zu konventionellen, somatisch ausgerichteten Behandlungen zu 75 % besseren Ergebnissen führen (Flor et al. 1992).

Da psychosoziale Belastungsfaktoren, wie Überforderungssyndrome, mangelnde soziale Kompetenz, negative Kognitionen, ausgeprägtes Vermeidungsverhalten und Ängstlichkeit zudem sowohl bei chronifizierenden Schmerzsyndromen zentrale Themen darstellen als auch bei Depression und Angststörungen, gibt es hier offensichtliche große inhaltliche Überschneidungen. Eine rechtzeitige und stärkere diagnostisch-therapeutische Berücksichtigung des Zusammenwirkens solcher psychischer und somatischer Faktoren bei einer sich entwickelnden Schmerzproblematik, speziell bei, in der Psychiatrie behandelten chronifizierenden Störungen mit Angst und Depression, könnte also auch bei diesen Störungen dazu beitragen, das Risiko sich zusätzlich entwickelnder chronifizierender Schmerzprobleme reduzieren zu helfen. Überwiegend führt eine zusätzliche Schmerzproblematik jedoch bislang bei Depression und Angst zu somatischen „Zusatzbehandlungen" oder es wird die Auffassung vertreten, die Schmerzproblematik werde sich nach Behandlung der akuten Depressions- oder Angstsymptomatik mit dem Abklingen bessern.

Versucht man einen Überblick zu bekommen zum gegenwärtigen Forschungsstand des Zusammenwirkens dieser Faktoren, so findet man, daß sich in den letzten Jahren durch die Einführung der operationalisierten Diagnosesysteme DSM-III und ICD-10 nun differenziertere epidemiologische Untersuchungen zu Komorbidität durchführen lassen. Allerdings wird auch deutlich, daß diese auf die gegenwärtigen Diagnosesysteme aufbauende Komorbiditätsforschung noch in den Anfängen steht, was Fragen der Aufdeckung solcher Komorbiditätsmuster betrifft, wie sie in der Psychiatrie zwischen Angst, Depression und Schmerz relativ häufig zu finden sind (Wittchen u. Vossen 1996). Sowohl Querschnittsanalysen, wie auch Analysen der Komorbidität über die Lebenszeit, die systematisch erfaßt und in Bezug zu ihrer ätiopathogenetischen Bedeutung analysiert wurden, sind noch relativ selten.

In einer früheren Untersuchung zur Komorbidität von Angst und Depression (Straub et al. 1996) konnten wir zeigen, daß Angststörungen bei den stationär behandlungsbedürftigen depressiven Patienten der Weissenauer Depressionsstation relativ häufig nachzuweisen waren. Dies in Übereinstimmung zu epidemiologischen Untersuchungen im ambulanten Bereich. In diesen war deutlich, daß solche komorbiden Störungen das Risiko erhöhen, chronische Depressionsverläufe zu entwickeln. Nicht selten spielen dabei zusätzliche Schmerzprobleme und die damit verknüpften Komplikationen einer Medikamentenabhängigkeit eine Rolle (Wittchen u. Vossen 1996). Sind Schmerzen einmal gegeben, erhöht sich dann sowohl das Risiko der Chronifizierung dieser Schmerzproblematik als auch, in Folge davon, durch das zunehmende Vermeidungsverhalten wiederum die depressive Problematik. Zu vermuten ist also schon von daher, daß bei komorbider Angst und Depression der Anteil an Schmerzproblemen erhöht sein dürfte.

Die neueren epidemiologische Studien machen deutlich, daß gerade eine genauere Beachtung der Lebenszeitkomorbidität für die klinisch-therapeutische Praxis ergiebig sein könnte aber auch für die ätiologische Forschung (Wittchen u. Vossen 1996). In älteren Untersuchungen der Patienten der Depressionsstation fanden wir wiederholt, daß 60 – 70 % dieser Patienten myogene Schmerzen angaben und auch einen erhöhten Muskeltonus im Kopf-/Nacken- und Rückenbereich (Straub et al. 1993; 1994). Dies besonders deutlich bei depressiven Patienten mit bekannter komorbider Angstproblematik. Wieweit diese Schmerzen bereits zu Vorbehandlungen beim Hausarzt, Facharzt oder Physiotherapeuten geführt haben, hatten wir damals nicht erfaßt. Dies soll Schwerpunkt dieser Untersuchung sein.

19.2
Ziel der Untersuchung

Vergleichende Untersuchungen zu der Frage, wie hoch der Anteil verspannungsbedingt behandlungsbedürftiger Schmerzen bei, in der Psychiatrie behandelten Depressiven, im Vergleich zu Angstpatienten und gesunden Kontrollen ist, sind bislang selten. Vor allem fehlt es noch an Untersuchungen, welche die Komorbidität berücksichtigen. In dieser vergleichenden Untersuchung interessierte uns vor allem, ob die, für depressive Patienten mit bekannten Angstanfällen und/oder diagnostisch eingrenzbaren, vorangehenden oder derzeit bestehenden, komorbiden Angststörungen, deutlicher mit Verspannung und myogenem Schmerz einhergehen als bei Angststörungen (Budapester Gruppe) und depressiven Störungen allein. Erfaßt werden sollte, ob dies auch mit mehr Inanspruchnahme des Medizinsystems einhergeht. Wäre dies so, so sollte sich diese „Problemgruppe" von den anderen durch mehr schmerzbezogene somatische Behandlungen, mehr Medikamenteneinnahmen wegen Schmerz, und durch deutlichere aktuelle Schmerzangaben von den anderen Gruppen unterscheiden.

Um dies festzustellen, wurde ein Fragebogen entwickelt, von dem wir die folgenden vier Fragen ausgewertet haben: 1. Wie hoch ist der Anteil in den vier verschiedenen Vergleichsgruppen an Personen, die aktuell unter erheblichen Verspannungs- und Schmerzproblemen leiden? 2. Wie stark leiden Personen dieser vier Vergleichsgruppen darunter, bzw. beschäftigen sich diese im Alltag mit Verspannungs- und Schmerzproblemen? 3. Wie oft waren sie wegen dieser Schmerzproblematik im letzten halben Jahr in Behandlung beim Haus-/Facharzt oder Physiotherapeuten? 4. Haben sie wegen der Schmerzprobleme im letzen halben Jahr Medikamente genommen?

19.3
Untersuchungsgruppen und Methodik*

Die Patienten mit Angst- und Panikstörungen wurden in der Angstambulanz und im psychophysiologischen Labor des Institute of Behavioral Sciences an der Semmelweis Universität in Budapest untersucht. Bis zu der hier zusammengefaßten Zwischenauswertung konnten 15 Patienten untersucht werden, 6 von diesen hatten Panikstörungen, die den diagnostischen Kriterien des DSM III-R entsprachen, weitere 6 hatten überwiegend allgemeine Angststörungen und soziale Phobien und 3 hatten eine komorbide Diagnose Angst und Depression. Die beiden anderen Gruppen waren depressive Patienten der Weissenauer Depressionsstation (ICD-9: 296.1, 300.4). Diese wurden anhand von DSM III-R Kriterien nach dem Vorhandensein von Angstanfällen/Panikattacken und/oder Angststörungen zu Beginn der Untersuchung bezogen auf, der Depression vorangehende oder gegenwärtige, Störungen nachbefragt und danach in eine depressive Gruppe mit Angststörungen (DA, n = 26) und eine depressive Gruppe ohne solche (D, n = 17) zugeordnet. Zusätzlich wurde eine Kontrollgruppe Gesunder, überwiegend Mitarbeiter der Klinik und Studenten/Praktikanten untersucht (K, n = 12) (s. Tabelle 1).

Die depressiven Patienten werden im Rahmen eines Routineexperimentes in der Forschungsgruppe Klinische Psychophysiologie in der ersten Woche nach Aufnahme untersucht. Wie bei den Budapester Angstpatienten werden vor einer psychophysiologischen Untersuchung eine Reihe von Fragebögen vorgelegt. Die Fragebögen zur Angst (STAIG) und Depressivität (BDI) sind

Tabelle 1. Die Untersuchungsgruppen: *K* gesunde Kontrollpersonen, *D* depressive Patienten ohne Angststörungen, *DA* depressive Patienten mit bekannten Panikattacken und/oder Angststörungen sowie *BA* ambulante Patienten mit Panikstörungen, aufgeteilt nach myogener Schmerzproblematik. Aufgeführt sind die Variablen Alter, Geschlecht sowie Depressivität (*BDI*) und Ängstlichkeit (STAI-G *Trait.*

Myogene Schmerzen und Verspannungen								
	K		D		DA		BA	
	ja	nein	ja	nein	ja	nein	ja	nein
n	5	7	10	7	25	1	12	3
m/w	0/5	3/4	3/7	3/4	8/17	0/1	2/10	1/2
Alter	37.4	33.4	40.4	40.1	44.8	44	43.2	40
	(12.5)	(12.9)	(10.0)	(12.2)	(9.4)	–	(12.2)	(7.0)
BDI	2.0	4.3	25.1	16.9	29.3	20	16.1	10.5
	(2.3)	(4.8)	(12.2)	(15.1)	(10.8)	–	(9.5)	(7.8)
Trait	32.0	34.1	58.8	52.1	63.0	65	55.9	42.5
	(5.3)	(7.7)	(8.8)	(13.4)	(9.5)	–	(10.5)	(7.8)

* Den klinischen Mitarbeitern der Ambulanz in Budapest und der Depressionsstation in Weißenau sowie den Mitarbeitern der beiden Psychophysiologischen Labors, in denen die Untersuchungen durchgeführt wurden, gilt der Dank für die gute Zusammenarbeit. Ganz besonderer Dank gilt Doris Herforth und Peter Lauwasser, die wesentlichen Anteil am Gelingen dieser Arbeit hatten.

vergleichbar. Gemeinsam und weitgehend vergleichbar sind auch die routine-mäßigen psychophysiologischen Untersuchungen in den beiden Forschungs-gruppen (Straub et al. 1996), wie etwa Ableitung von Herzrate, Atmung und elektrodermaler Aktivität während eines Habituationsexperimentes. In dieser Untersuchung lag der Schwerpunkt auf den oben aufgeführten Fragen eines Kurzfragebogens zu Verspannung und Schmerz, den wir im Rahmen der Kooperation für beide Sprachen entwickelt haben.

19.4
Ergebnisse

Zur Auswertung der Frage 1, wie hoch der Anteil sei, an Personen, die Verspannungs- und Schmerzprobleme in erheblicher Häufigkeit und Intensität angeben in den vier Vergleichsgruppen (Tabelle 2), wurde eine Gewichtung von Häufigkeit (0 = nie, 1 = selten, 2 = wöchentlich, 3 = täglich, 4 = dauernd) und Schmerzintensität (0 – 8) vorgenommen. Patienten, die in mehr als zwei der erfragten Bereiche (Verspannungskopfschmerz, Migräne, Nacken/Schulterbereich, unterer Rücken, Arme/Beine, Bauchschmerzen) eine Häufigkeit von mehr als einmal wöchentlich mit einer Intensität von mindestens 3 angaben, wurde eine Schmerzproblematik zugeschrieben. Diese wurde überwiegend auch durch die Therapeuten bestätigt.

So zusammengefaßt haben fast alle depressiven Patienten mit der Lebens-zeitdiagnose Panikattacken/Angststörungen deutlich am meisten Schmerz- und Verspannungsprobleme (DA – 96 %), dicht gefolgt von der Gruppe mit Angststörungen (BA – 80 %). Depressive Patienten jedoch, die keine Angststö-rungen angeben können, geben nur etwas häufiger Schmerzprobleme an (D 59 %) als gesunde Kontrollpersonen (K – 42 %). Diese Unterschiede sind stati-stisch bedeutsam (p = .0014). Auch (Verspannungs-)Kopfschmerzen werden von den beiden „Angstgruppen" (DA – 65 % und BA – 73 %) deutlich häufiger angegeben, von depressiven Patienten (41 %) und Kontrollen (42 %) relativ gleich häufig. Diese Unterschiede sind im Vergleich jedoch nicht statistisch bedeutsam (Tabelle 3).

Teilt man die Schmerzbereiche auf, so zeigen sich besonders bezogen auf Rückenschmerzen (low back pain) signifikante Unterschiede (p = .001) der „Angstgruppen" (DA 81 %; BA 73 %) zu den Depressiven (D – 35 %) und den Kontrollen (K – 25 %).

Tabelle 2. Kontingenztabelle entsprechend der Einteilung zu myogener Schmerzproblematik

Myogene Verspannungen/ Schmerzproblematik	K (n = 12)	D (n = 17)	DA (n = 26)	BA (n = 15)
ja	5 (42 %)	10 (59 %)	**25 (96 %)**	**12 (80 %)**
nein	7 (58 %)	7 (41 %)	1 (4 %)	3 (20 %)

Chi²-Test: df = 3; Chi² = 15,6; p = .001

Tabelle 3. Verspannungsschmerzprobleme im Kopfbereich (ohne Migräne) und im unteren Rücken (LWS)

		K (n = 12)	D (n = 17)	DA (n = 26)	BA (n = 15)
Kopfschmerzen	ja	5 (42 %)	7 (41 %)	17 (65 %)	11 (73 %)
	nein	7 (58 %)	10 (59 %)	9 (35 %)	4 (27 %)
				$Chi^2 = 5.3$, df = 3, n.s.	
Rückenschmerzen	ja	3 (25 %)	6 (35 %)	21 (81 %)	11 (73 %)
	nein	9 (75 %)	11 (65 %)	5 (19 %)	4 (27 %)
				$Chi^2 = 16$, df = 3, $p = .001$	

Chi^2-Test

Faßt man die Ergebnisse zusammen, so entsteht der Eindruck, daß die Angstkomponenten letztlich deutlicher mit einer myogenen Schmerzproblematik verbunden zu sein scheinen als eine depressive Problematik alleine.

Wie in Tabelle 4 deutlich wird, wurden vor allem Hausärzte ($p = .001$) und Physiotherapeuten ($p = .037$) im letzten halben Jahr vor stationärer Aufnahme deutlich häufiger wegen der Schmerzproblematik von den depressiven Patienten mit Panikattacken/Angststörungen aufgesucht. Die Ergebnisse bei den Budapester Angstpatienten (BA) sind hier aufgrund der gegenwärtig noch verschiedenen Struktur des Gesundheitssystems bezogen auf das ambulante Behandlungsangebot nur eingeschränkt vergleichbar.

Tabelle 4. Wie oft waren Sie im letzten Jahr wegen dieser Schmerzen beim Hausarzt/Facharzt/Physiotherapeuten?

		K (n = 12)	D (n = 17)	DA (n = 26)	BA (n = 15)
Hausarzt	nie	11 (92 %)	12 (70 %)	8 (31 %)	10 (67 %)
	1–2	0	3 (18 %)	6 (23 %)	3 (20 %)
$p = .001$	>2	1 (8 %)	2 (12 %)	12 (46 %)	2 (13 %)
Physiotherapie	nie	12 (100 %)	14 (82 %)	16 (61 %)	12 (80 %)
	1–2	0	1 (6 %)	3 (12 %)	3 (20 %)
$p = .037$	>2	0	2 (12 %)	7 (27 %)	0
Facharzt	nie	11 (92 %)	14 (82 %)	17 (65 %)	13 (86 %)
	1–2	1 (8 %)	1 (6 %)	3 (12 %)	1 (7 %)
n.s.	>2	0	2 (12 %)	6 (23 %)	1 (7 %)

H-Test (Kruskal-Wallis Rang-Varianz-Analyse)

Tabelle 5. Haben Sie im letzten halben Jahr wegen der Schmerzen Medikamente genommen?

	K (n = 12)	D (n = 17)	DA (n = 26)	BA (n = 15)
nie/selten	10 (83 %)	13 (76 %)	10 (38 %)	13 (87 %)
zeitweise/vorübergehend	2 (16 %)	3 (18 %)	10 (38 %)	2 (13 %)
ständig	0	1 (6 %)	6 (23 %)	0

H-Test: H (3, n = 70) = 14,41 **P = .002**

In Tabelle 5 wird deutlich, daß im letzten halben Jahr vor Fragebogenerhebung vor allem die Gruppe der depressiven Patienten mit Panikattacken/Angststörungen (DA) wegen der Schmerzproblematik Medikamente nahmen.

38 % dieser Patienten geben an, zeitweise/vorübergehend Medikamente genommen zu haben, bei den anderen Gruppen (D, BA), einschließlich Kontrollen (K), sind dies nur zwischen 13 % und 18 %. Ständig Medikamente nahmen wegen der Schmerzen/Verspannungen immerhin ein Viertel der depressiven Patienten mit Angststörungen (DA, 23 %). Nur teilweise überschneidend haben weitere 6 (23 %) von diesen einen Krankenhausaufenthalt wegen der Schmerzproblematik hinter sich. Bei den anderen Gruppen hat keiner bzw. eine depressive Patientin (D) ständig Medikamente genommen und einen Krankenhausaufenthalt hinter sich. Dieser Gruppenunterschied ist statistisch bedeutsam (p = .002).

19.5
Diskussion

Ergänzend zu früheren Untersuchungen, in denen wir eine erhöhte psychophysische Beeinträchtigung fanden und mehr Schmerzangaben (Straub et al. 1996), zeigt sich, daß wiederum myogene Schmerzprobleme bei depressiven Patienten mit vorangehenden oder gegenwärtigen Angstanfällen/Angststörungen am ausgeprägtesten sind. Dabei handelt es sich offensichtlich um „behandlungsbedürftige" Verspannungen und myogene Schmerzprobleme. Zumindest führen diese Beschwerden zu deutlich mehr Arztbesuchen und Behandlungen, denn im Vergleich zu den Depressiven ohne Angststörungen (D) weisen diese Patienten (DA) deutlich mehr Arztbesuche auf, nehmen mehr Medikamente wegen der Schmerzen und fühlen sich deutlich stärker beeinträchtigt durch Schmerzen, insbesondere durch Rückenbeschwerden. Interessant ist, daß auch die Angstpatienten (BA) und nicht so deutlich die depressiven Patienten ohne Angststörungen (D) sich ähnlich stark beeinträchtigt fühlen. Dies könnte darauf hinweisen, daß vor allem die Angst und nicht so sehr die Depressivität myogene Verspannung und Schmerzen generiert. Da Angststörungen überwiegend depressiven Störungen vorangehen, könnte angenommen werden, daß die Entwicklung der myogenen Schmerzproblematik schon vor der depressiven Störung begonnen hat und eher verbunden ist mit der vorangehenden Angststörung. Die Ergebnisse legen nahe, diese Schmerzproblematik vor diesem Hintergrund in Überlegungen zur Diagnostik und Therapie stärker einzubeziehen. Auch bei vorliegen einer akuten Depression sollte in der Therapie spezifisch auch auf die vorangehenden Angststörungen eingegangen werden. Liegt zusätzlich eine Schmerzproblematik vor, genügt eine zusätzliche somatische Behandlung alleine nicht. Eine dem Stand der Therapieforschung entsprechende Behandlung sollte demnach auf das möglicherweise entwickelte Schmerzverhalten und auf die psychosozialen Faktoren differenziert eingehen. Dies heißt, daß ein kombinierter Einsatz von Therapiemodulen aus der psychologischen Schmerztherapie in Therapiestudien bei depressiven Patienten mit Angststörungen erprobt werden sollte und auch die zahlreichen spezifischen Strategien der Verhaltensmedizin (Geissner u. Jungnitsch 1992, Basler et al. 1990, Basler u. Kröner-Herwig 1995). Dies könnte die Gefahr einer weiteren Chronifizierung von Schmerzproblemen bei diesen klinischen Gruppen eindämmen und damit Kosten reduzieren.

19.6
Literatur

Basler HD, Franz C, Seemann H, Kröner-Herwig B, Rehfisch H-P (Hrsg) (1990) Psychologische Schmerztherapie. Springer, Berlin Heidelberg New York

Basler HD, Kröner-Herwig B (Hrsg) (1995) Psychologische Therapie bei Kopf- und Rückenschmerzen. Quintessenz, München

Flor H, Fydrich T, Turk DC (1992) Efficacy of mulitdisciplinary pain treatment centers: a meta-analytic review. Pain 49: 221

Geissner E, Jungnitsch G (1992) Psychologie des Schmerzes – Diagnose und Therapie. Psychologie Verlags Union

Hildebrandt J, Pfingsten M, Franz C, Saur P, Seeger D (1996) Das Göttinger Rücken Intensiv Programm (GRIP) – ein multimodales Behandlungsprogramm für Patienten mit chronischen Rückenschmerzen, Teil 1. Der Schmerz 10: 190 – 203

Kohlmann Th, Raspe H-H (1992) Deskriptive Epidemiologie chronischer Schmerzen In: Geissner E, Jungnitsch G (Hrsg) Psychologie des Schmerzes. Psychologie Verlags Union Weinheim, S 11 – 23

Pfingsten M, Franz C, Hildebrandt J, Saur P, Seeger D (1996) Das Göttinger Rücken Intensiv Programm (GRIP) – ein mulitmodales Behandlungsprogramm für Patienten mit chronischen Rückenschmerzen, Teil 3. Psychosoziale Aspekte. Der Schmerz 10: 326 – 344

Straub R, Barg Th, Wolfersdorf M (1993) Psychomotorik und dysfunktionale Muskelaktivität bei depressiven Syndromen: EMG-Scanning bei gehemmt und agitiert Depressiven im Vergleich zu Bandscheibenpatienten und gesunden Kontrollen. Psychiatrische Praxis 20: 72 – 75

Straub R, Barg TH, Wolfersdorf M (1994) Wie unterscheiden sich Depressive mit und ohne Kopf-/Rückenschmerzen im EMG-Scanning. Unveröffentlichtes Posterscript 19. Jahrestagung der Deutschen Gesellschaft zum Studium des Schmerzes, Dresden

Straub R, Kopp M, Wolfersdorf M (1996) Vergleich psychophysiologischer Variablen bei Depression mit und ohne Angststörungen und bei ambulanten Angstpatienten. In: Möller HJ, Müller-Spahn F, Kurtz G (Hrsg) Aktuelle Perspektiven der Biologische Psychiatrie. Springer, Wien, New York, S 620 – 624

Wittchen H-U, Vossen A (1996) Komorbiditätsstrukturen bei Angststörungen – Häufigkeit und mögliche Implikationen. In: Margraf J (Hrsg) Lehrbuch der Verhaltenstherapie Band 1. Springer, Berlin Heidelberg New York Tokyo, S 217 – 232

Depression und Angststörungen – Epidemiologie, theoretische Konzepte und Therapiemöglichkeiten bei Komorbidität

R.J. Boerner und H.J. Möller

20.1
Einleitung

Die häufige klinische Beobachtung des gemeinsamen Auftretens von Depression (Major-Depression) und Angststörungen führte zu einigen Überlegungen bzw. Forschungsarbeiten hinsichtlich der Epidemiologie des Verlaufs und Therapie dieser komorbiden Angststörung.

Wittchen u. Vossen (1995) zeigten die hohe Komorbidität von Angststörungen und Depression auf und betonten die Relevanz für die Entwicklung von Therapiekonzepten dieser Störungsgruppe.

Clayton (1990) wies in einer Zusammenfassung früherer Studien darauf hin, daß bis zu 33% der Patienten mit Major-Depression wiederkehrende Panikattacken aufwiesen. Darüberhinaus zeigte sich, daß Patienten mit Komorbidität nicht nur in ihrem psychosozialen Funktionsniveau deutlicher beeinträchtigt waren als Patienten mit reiner Angststörung oder depressiver Störung (Grunhaus 1988; Berwish 1989), es ergaben sich auch Hinweise, daß diese Störungsgruppe eine ungünstigere Therapie-Response für die Pharmakotherapie und Psychotherapie aufweist (Albus u. Scheibe 1993; Brown et al. 1996).

Die Komorbidität von Angststörungen und Depression war auch Gegenstand theoretischer Diskussionen, wie sie im Konzept der „Cothymia" bzw. „des sogenannten generellen neurotischen Syndroms" (Tyrer u. Tyrer 1989; 1994) ihren Ausdruck fanden.

Analysiert man den Diskussionsstand zur Therapie der unterschiedlichen Angststörungen, ist offenkundig, daß sowohl bei der Entwicklung pharmakologischer wie psychotherapeutischer Konzepte die hohe Komorbidität von Angststörungen bisher keine Rolle spielte, wie es beispielsweise die Empfehlungen zur Therapie der Panikstörung zeigen (Wolfe u. Maser 1994).

Im folgenden Artikel werden zum einen die vorliegenden epidemiologischen Studien zum Zusammenhang von Angststörungen und depressiver Störung unter dem Gesichtspunkt der Entwicklung und des Verlaufs dieser Komorbidität näher diskutiert.

Ausgehend von Studien zur möglichen differentiellen Wirksamkeit der Pharmakotherapie bei ängstlicher und nicht-ängstlicher geprägter Depression wird die Wirksamkeit der Pharmakotherapie für die Panikstörung mit und ohne Agoraphobie, generalisierte Angststörung und soziale Phobie und mit der Wirksamkeit für die Depression vergleichend gegenübergestellt. Es soll hierbei geprüft werden, ob sich aus diesem Wirksamkeitsvergleich Hinweise für die Therapie der jeweiligen komorbiden Angststörung ableiten lassen. Hierbei wird die Frage beantwortet, ob und inwieweit sich das therapeutische Vorgehen bei den einzelnen Angststörungen ändert, wenn diese zusätzlich eine depressive Störung nach ICD-10 und nicht nur eine depressive Zusatzsymptomatik, aufweisen.

Abschließend sollen die Implikationen dieser Therapiebefunde und -vorschläge für das theoretische Konzept der komorbiden Störungen und deren weitere Entwicklung diskutiert werden.

20.2
Epidemiologie von Angststörungen und depressiven Störungen

Durch verschiedene epidemiologische Studien ist mittlerweile erwiesen, daß die Gruppe der Angststörungen neben den Suchterkrankungen vermutlich die zweithäufigste psychiatrische Störungsgruppe darstellt (Perkonigg u. Wittchen 1995). Nach einer zusammenfassenden Darstellung von Perkonigg u. Wittchen (1995) kann hierbei entsprechend DSM-III-R für die Panikstörung mit einer Lifetime-Prävalenz von im Median 3,6 %, bei der sozialen Phobie von 11,3 % und der generalisierten Angststörung von 5,1 % gerechnet werden.

Üstün u. Sartorius (1995) schätzten in ihrer WHO-Studie die Querschnittsprävalenz in der Allgemeinarztpraxis für die Agoraphobie mit 1,5 %, für die Panikstörung mit 1,1 % sowie für die generalisierte Angststörung mit 7,9 %. Damit liegen diese drei Angststörungen zusammengenommen in etwa bei der Häufigkeit der Depression, die in dieser Studie mit 10,4 % geschätzt wurde.

Es ist bedeutsam, daß die epidemiologische Schätzungen stark stichproben- und methodenabhängig sind. Für die soziale Phobie besteht beispielsweise eine erhebliche Schwankungsbreite je nach durchgeführter Studie: So ermitteln Kessler et al. (1994) in der US-amerikanischen Studie eine Lifetime-Prävalenz von 13,3 %, während Agras et al. (1969) nur auf 1,1 bis 2 % kommt. Diese Unterschiede in den Häufigkeitsschätzungen können mit der Verwendung unterschiedlich sensitiver Untersuchungsinstrumente bzw. strenger oder weicherer Diagnosekriterien erklärt werden.

Für den Zusammenhang von Angststörungen und depressiven Störungen liegen zahlreiche epidemiologische Befunde vor, die übereinstimmend eine hohe Komorbidität belegen.

Kessler et al. (1994) kommen in ihrer Studie zu folgenden Häufigkeitsangaben eindeutig sekundär depressiver Episoden bei bestehenden Angststörungen (s. Tabelle 1).

Danach sind nur 20 % aller Angststörungen sogenannte isolierte Störungen. Mehr als 2/3 aller komorbiden Depressionen treten eindeutig mehr als 1 Jahr nach der Erstmanifestation der jeweiligen Angststörung auf, wobei sich der höchste Anteil eindeutig sekundärer Depressionen für die Panikstörung, die Agoraphobie und die GAD nachweisen läßt.

Im Durchschnitt beträgt der Zeitraum für das Auftreten einer Depression bei allen Phobien mehr als 10 Jahre nach dem Beginn der Angststörung. Bei

Tabelle 1. Häufigkeit eindeutig sekundärer depressiver Episoden bei komorbiden Angststörungen, mittlere Zeitdauer bis zu ihrer Entwicklung und Anzahl weiterer komorbider Störungen (Nach Kessler et al. 1996)

Primäre Störung	% sekundärer Depression	Mittlere Zeitdauer Jahre	Anzahl kombinierter Störungen
Generalisierte Angststörung	90,6	1,5	3,6
Agoraphobie	90,6	10,6	4,1
Soziale Phobie	77,6	11,9	4,3
Panikstörung	97,7	1,5	4,6
PSTD	88,8	11,6	3,9

Tabelle 2. Komorbidität von Angststörungen mit depressiven Störungen

Diagnose		Depression lifetime %	OR	Depression Querschnitt %	OR
Generalisierte Angst	M	56,2	6,8	41,1	9,2
	N	62,4	9,7	38,6	13,9
Agoraphobie	M	41,2	4,2	22,3	4,6
	N	45,9	4,8	27,8	5,9
Spezifische Phobie	M	39,8	4,9	18,1	4,6
	N	42,3	4,6	23,7	5,3
Soziale Phobie	M	31,3	8,1	KA	
	N	37,2	3,7	KA	
Panikstörung	M	62,8	15,8	48,3	9,6
	N	64,1	8,2	41,2	9,1
Posttraumatische BS	M	KA	KA	KA	
	N	47,9	5,3	38,2	8,7

M Münchener Follow-Up-Studie (MFS, 1981), n = 1366; *N* National Comorbidity Survey (NCS, 1991), n = 8057; *BS* Belastungsstörung, *KA* keine Angaben verfügbar, *OR* großer Standardfehler bei zu kleinem n

der GAD tritt die Depression in der Regel schnell, d. h. im gleichen Jahr auf, die Entwicklungszeit einer sekundären Depression beträgt im Durchschnitt lediglich 1,5 Jahre. Das Risiko für die Entwicklung weiterer komorbider Störungen ist deutlich erhöht (im Mittel von 4).

Einen Überblick über die Assoziation von Angststörungen im Längs- und Querschnitt mit der Depression ermöglichen zwei epidemiologische Studien: Einmal die Ergebnisse der Münchner 7-Jahres-Follow-Up-Studie (MFS) aus dem Jahre 1981 (Wittchen u. van Zersen 1987) sowie die Ergebnisse der US-Studie (NCS) von Kessler et al. (1994). Die Ergebnisse finden Sie in Tabelle 2.

In beiden Studien findet sich übereinstimmend, daß alle Angststörungen statistisch signifikant in hohem Grad mit depressiven Störungen assoziiert sind. In besonderer Weise gilt dies vor allem für die Panikstörung und die generalisierte Angststörung.

Für die generalisierte Angststörung findet sich eine Querschnittsprävalenz

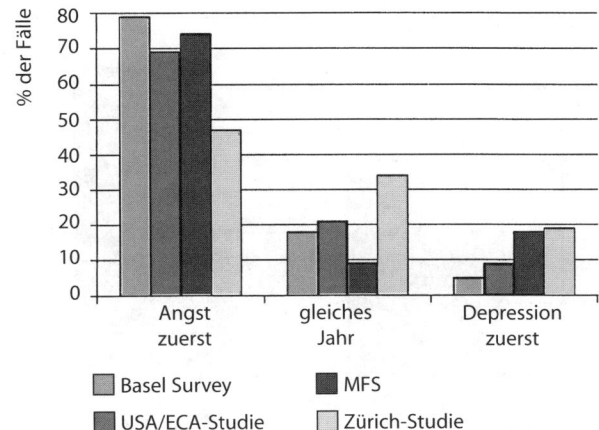

Abb. 1. Zeitliches Auftreten von Angststörungen und depressiven Störungen im Studienvergleich. (Mac-Arthur-Reanalyse nach Merikangas et al. 1995)

für die Depression von ca. 40 %, das ODDS-Ratio liegt zwischen 9 und 14, d. h. das Risiko für das Auftreten der Depression ist um das 9- bis 14-fache erhöht. Es findet sich eine Lifetime-Prävalenz für Auftreten einer Depression von im Durchschnitt 60 %. Hierbei liegt die ODDS-Ratio zwischen 7 und 10.

Für die Agoraphobie wurde eine Lifetime-Prävalenz einer Depression von bis zu 46 % mit einer ODDS-Ratio mit dem Faktor 5 nachgewiesen, bei der Querschnittsprävalenz von bis zu 28 % für eine Depression ist das Depressionsrisiko um das fast 6-fache erhöht.

Für die soziale Phobie wird die Lifetime-Prävalenz einer Depression von bis zu 42 % geschätzt, das ODDS-Ratio beträgt 5, die Querschnittsprävalenz liegt bei bis zu 24 % mit einem ODDS-Ratio von über 5.

Für die Panikstörung wird die Lifetime-Prävalenz der Depression mit bis zu 65 % geschätzt, die ODDS-Ratio beträgt bis zu 16, die Querschnittsprävalenz liegt bei bis zu 50 % mit einer ODDS-Ratio von bis zu 9,6.

Merinkangas et al. (1995) untersuchten den zeitlichen Verlauf von Angststörungen und depressiven Störungen bei den wichtigsten epidemiologischen Studien: Der Basel-Studie (Wacker 1991), der USA-ECA-Studie (Kessler et al. 1994), der MFS-Studie (Wittchen u. von Zersen 1987) sowie der Zürich-Studie (Angst und Dobler-Mikola 1985). Die Ergebnisse finden Sie in Abb. 1.

Relativ übereinstimmend für alle Studien konnte festgestellt werden, daß die Angststörungen von 45 bis zu 80 % primär auftraten. Primäre Depressionen wurden nur in bis zu 20 % der Fälle nachgewiesen. Das zeitgleiche Auftreten beider Störungen im selben Jahr wurde bei 18 bis zu 32 % der Fälle beobachtet.

Insbesondere die Ergebnisse dieser Studie belegen eindeutig, daß Angststörungen kein Epiphänomen depressiver Störungen darstellen und begründen die Richtigkeit und Notwendigkeit differenzierter Störungskonzepte von Angsterkrankungen. Depressionen sind primär eine Folge der Angststörungen, wobei durch die vergleichenden Studien nicht geklärt werden kann, ob es

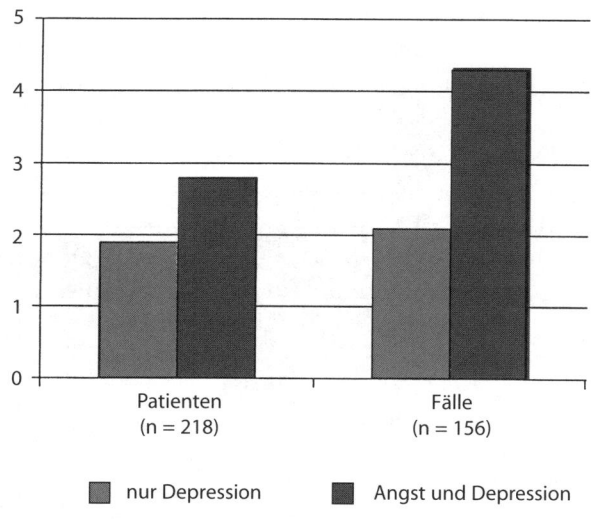

Abb. 2. Episodenhäufigkeit depressiver Störungen bei reinen und komorbiden Depressionen (Angststörung und initiale Panikattacken) in der MFS. (Nach Wittchen u. von Zerssen 1987)

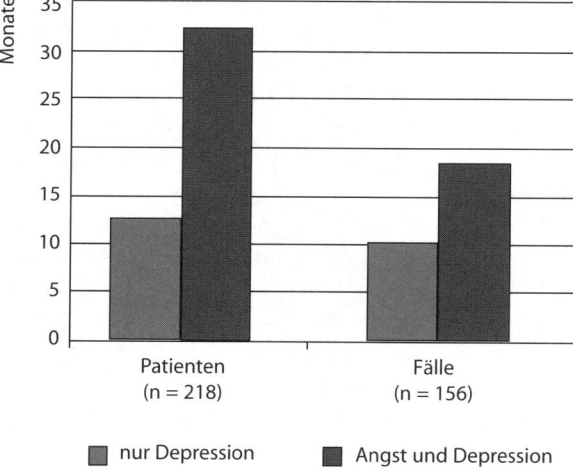

Abb. 3. Dauer depressiver Störungen bei reinen und komorbiden Depressionen (Angststörungen und initiale Panikattacken) in der MFS. (Nach Wittchen u. von Zerssen 1987)

sich bei diesen Depressionen um das Resultat nicht adäquat diagnostizierter und behandelter Angststörungen oder um einen davon unabhängigen, spontanen biologischen Prozeß handelt.

Einen wichtigen therapierelevanten Hinweis auf die Schwere dieser komorbiden Erkrankungen liefern detaillierte Ergebnisse der MFS-Studie (Wittchen u. van Zersen 1987), die sich mit der Dauer bzw. der Episodenhäufigkeit depressiver Störungen bei reinen und komorbiden Depressionen befaßten (s. Abb. 2 und 3).

Diese Studie belegt, daß bei Patienten mit komorbiden Störungen sowie den untersuchten Fällen einerseits eine deutlich vermehrte Episodenhäufigkeit der Depression wie auch eine vielfach längere Dauer der Depression von im Durchschnitt über 30 Monaten im Vergleich zu über 10 Monaten bei Patienten mit reiner Depression zu beobachten waren.

Patienten mit komorbiden Angst- und depressiven Störungen weisen darüberhinaus ein deutlich niedrigeres soziales Funktionsniveau bzw. deutlich verminderte persönliche und soziale Ressourcen auf (Grunhaus 1988; Bronish u. Hecht 1990).

Wittchen (1991) zeigte bei einer Detailanalyse des Verlaufs unbehandelter Panikpatienten im Rahmen der MFS-Studie, daß nach 7 Jahren nur 20 % eine sogenannte reine Panikstörung, ¼ eine zusätzliche Depression sowie ein weiteres ¼ eine Komorbidität von Depression und einer Suchterkrankung entwickelten.

Zusammenfassend belegen diese epidemiologischen Studien, daß die Komorbidität mit Depression bei Angststörungen ein entscheidender Faktor für die Entwicklung dieser Störungen und deren Prognose ist und somit therapierelevant ist.

20.3
Therapie bei komorbiden Angststörungen

20.3.1
Pharmakotherapie bei Depression mit Angstsymptomen

Mögliche Hinweise für die Wirksamkeit der Pharmakotherapie bei komorbiden Depressions- und Angststörungen könnten durch Studien gewonnen werden, die sich mit der Frage möglicher differentieller Therapieeffekte bzw. differentielle Therapieindikation von Antidepressiva und Anxiolytika bei sogenannter ängstlich-agitierter versus nicht-ängstlich-gehemmter Depression befassen, eine Subklassifikation depressiver Störungen, die in der Entwicklungsphase trizyklischer Antidepressiva eine wichtige Rolle spielte (Burke u. Preskorn 1995; Montgomery 1992).

Schon frühere Studien von Tyrer et al. (1980) sowie Joyce u. Paykel (1989) konnten die für die TZA formulierte Hypothese einer unterschiedlichen Wirksamkeit z. B. von Amitriptylin für Patienten mit agitierter Depression und Desimipramin für Patienten mit gehemmter Depression nicht bestätigen.

Tollefson et al. (1994) überprüften in ihrer Metaanalyse 19 US-amerikanische Studien zur Wirksamkeit von Fluoxetin im Vergleich zu TZA (Amitriptylin, Desimipramin, Doxepin, Imipramin, Nortryptilin) bei Major-Depression speziell auf Hypothese, ob sich Wirksamkeitsunterschiede dieses SSRI im Vergleich zu TZA bei Patienten mit oder ohne Angstssymptomen ergaben. Insgesamt erfaßte diese Metaanalyse 3183 Patienten, 12 Studien beinhalteten einen unmittelbaren Vergleich von Fluoxetin zu einem TZA.

Hierbei wurde das Vorliegen eines Angstsyndroms durch einen sogenannten Angst- und Somatisierungsfaktor (Zusammenfassung von Unterskalen) der Hamilton Depressionsskala gemessen.

58 % der Patienten mit Major-Depression wiesen eine derartige ängstliche Subsymptomatik auf.

Für Fluoxetin konnte zunächst eine signifikante überlegene Wirksamkeit gegenüber Placebo sowohl bei ängstlichen wie nicht-ängstlichen Major-Depression-Patienten nachgewiesen werden. Fluoxetin und TZA zeigten eine hinsichtlich sämtlicher Variablen und über alle Gruppenunterschiede hinweg vergleichbare Effektivität bei diesen Subgruppen.

Für Fluoxetin konnte eine geringere Rate sogenannter ernsterer Nebenwirkungen als bei den TZA nachgewiesen werden, die Abbruchraten von Fluoxetin und den TZA waren vergleichbar.

Interessanterweise war das Ausmaß von Nebenwirkungen bei depressiven Patienten mit ängstlicher Symptomatik höher als mit nicht-ängstlicher Symptomatik: Für TZA 28,9 % im Vergleich zu 15,5 % für die nicht-ängstlichen Patienten, für Fluoxetin 34,1 % versus 19,0 %.

Die Autoren folgern aus diesen Ergebnissen, daß für die Entscheidung zugunsten eines Antidepressivums nicht, wie bisher angenommen, die Differenzierung von ängstlich versus nicht-ängstlicher Subsymptomatik sinnvoll ist, sondern primär das Nebenwirkungsprofil entscheidend sein sollte.

Montgomery (1992) kommt in seiner Metaanalyse von 6 multinationalen Studien zur antidepressiven Wirksamkeit von Paroxetin zu dem Ergebnis, daß – gemessen mit der COVI-Skala sowie dem Angstfaktor der Hamilton-Skala – lediglich für Paroxetin, nicht aber für Imipramin eine frühe und kontinuierlich signifikante Besserung von Angstsymptomen nachgewiesen werden konnte.

Montgomery folgert daraus, daß bei Vorliegen einer ängstlichen Symptomatik bei einer Depression in erster Linie ein selektiver SSRI eingesetzt werden sollte.

Dunbar u. Fuell (1992) sowie Dunner u. Dunbar (1993) untersuchten in ihrer Metaanylse die anxiolytischen und sogenannten antiagitierenden Effekte von Paroxetin bei depessiven Patienten. In die Analyse gingen knapp 3000 mit Paroxetin behandelte Patienten ein, Kontrollen bildeten Patienten, die Amitriptylin, Imipramin, Doxepin, Maprotilin, Mianserin und Clomipramin bzw. Placebo erhalten hatten (n = 554).

Wie schon bei den vorgenannten Studien wurde die ängstliche Symptomatik mit dem sogenannten Angstfaktor der Hamilton-Depressionsskala gemessen. Bei annähernd 65 % der untersuchten depressiven Patienten wurde ein derartiger Angstfaktor nachgewiesen.

Sowohl für Paroxetin wie für die Vergleichssubstanzen zeigten sich signifikante, placeboüberlegene Verbesserungen psychischer Angstsymptome.

Für Paroxetin wurde sogar gegenüber den aktiven Kontrollsubstanzen in den Wochen 2, 4 und 6 eine auf dem 5 %-Niveau statistisch signifikante Überlegenheit in der Besserung der Angstsymptome nachgewiesen.

Sowohl für Paroxetin wie für die Kontrollsubstanzen könnten signifikante Besserungen sogenannter somatischer Angstsymptome beobachtet werden, wobei sich diese bei den Kontrollsubstanzen etwas früher einstellte.

Weder unter Paroxetin noch den Kontrollsubstanzen traten zusätzliche Angstsymptome auf. Paroxetin zeigte im Vergleich zu den anderen Substanzen in den US-Studien eine signifikante Besserung sogenannter Agitationssymptome gemessen mit der HAMD in den Wochen 2 bis 6.

Montgomery (1989) kam in seiner Übersicht früherer Studien zur Wirksamkeit von Fluoxetin in der Kurz- und Langzeittherapie depressiver Störungen zu dem Ergebnis, daß diese Substanz im Vergleich zu TZA bei den Patienten, die bei Behandlungsbeginn eine mäßige bis schwer ausgeprägte Agitation aufwiesen, bessere Effekte als die TZA aufwies.

Montgomery (1995) weist in der methodischen-kritischen Beurteilung dieser Studien zurecht darauf hin, daß es sich bei allen um retrospektive Analysen handelt.

Darüberhinaus müssen die methodischen Probleme, die sich generell bei Metaanalysen ergeben, erwähnt werden, sowie die Problematik der Messung von Angstsymptomen mittels einer Unterskala der HAMD, die testpsychologisch bzw. psychometrisch wenig fundiert ist.

Insgesamt belegen diese Studien bzw. Metaanalysen aber, daß bei Angstsymptomen im Rahmen einer depressiven Störung unterhalb der Schwelle einer zu diagnostizierender Angsterkrankung prinzipiell SSRI und TZA effektiv sind und sich daraus zunächst keine Hinweise auf die Notwendigkeit differentieller Therapiestrategien ableiten lassen.

Interessanterweise erwiesen sich Paroxetin und Fluoxetin teilweise sogar den TZA überlegen.

20.3.2
Pharmakotherapie bei komorbiden Angststörungen mit Depression

Für die unterschiedlichen Angststörungen konnten in den letzten Jahren differenzierte pharmakologische wie psychotherapeutische Behandlungsansätze entwickelt werden (Kasper u. Möller 1995). Es ist jedoch bemerkenswert, daß trotz der hohen Komorbiditätsziffern von Angststörungen und Depression in den therapeutischen Empfehlungen für die einzelnen Angststörung dieser Thematik fast keine Aufmerksamkeit gewidmet wurde.

Dies könnte dadurch erklärt werden, daß sich die Therapieentwicklung für die Angststörungen allgemein noch in einem vergleichsweise frühen Stadium befindet.

Boerner u. Möller (1996) reflektieren für die Panikstörung mit und ohne Agoraphobie die Thematik der Komorbidität und betonen die Notwendigkeit eines Stufentherapiekonzeptes, bei dem für Patienten mit ausgeprägter Komorbidität gezielte therapeutische Empfehlungen formuliert werden.

Bei der Entwicklung von Therapiekonzepten für diese komorbide Störungsgruppe ist der Pharmakotherapie schon deswegen ein besonderer Stellenwert zuzumessen, da aufgrund klinischer Erfahrung Patienten mit diesem Störungsgrad kaum in der Lage sind, ausschließlich psychotherapeutische Behandlungskonzepte etwa aus dem Bereich der Verhaltenstherapie, die sich

Tabelle 3. Wirksamkeit von Psychopharmaka bei Angststörungen und Depression

Substanzklasse	Substanzen	Major Depression	Panikstörung	Generalisierte Angststörung	Soziale Phobie
SSRI	Paroxetin	+++	+++	–	+
	Fluvoxamin	+++	++	–	–
	Citalopram	+++	+	–	–
TCA	Imipramin	+++	+++	+++	–
	Clomipramin	+++	++	–	–
	Doxepin	+++	+	+++	–
MAO-Hemmer	Moclobemid	+++	–	–	+++
	Phenelzine	+++	++	–	++
Benzodiazepine	Alpazolam	++	+++	+++	++
	Diazepam	++	+	++	++
Andere Substanzen	Buspirone	++	+	+++	–
	Fluspirilen	–	–	++	–

+++ Wirksamkeitsnachweis durch zahlreiche placebokontrollierte oder pharmakologische Vergleichsstudien, besonders empfohlen für die Therapie der jeweiligen Störung
++ Wirkungsnachweis durch wenige placebokontrollierte oder pharmakologische Vergleichsstudien, im Vergleich zu Standardsubstanzen in der Wirksamkeit deutlich weniger belegt oder vom Autor nur bedingt empfohlen
+ Nur vereinzelte Wirksamkeitsnachweise (Kasuistiken, Phase II-Prüfungen).

bei der Panikstörung mit und ohne Agoraphobie bewährt hat (Margraf u. Schneider 1993a; Margraf et al. 1993b), umzusetzen.

Für die Entwicklung von Therapiekonzepten bei komorbiden Angststörungen könnten Pharmaka interessant sein, die sowohl bei der jeweiligen Angststörung wie bei der Depression in ihrer Wirksamkeit belegt sind.

Daher soll in einem vergleichenden Überblick für die Panikstörung mit und ohne Agoraphobie, die generalisierte Angststörung sowie für die soziale Phobie dargestellt werden, wie die Pharmaka für die jeweilige Angststörung und Depression in ihrer Wirksamkeit belegt sind. Einen Überblick gibt hierzu Tabelle 3.

20.3.2.1
Panikstörung mit und ohne Agoraphobie und Depression

Für die Panikstörung mit und ohne Agoraphobie konnten auf der Grundlage empirischer Therapiestudien differenzierte pharmakologische sowie psychotherapeutische Behandlungsempfehlungen formuliert werden (Asnis u. van Praag 1995; Ballenger 1990; Wolfe u. Maser 1994; Boerner et al. 1997).

Für psychotherapeutische Verfahren konnte vor allem für Methoden der Verhaltenstherapie (VT) die Wirksamkeit in Kurz- und Langzeitstudien belegt werden (Margraf et al. 1993a, b).

Für die Pharmakotherapie liegen Wirksamkeitsnachweise vor allem für die

TZA Imipramin und Clomipramin, für die SSRI Paroxetin und Fluvoxamin sowie für das Benzodiazepin Alprazolam vor (Boerner u. Möller 1996).

Da bisher keine ausreichenden Studien vorliegen, die gezielt die Wirksamkeit dieser Substanzen bei komorbider Panikstörung mit Depression (Major-Depression) untersuchten, können nur aus der vergleichenden Wirksamkeitsprüfung der Pharmaka für die Panikstörung und Depression mögliche Indikationshinweise für die komorbide Störungsgruppe abgeleitet werden.

Für *Paroxetin* fassen Boerner u. Möller (1997a) die hierzu vorliegenden Studien (De Beurs et al. 1995; Burnham et al. 1995; Dunbar et al. 1991; Dunbar 1995; Oehrberg et al, 1995; Westenberg, 1994, Lecrubier, 1994; Lecrubier et al, 1995a, Lecrubier et al. 1995b) sowie Metananalysen (Boyer 1994; 1995) zusammen.

Danach kann Paroxetin in der Akuttherapie hinsichtlich der Wirksamkeit als deutlich placeboüberlegen, im Vergleich zu Clomipramin als ähnlich gut wirksam gelten, jedoch mit einer Tendenz zu einer geringeren Nebenwirkungsrate. Paroxetin ist in einzelnen Ländern offiziell für die Therapie der Panikstörung zugelassen.

Paroxetin gilt mittlerweile in der Behandlung depressiver Störungen aufgrund der vorliegenden internationalen Studien sowie klinischen Erfahrung als Standardtherapie, wobei im Vergleich zu den TZA die geringere Nebenwirkungsrate belegt ist (Montgomery 1995).

Auch für *Fluvoxamin* liegen zahlreiche Wirksamkeitsbelege für die Paniktherapie vor (Den Boer u. Westenberg 1987; Den Boer u. Westenberg 1988; Hoehn-Saric et al. 1993; Hoehn-Saric et al. 1994; Woods et al. 1994). Boerner u. Möller (1997a) sehen in ihrer Zusammenfassung und Bewertung dieser Studien Fluvoxamin als wirksam in der Therapie der unkomplizierten Panikstörung an, betonen aber, daß im Vergleich zu Paroxetin weniger, insbesondere weniger publizierte, Studien vorliegen.

Da die Wirksamkeit dieser Substanz bei depressiven Störungen als belegt angesehen werden kann (überwiegend wurden Vergleichsstudien mit Imipramin durchgeführt) stellt Fluvoxamin eine Alternative zu Paroxetin in der Therapie der Depression dar, Hinweise zur differentiellen Indikation im Vergleich zu Paroxetin gibt es nicht (Montgomery 1995). Damit stellt auch Fluvoxamin eine Therapiemöglicheit bei komorbider Panikstörung dar.

Für *Fluoxetin* liegen für die Panikstörung nur wenige Wirksamkeitsnachweise vor (Gorman et al. 1987; Schneider et al. 1990; Tiffon et al. 1994), so daß diese Substanz – auch wenn die Wirksamkeit bei der depressiven Störung als belegt gelten kann (Montgomery 1995) – nicht als erste Wahl bei der komorbiden Panikstörung angesehen werden kann.

Für den hoch selektiven SSRI C *italopram* liegen erste Wirksamkeitsnachweise für die Panikstörung in Pilotstudien bzw. Case-reports vor (Lepola et al. 1994a, b). Für die Behandlung depressiver Störungen erwies sich Citalopram im Vergleich zu TZA und SSRI als ähnlich effektiv (Montgomery u. Djärv 1996).

Bei den TZA kann *Imipramin* als klassischer Therapieansatz für die Panikstörung gewertet werden, seit Klein (1964) auf die differentielle Wirksamkeit von Imipramin bei Panikattacken im Vergleich zu generalisierter Angst hinwies.

Zu Imipramin liegen die verhältnismäßig meisten Studien vor, die dessen Wirksamkeit sowohl gegenüber Placebo oder Vergleichsubstanzen belegen (Asnis u. van Praag 1995; Wolfe u. Maser 1994). In der Therapie der Depression kann Imipramin als klassische belegte Therapiesubstanz angesehen werden (Burke u. Preskorn 1995).

Clomipramin stellt die aufgrund der Zahl von Studien nach Imipramin die zweitbest untersuchte Substanz unter den TZA dar (Cassano 1988; Cassano et al. 1988; Glogen et al. 1989; Fahry et al. 1992; Hoffart et al. 1993). Gentil et al. (1993) konnten in ihrer Vergleichsstudie zu Imipramin sogar eine bessere Wirksamkeit für Clomipramin belegen.

Für die Therapie depressiver Störungen bestehen ebenfalls gute Wirksamkeitsnachweise (Burke u. Preskorn 1995), so daß Clomipramin als mögliche Alternative zu Imipramin angesehen werden kann, ohne daß sich Hinweise für eine differentielle Therapieindikation im Vergleich zu Imipramin bei der komorbiden Panikstörung ergeben.

Für *Doxepin* liegen für die Panikstörung nur vereinzelte Wirksamkeitsnachweise vor, so daß diese Substanz trotz ihrer erwiesenen Wirksamkeit bei der Depression (Burke u. Preskorn 1995) nicht als die Therapie der ersten Wahl bei der Panikstörung und auch der komorbiden Panikstörung betrachtet werden kann (Boerner u. Möller 1996).

Bei den MAO-Hemmern existieren für *Phenelzine,* das nur in den USA in der Therapie zugelassen und im deutschsprachigen Raum nicht verfügbar ist, wenige methodisch zum Teil unbefriedigende Studien, die nach Liebowitz (1990) nur eine Indikation für die sogenannte therapieresistente Panikstörung rechtfertigen. Obwohl für die Therapie der Depression in einer Metaanalyse kontrollierter Studien die vergleichbare Effektivität zu TZA nachgewiesen werden konnte (Janicak et al. 1993), sind klassische MAO-Hemmer somit in der Therapie der kombinierten Panikstörung wenig empfehlenswert.

Für den reversiblen MAO-Hemmer *Moclobemid* konnten trotz der erwiesenen Wirksamkeit bei depressiven Störungen (Berwish 1989) für die Panikstörung keine überzeugenden Wirksamkeitsnachweise erbracht werden (Benkert u. Hautzinger 1995).

Bei der Gruppe der Benzodiazepine liegen besonders gute Wirksamkeitsbelege für *Alprazolam* vor (CNCP-Studie 1992; Charney u. Woods 1989; Asnis u. van Praag 1995). Alprazolam zeigte sich in der NIMH-Studie (1992) zu Imipramin vergleichbar gut wirksam, mit jedoch deutlich früherem Wirkungseintritt und geringerer Nebenwirkungs- und Dropout-Rate. Auch *Diazepam* zeigte sich in einer Kurzzeitstudie über 8 Wochen im Vergleich zu Alprazolam vergleichbar gut wirksam mit einer 60%igen Besserungsrate beider Benzodiazepine im Vergleich zu 30% unter Placebo (Noyes et al. 1996).

Für *Clonazepan* existiert eine Studie von Tesar et al (1991), die eine ähnlich gute Wirksamkeit zu Alprazolam belegte.

Unter allen Benzodiazepinen kann derzeit Alprazolam als die Therapie der ersten Wahl für die Panikstöurng angesehen werden, diese Substanz ist auch in einigen Ländern in der Indikation dieser Störung zugelassen (Boerner u. Möller 1996).

Laakmann et al. (1986) zeigten in ihrer ambulanten Studie, daß bei leicht und mittelschwer depressiven Patienten unter Lorazepam und Alprazolam ähnlich gute Therapieeffekte im Vergleich zu Amitriptylin erzielt wurden. Lediglich bei schwer depressiven Patienten ergab sich trotz nachgewiesener Besserung ein signifikanter Vorteil zugunsten von Amitriptylin.

Somit kann die Wirksamkeit von Benzodiazepinen zumindest bei leicht und mittelschwer depressiven Störungen im Vergleich zu Trizyklika als belegt gelten.

Alprazolam kann unter dem Gesichtspunkt der Komorbidität mit Depression somit als mögliche Therapiealternative angesehen werden.

Für *Buspiron* liegt eine kontrollierte Studie vor (Cottraux et al. 1995), die die Wirksamkeit in Kombination mit kognitiver Verhaltenstherapie im Vergleich zu Placebo untersuchte. Hierbei zeigte sich, daß unter Buspiron Symptome der generalisierten Angst sowie Agoraphobie und Depression abnahmen.

Da die Wirksamkeit bei depressiven Störungen nur bedingt nachgewiesen ist (Fabre 1990; Rickels et al. 1991), stellt Buspiron somit bei komorbider Panikstörung derzeit keinen begründeten Therapieansatz dar.

Faßt man die Wirksamkeitsnachweise für die unterschiedlichen Pharmaka zusammen, so zeigt sich, daß die Pharmaka, die in der Therapie der Panikstörung in ihrer Wirksamkeit besonders gut belegt sind (Paroxetin, Fluvoxamin; Imipramin, Clomipramin; Alprazolam), auch in der Therapie depressiver Störungen belegt sind.

Aufgrund dieser Befundkonstellation könnte somit für die Therapie der Panikstörung mit depressiver Störung angenommen werden, daß die Pharmaka indiziert sind.

In ihren Therapieempfehlungen formulieren Boerner u. Möller (1996) ein Stufentherapiekonzept. Hierbei wird für Patienten mit ausgeprägter komorbider Panikstörung eine Pharmakotherapie mit einer wirksamen Substanz für obligatorisch angesehen, während im Vergleich zu Patienten mit gering ausgeprägter komorbider Symptomatik unterhalb der Schwelle einer psychiatrischen Störung eine Alternative von Pharmakotherapie oder VT für möglich gehalten wird.

Isolierte angewendete psychotherapeutische Verfahren (VT) dürften entsprechend klinischer Erfahrung bei ausgeprägt komorbiden Panikpatienten eine Überforderung darstellen und sollten daher im Rahmen eines integrativen Therapiekonzeptes bei dieser Störungsgruppe zu einem späteren Zeitpunkt (sequentielles Vorgehen) eingesetzt werden.

Bisher liegen nur wenige Studien vor, die die möglichen therapeutischen Ansätze bei komorbiden Panikpatienten untersuchen.

Keller et al. (1993) konnten in ihrer prospektiven placebokontrollierten Studie von Panikpatienten mit milder und mäßiger depressiver Symptomatik nachweisen, daß Alprazolam und Imipramin in gleicher Weise depressive und phobische Angstsymptome besserte, jedoch werde nur eine mäßige Besserung der Anzahl von Panikattacken erreicht.

DeMartinis et al. (1996) wiesen in einer offenen Studie für Nefazodone eine signifikante Besserung der Anzahl von Panikattacken in 8 Wochen nach, wobei 5 von 8 Patienten mit komorbider Major-Depression als Responder eingestuft wurden, sowie 3 von 5 Patienten mit zusätzlicher generalisierter Angststörung.

Diese Studien belegen zumindest teilweise die Hypothese, daß in der Therapie einer Panikstörung mit komorbider Depression unter Umständen schon durch eine Substanz, die bei beiden Störungen als gleich wirksam belegt ist, eine Symptombesserung erreicht werden kann. Vermutlich ist jedoch die Therapie-Response bei komorbider Panikstörung unter einer Monopharmakotherapie deutlich reduziert.

So wiesen schon Noyes et al. (1990) in ihrer naturalistischen Follow-Up-Studie (3 Jahre) darauf hin, daß Panikpatienten mit ausgeprägtem Vermeidungsverhalten und Komorbidität (Major-Depression oder Persönlichkeitsstörungen) deutlich höhere Symptomausprägungen und eine geringere psychosoziale Anpassung als Kontrollpatienten aufwiesen. Somit kann das Auftreten einer Depression als ungünstiger Prädiktor des Verlaufs sowie des Ansprechens auf Standardtherapie angenommen werden.

Albus u. Scheibe (1993) untersuchten in ihrer Studie die Therapie-Response von 39 Panikpatienten mit und ohne Depression, die initial entweder mit Imipramin oder Doxepin behandelt wurden. Diese Patienten erhielten danach eine Psychotherapie über 8 Monate. Im 2-Jahres-Follow-Up waren 75 % der Panikpatienten ohne initiale Depression frei von Panikattacken im Vergleich von nur 35 % der Patienten mit komorbider Depression.

Daß die Therapie-Response bei komorbider Störung auch für die VT vermindert ist, zeigt die Follow-Up-Untersuchung von Brown et al. (1995).

Somit ist fraglich, ob bei allen Patienten mit diesem Störungstyp – entsprechend dem Therapieschema von Boerner u. Möller (1996) – eine Pharmakotherapie mit einer Substanz einen ausreichenden Therapieeffekt erzielt.

Die Therapie-Response oder zumindest der Wirkungseintritt der Therapie bei dieser Störungsgruppe könnte durch eine initiale Augmentation eines SSRI oder TZA mit Alprazolam verbessert werden.

Darüberhinaus stellt die Kombination mit verhaltenstherapeutischen Verfahren zumindest zu einem späteren Zeitpunkt, eine Möglichkeit dar, eine bessere Therapie-Response zu erzielen. Dafür spricht, daß die meisten Studien und Therapieempfehlungen zur Kombination von Pharmakotherapie und VT bei der Panikstörung additive Effekte, die sich auch auf Depressivität und ängstliche Zusatzsymptomatik, beziehen, belegen oder vermuten (Boerner u. Möller 1997b).

Da schon eine isolierte Panikstörung auch nach erfolgreicheer Akuttherapie in einer nennenswerten Prozentsatz einen chronischen Verlauf nimmt (so 20 % in der Alprazolam-Follow-Up-Studie von Katschnig et al. 1994), dürfte sich bei der komorbider Panikstörung die Wahrscheinlichkeit eines ungünstigen und therapieresistenten Verlaufes erhöhen, so daß eine langfristige Pharmakotherapie und Psychotherapie notwendig sein könnte (Boerner u. Möller 1997c).

20.3.2.2
Generalisierte Angststörung (GAD) und Depression

Für die *SSRI Paroxetin, Fluvoxamin und Citalopram* liegen für die GAD keine Wirksamkeitsnachweise vor, so daß diese Substanzen bei der Therapie der komorbiden GAD nicht in Betracht kommen.

Bei den *TZA* wurde *Imipramin* am besten untersucht (Volz et al. 1994), so in den Studien von Rickels et al. (1993) und Hoehn-Saric et al. (1988). In der Studie von Rickels et al. (1993) zeigte sich bei Studienende lediglich für Imipramin, nicht aber für Trazodon und Diazepam ein signifikanter Therapieeffekt im Vergleich zu Placebo.

Da Imipramin auch in der Behandlung depressiver Störungen in der Wirksamkeit belegt ist (Burke u. Preskorn 1995), stellt Imipramin somit eine erste Therapiealternative bei komorbider GAD dar.

Für *Doxepin* liegen 5 placebokontrollierte Studien vor, die deren Wirksamkeit belegen (Bacal et al. 1969; Charalampous et al. 1974; Chaodrhry et al. 1970; Fielding et al. 1969; Kasich 1969). Greenblatt u. Shader (1974) fanden in 17 von 18 Studien keinen Wirksamkeitsunterschied zwischen Doxepin und einem Benzodiazepin.

Pinder et al. (1977) analysierten 14 Studien. In 11 Studien konnte Doxepin im Vergleich zu Chlordiazepoxid bzw. Diazepam als vergleichbar gut wirksam belegt werden.

Da die Wirksamkeit für Doxepin auch bei depressiven Störungen gut belegt ist, stellt Doxepin somit eine weitere Therapiemöglichkeit bei GAD mit komorbider Depression dar.

Den größten Anteil von Studien zur Pharmakotherapie einer umkomplizierten GAD wurden mit Benzodiazepinen durchgeführt (Schweizer et al. 1995; Volz et al. 1994).

Die meisten Studien liegen für *Diazepam* (Rickels et al. 1992; Rickels et al. 1993), *Alprazolam* (Hoehn-Saric 1988) bzw. *Lorazepam* (Übersicht Volz et al. 1994) vor.

Da diese Substanzen auch in der Therapie depressiver Störungen in der Wirksamkeit belegt sind (Laakmann et al. 1986), können solche Substanzen auch bei komorbider GAD indiziert sein.

Schweizer et al (1995) weisen darauf hin, daß aufgrund des häufig chronischen Verlaufs dieser Angststörung eine längerfristige Therapie oder Langzeittherapie auch mit Benzodiazepinen begründet ist, wobei die Risiken von Abhängigkeit und Gewöhnung gegenüber der Effektivität dieses Therapieeinsatzes abgewogen werden müssen (Woods et al. 1992).

Hinsichtlich dieser Problematik stellt *Buspiron* eine besonders interessante Therapiealternative dar. Buspiron kann neben den Benzodiazepinen als die best untersuchte Substanz bei der GAD gelten. Es liegen zahlreiche placebo-kontrollierten Studien vor, die zumeist Benzodiazepine als Vergleichssubstanz untersuchten (Cohn et al. 1986; Cohn u. Wilcox 1986; Enkelmann 1991; Fabre1987; Feighner et al. 1982; Jacobson et al. 1985; Pecknold et al. 1989; Rickels et al. 1982; Ross u. Matas 1987; Starand et al. 1990).

Buspiron stellt aufgrund der fehlenden Risiken von Gewöhnung und Abhängigkeit bei gleich guter Wirksamkeit auch in der Langzeittherapie dieser Störung eine wichtige Therapiealternative zu Benzodiazepinen dar, wobei durch Rickels u. Schweizer (1990) auch die langfristige Effektivität dieses Therapieansatzes belegt werden konnte.

Buspiron ist in der Therapie der depressiven Störung nur durch wenige Studien in der Wirksamkeit belegt (Fabre 1990; Rickels et al. 1991, Schweizer et al. 1994).

Die Metaanalyse placebokontrollierter Studien von Gammans et al. (1992) zeigte aber, daß GAD-Patienten mit mäßig ausgeprägter depressiver Symptomatik gleich effektiv wie reine GAD-Patienten behandelt werden können.

Sramek et al. (1996) konnten in ihrer placebokontrollierten Kurzzeitstudie nachweisen, daß Buspiron auch bei GAD-Patienten mit zusätzlicher sogenannter milder depressiver Symptomatik effektiv war.

Boerner (1996) wies in seiner Kasuistik ebenfalls auf die Wirksamkeit von Buspiron bei komorbider GAD mit Alkoholmißbrauch und Agoraphobie hin.

Somit zeigt sich, daß Buspiron auch bei zusätzlicher depressiver Symptomatik wirksam sein könnte. Da Buspiron in der Therapie der Depression jedoch nicht ausreichend belegt, ist der Stellenwert bei komorbider GAD mit depressiver Störung derzeit noch nicht abschätzbar.

Neuroleptika vom Typ Fluspirilen werden ebenfalls für die Therapie der GAD empfohlen (Wurthmann et al. 1995). Die meisten Studien wurden jedoch mit Patienten, die eine sogenannte Angstneurose nach ICD-9 aufweisen, durchgeführt, so daß nicht geklärt werden kann, ob es sich tatsächlich um GAD-spezifische Effekte handelt. Die bedeutsamen Risiken von Früh- und Spätdyskinesien müssen insbesondere bei längerer Therapie mit dieser Substanz kritisch gegenüber möglichen Therapieeffekten abgewogen werden. Da Neuroleptika vom Typ Fluspirilen bei der Therapie der depressiven Störung nicht belegt sind, dürfte diese Substanz bei komorbider GAD ohne Bedeutung sein.

Zusammenfassend ergibt sich somit für die Therapie der GAD mit Depression, daß insbesondere für Imipramin und Doxepin, für unterschiedliche Benzodiazepine, in geringerem Maße für Buspiron mögliche Indikationen bestehen.

Da Studien fehlen, die gezielt die Therapieeffekte für die GAD mit zusätzlicher Depression untersuchen, können Therapievorschläge nur aufgrund der vergleichenden Therapieeffekte bei GAD und/oder Depression formuliert werden.

Inwieweit bei komorbider GAD eine medikamentöse Augmentation mit zwei Substanzen schnellere und effektivere Resultate ermöglicht, muß offen bleiben, kann jedoch im Einzelfall erwogen werden.

Eine Kombination mit psychotherapeutischem Verfahren (VT, Psychoanalyse, Gesprächstherapie) ist hinsichtlich möglicher additiver Effekte durch Studien nicht ausreichend belegt. Auch hier entspricht es jedoch einer weit verbreiteten klinischen Praxis, daß insbesondere bei langfristiger Therapie Kombinationen aus Pharmakotherapie und psychotherapeutischen Ansätzen mit Erfolg eingesetzt werden können (Boerner u. Möller 1997d).

20.3.2.3
Pharmakotherapie der sozialen Phobie und Depression

Die soziale Phobie ist innerhalb der Angststörungen in der Grundlagen- und Therapieforschung bis vor kurzem deutlich vernachlässigt worden, dies galt insbesondere auch für die Entwicklung pharmakotherapeutischer Ansätze.

Boerner u. Möller (1997) fassen den bisherigen Forschungsstand für die verschiedenen Pharmaka zusammen.

Für die Gruppe der *SSRI* liegen bisher zum Teil nicht veröffentlichte Ergebnisse aus offenen Studien vor, so für *Fluoxetin* (Schneier et al. 1992; Sternbach 1990; van Ameringen et al. 1993).

Als die am besten untersuchte Substanz kann derzeit *Moclobemid* gelten, das in mehreren internationalen Studien in seiner Wirksamkeit gegenüber Placebo sowohl in der kurz- wie längerfristigen Therapie belegt werden konnte (Nutt u. Montgomery 1996; Versiani et al. 1992; Versiani et al. 1996).

Aufgrund der hohen Zahl der untersuchten Patienten sowie der Güte der Wirksamkeitsnachweise kann Moclobemid derzeit als die Pharmakotherapie der ersten Wahl eingestuft werden (Boerner u. Möller 1997b).

Auch der klassische *MAO-Hemmer Phenelzine* erwies sich in placebokontrollierten Studien sowie Vergleichsstudien zu Atenolol oder Imipramin als wirksam (Liebowitz et al. 1984; Liebowitz et al. 1986, Liebowitz 1992).

Da diese Substanz in bestimmten Ländern nicht in der Behandlung zugelassen ist, andererseits aufgrund der notwendigen diätetischen Einschränkungen Compliance-Beeinträchtigungen zu erwarten sind, ist Moclobemid bei Wahl eines MAO-Hemmers Phenelzine vorzuziehen.

Für die *Benzodiazepine* konnte die Wirksamkeit in Kurzzeittherapien nachgewiesen werden, so für *Alprazolam* (Reich u. Jates 1988) oder für *Clonazepam* (Reiter et al. 1990).

Aufgrund der geringen Zahl placebokontrollierter und Vergleichsstudien zu anderen Pharmaka wie auch der hohen Rückfallraten nach Absetzen sind Benzodiazepine derzeit nicht als die Therapie der ersten Wahl bei der sozialen Phobie anzusehen, sondern vor allem bei isolierten sozialen Ängsten indiziert.

Für *TZA* fehlen begründete Nachweise ihrer Wirksamkeit.

Für *Buspiron* liegen bisher wenige Wirksamkeitsnachweise vor (Munjack et al. 1991; Schneier et al. 1994).

Vergleicht man die Wirksamkeit der genannten Substanzen bei depressiven Störungen und sozialer Phobie, so ist vor allem für die MAO-Hemmer Moclobemid und Phenelzine eine gute Wirksamkeit bei beiden Störungen nachgewiesen.

Somit erscheint es begründet, auch Patienten mit komorbider sozialer Phobie zuerst mit Moclobemid zu behandeln.

Inwieweit sogenannte medikamentöse Augmentationsstrategien, etwa eine Kombination mit Benzodiazepinen, zu einer schnelleren Symptombesserung oder effektiveren Therapieergebnissen bei dieser komorbiden Störungsgruppe führen, muß abgewartet werden, könnte jedoch im Einzelfall überlegt werden, insbesondere bei der Therapie-Non-Response (Boerner u. Möller 1997c).

Ob die Kombination von medikamentöser Therapie und psychotherapeutischen Verfahren, insbesondere der VT, bei komorbiden sozialphobischen Störungen erfolgversprechend ist, läßt sich derzeit aufgrund wissenschaftlicher Daten nicht eindeutig begründen, da die bisher vorliegenden Studien zur Kombination aufgrund einer Reihe von methodischen und inhaltlichen Einschränkungen hierzu keine eindeutige Aussage zulassen (Boerner u. Möller 1997c).

Es ist jedoch unter den Gesichtspunkten klinischer Erfahrung denkbar, daß – ähnlich wie bei der Panikstörung mit und ohne Agoraphobie – ein sequentielles therapeutisches Vorgehen mit initialer Pharmakotherapie und anschließender VT bei dieser schwerer gestörten Patientengruppe nützlich sein könnte.

20.4
Die Bedeutung der klinischen Therapie für das Komorbiditätskonzept

Betrachtet man im Überblick die Effektivität der verschiedenen Pharmaka bei den depressiven Störungen und den einzelnen Angststörungen, so gibt es begründete Hinweise, daß für die verschiedenen komorbiden Angststörungen differenzierte und sogar alternative pharmakologische Behandlungsstrategien möglich erscheinen, die zuvor erläutert wurden. Eine Zusammenstellung der Wirksamkeit besonders gut belegten Substanzen findet man in Tabelle 4.

Tabelle 4. Pharmakotherapie bei komorbider Angststörung mit Depression: Empfehlungen auf der Basis der gemeinsamen Wirksamkeit bei Angststörung und Depression

Störung	Substanzklassen			
	SSRI	TZA	Benzo-diazepine	Andere Substanzen
Panikstörung und/oder Agoraphobie	Paroxetin, Fluvoxamin	Imipramin* Clomipramin	Alprazolam	–
Generalisierte Angststörung		Imipramin* Doxepin*	Alprazolam Diazepam	Buspiron
Soziale Phobie				Moclobemid* Phenelzine*

* Diese Substanzen sind besonders bei schwerer depressiver Störung indiziert

Pharmaka, die bei den jeweiligen Angststörung in ihrer Wirksamkeit besonders gut belegt sind, zeigten sich in der Regel auch in der Therapie depressiver Störungen als wirksam.

Dies betraf verschiedene SSRI, TZA, klassische und neuere MAO-Hemmer, Benzodiazepine und andere Substanzen gleichermaßen.

Ein weiteres wichtiges Resultat ist, daß sich stärkere Unterschiede der Wirksamkeit für die einzelnen Angststörungen untereinander nachweisen ließen als zwischen Angststörungen und depressiver Störung.

Da die Ergebnisse epidemiologischer Studien belegen, daß Angststörungen in einem hohen Prozentsatz den depressiven Störungen vorausgehen, ist es gerechtfertigt, eine differenzierte Klassifikation von Angststörungen beizubehalten und nicht dem von Hudson u. Pope (1990) vorgeschlagenen Einheitskonzept der sogenannten affektiven Spektrumstörung zu folgen. Auch das Konzept von der atypischen Depression (Paykel et al. 1983) ist nicht geeignet, das differenzierte nosologische, theoretische und klinische Konzept der Angststörungen und depressiven Störungen zu ersetzen.

Andererseits lassen sich aus der vergleichbar guten Wirksamkeit von Pharmaka unterschiedlichen Profils bei Angststörungen und Depression Hypothesen auf möglicherweise gemeinsam zugrundeliegende neurobiologische Defizite ableiten, wobei jedoch erklärt werden müßte, wieso bei den einzelnen Angststörungen unterschiedliche, zum Teil gegensätzliche pharmakologische Strategien wirksam sind (Westenberg et al. 1996).

Für gemeinsame neurobiologische Grundlagen von Angststörungen und Depression sprechen auch genetische Befunde (Kendler et al. 1992).

Sicher muß hierbei berücksichtigt werden, daß sich aus der vergleichbaren oder ähnlichen Wirksamkeit von Pharmaka unterschiedlichen Profils nur Hypothesen auf möglicherweise zugrundeliegende gemeinsame neurobiologische und ätiopathogenetisch relevante Prozesse bei den Angststörungen ableiten lassen (Hudson u. Pope 1990).

Dennoch läßt die häufige Komorbidität von Angststörungen und depressiven Störungen die Frage aufkommen, ob – abgesehen von der Gruppe der Patienten, deren Depression Folge einer unzureichenden oder zu späten Diagnostik und Therapie (sekundäre Depression) ist – sich zumindestens bei einem Teil dieser Patienten tatsächlich gemeinsame biologisch determinierte Krankheitsverläufe beobachten lassen, die gemeinsame theoretisch-diagnostische Konzepte nahelegen.

In dem Modell von Tyrer (1985; 1989; 1994) wird im Sinne einer Kontinuumshypothese Angst und Depression als symptomatische End- oder Eckpunkte eines Kontinuums aufgefaßt, wobei sich die vorgeschlagenen Behandlungsstrategien nicht nur nach der symptomatischen Ausprägung, sondern auch nach der Dauer der Störung richten (Abb. 4).

Das von den Autoren vorgeschlagene Therapiekonzept ist in Anbetracht der Vielfalt der oben pharmakologischen belegten Therapiealternativen jedoch vereinfacht und berücksichtigt nicht die mittlerweile vorliegenden differenzierten Therapieschemata der einzelnen Angststörungen.

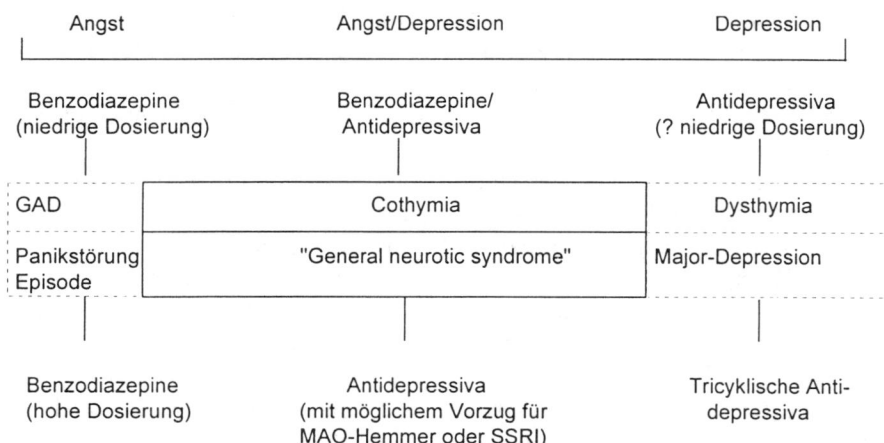

Abb. 4. Modell für Diagnostik und Therapie von Angst und Depression. (Nach Tyrer u. Tyrer 1994)

Der Vorschlag der Autoren, bei längerer Störungsdauer (mehr als 1 Monat) grundsätzlich mit Antidepressiva zu behandeln, bei kürzerer Dauer mit Anxiolytika, erscheint unter dem Aspekt der Differenziertheit von Angststörungen und ihrer Therapie zu pauschal und nicht begründet. Bei der Therapie der Panikstörung schlagen die Autoren beispielsweise Benzodiazepine in hoher Dosierung vor, obwohl es alternative Behandlungsstrategien wie TZA oder SSRI gibt. Bei der GAD werden lediglich Benzodiazepine vorgeschlagen, nicht berücksichtigt werden Substanzen wie Buspiron, Imipramin und Doxepin.

Es ist auch problematisch, für die Therapie depressiver Störungen lediglich Antidepressiva oder TZA, nicht aber SSRI oder andere Substanzen zu diskutieren.

Wir sind daher der Auffassung, daß die von uns gewählte empirische Vorgehensweise, aufgrund der Prüfung der Wirksamkeit der Pharmakotherapie bei den einzelnen Angststörungen und Depressionen hieraus Behandlungsvorschläge abzuleiten, vermutlich zu weitaus differenzierteren und erfolgversprechenderen Therapiekonzepten führen könnte.

Bei der Behandlung komorbider Angststörungen sollten entsprechend der jeweils zugrundeliegenden Angststörung, die jeweils gut belegten pharmakologischen Therapieansätze vorrangig gewählt werden.

Ein großes Defizit der Forschung besteht darin, daß bei komorbiden Angststörungen entsprechend der operationalisierten Diagnosekriterien keine Therapiestudien existieren, die die Wirksamkeit von therapeutischen Ansätzen belegen, so daß diese Therapieempfehlungen derzeit nur aus den genannten Übereinstimmungen in der Effektivität bei beiden Störungsgruppen abgeleitet werden können.

Auch die Kombinationen von pharmakologischen und psychotherapeutischen Ansätzen bei komorbiden Angststörungen sollten in Zukunft stärker auf Wirksamkeit und Praktikabilität untersucht werden.

Insgesamt konnte aber gezeigt werden, daß bei der Gruppe komorbiden Angststörungen derzeit schon erfolgversprechende Therapiemöglichkeiten verfügbar sind, die entsprechend dem aktuellen Forschungs- und Wissensstand zielgerichteter in der klinischen Praxis eingesetzt werden sollten.

20.5
Literatur

Agras SW, Silvester D, Oliveau D (1969) The epidemiology of common fears and phobias. Comprehensive Psychiatry 10: 439–447

Albus M, Scheibe G (1993) Outcome of panic disorder with or without concomitant depression: a 2-year prospective follow-up study. Am J Psychiatry 150: 12: 1878–1880

Angst J, Dobler-Mikola A (1985) The Zurich study-V. Anxiety and phobia in young adults. Euro Arch Psychiatry Neurol Sci 234: 408–418

Asnis M, van Praag HM (1995) Panic disoder. Clinical, Biological and Treatment Aspects. The EinsteinPsychiatrySeriesWiley-Publication, New York, Chichester

Ballenger JC (1990) Clinical Aspects of Panic Disorder. Wiley-Liss, New York

Bacal B, Amarilho IP do, Zamijovski M, Lion MF (1969) Doxepin action on neurotic patients with cardiac symptomatology. Hospital 76: 1739–1748

Benkert O, Hautzinger M (1995) Mitteilung über die Ergebnisse einer Studie im Vergleich Moclobemid und VT der Panikstörung. AGPN-Kongress, Nürnberg

Berger PM (1991) Moclobemide in Panic Disorder. An Open finding Study. 5th World Congress of Biological Psychiatry, Florence

Berwish N, Amsterdam J (1989) An overview of investigational antidepressants. Psychosomatics 30: 1–17

Boerner RJ (1995a) Integrative Behandlungsstrategien bei Panikstörung mit Agoraphobie sowie depressiver Störung. Nervenarzt 66: 3: 212–217

Boerner RJ (1995b) Therapieresistente Panikstörung – Erfolg einer Kombination mit Imipramin, Moclobemid und VT. Psychiatrische Praxis 221: 30–33

Boerner RJ, Möller HJ (1996) Pharmakotherapie der Panikstörung und oder Agoraphobie – Leitlinien und klinische Anwendungsstrategien. Psychopharmakotherapie 3: 4: 168–178

Boerner RJ (1996) Buspiron in der Therapie der generalisierten Angststörung mit Alkoholmißbrauch und Agoraphobie. Nervenheilkunde 15: 454–458

Boerner RJ, Gülsdorff B, Margraf J, Osterheider M, Wittchen HU, Philipp M (1997) Die Panikstörung – Diagnose und Behandlung. Schattauer Verlag

Boerner RJ, Möller HJ (1997a) The Clinical Benefit of Serotonin Reuptake Inhibitors (SSRI) in the Treatment of Panic Disorders with and without Agoraphobia. International Journal of Psychiatry in Clinical Practice

Boerner RJ, Möller HJ (1997b) Pharmakotherapie der sozialen Phobie. akzeptiert in der Nervenheilkunde

Boerner RJ, Möller HJ (1997c) Therapie-Non-Response und Therapie-Resistenz bei Angststörungen: Definitionsmerkmale und Therapiemöglichkeiten. akzeptiert in der Nervenheilkunde

Boerner RJ, Möller HJ (1997d) Zum Stellenwert von Kombinationstherapien bei # Angststörungen. Akzeptiert in der Nervenheilkunde

Boyer W (1994) Serotonin uptake inhibitors are superior to imipramine in alleviating panic attacks. A meta-analysis. In: Darcourt G, Mendlewicz J, Racagni G, Brunello N (eds.). Current therapeutic approaches to panic and other anxiety disorders. Int Acad Biomed Drug Res, Karger, Basel 8: 55–60

Boyer W. Serotonin uptake inhibitors are superior to imipramine and alprazolam in alleviating panic attacks: a meta-analysis. I Clin Psychopharmacology 1995; 10: 45–49

Bronisch T, Hecht H (1990) Major depression with and without a coexisting anxiety disorder: social dysfunction, social integration, and personality features. J Affect Disord 20: 151–157

Brown TA, Antony MM, Barlow DH(1995) Diagnostic Comorbidity in Panic Disorder: Effect on Treatment Outcome and Course of Comorbid Diagnoses Following Treatment. Journal of Consulting and Clinical Psychology 63: 3: 408–418

Brown C, Schulberg HC, Madonia MJ, Shear MK, Houck PR (1996) Treatment Outcomes for Primary Care Patients With Major Depression and Lifetime Anxiety Disorders. Am J Psychiatry 153: 1293–1300

Burke MJ, Preskorn SH (1995) Short-Term Treatment of Mood Disorders with Standard Antidepressants. Psychopharmacology 1053–1065

Burnham DB, Steiner M, Gergel IP, Oakes R, Bailer DC, Wheadon DE (1995) Paroxetine long-term safety and efficacy in panic disorder and prevention of relapse: a double-blind study. Presented at the 34th Annual Meeting of the American College of Neuropsychopharmacology. San Juan, Puerto Rico; December

Cassano GB, Petracca A, Perugi G, Nisita C, Musetti L, Mengali F, McNair DM (1988) Clomipramine for panic disorder. I. The first 10 weeks of a long-term comparison with imipramine. J Affective Dis 14: 123–127

Charalampous KD, Freemesser GF, Smalling KF (1974)double-blind controlled study of loxapine succinate in the treatment of anxiety neuroses. J Clin Pharmacol 14: 464–469

Charney DS, Woods SW (1989) Benzodiazepine treatment of panic disorder: a comparison of alprazolam and lorazepam. J Clin Psychiatry 50: 418–423

Chaudhry MR, Ishaq M, Suelman M (1970) Double-blind study with sinequan (doxepin) vs diazepam vs placebo in psychoneurosis. J Pak Med Assoc 20: 315–319

Clayton P (1990) The comorbidity factor: establishing the primary diagnosis in patients with mixed symptoms of anxiety and depression. J Clin Psychiatry 51: 35–39

Cleary MA, Guy W (1975) Factor analysis of the Hamilton depression scale. Drugs Exp Clin Res 1: 115–120

Cohn JB, Bowden CL, Fisher JG, Rodos JJ (1986a) Double-blind comparison of buspirone and clorazepate in anxious outpatients. Am J Med 80: 10–16

Cohn JB, Wilcox C (1986b) Low-sedation potential of buspirone compared with alprazolam and lorazepam in the treatment of anxious patients: a double-blind study. J Clin Psychiatry 47: 409–412

Coryell W, Endicott J, Winokur G (1992) Anxiety syndromes as epiphenomena of primary major depression: outcome and familial psychopathology. Am J Psychiatry 149: 100–107

Cottraux J, Note ID, Cungi C et al. (1995) A controlled study of cognitive behaviour therapy with buspirone or placebo in panic disorder with agoraphobia. British J of Psychiatry 167: 635–641

Cross-National Collaborative Panic Study (1992) Drug Treatment of Panic Disorder. British J of Psychiatry 160: 191–202

de Beurs E, van Balkom AJ, Lange A, Koele P, van Dyck R (1995) Treatment of panic disorder with agoraphobia: comparison of fluvoxamine, placebo, and psychological panic management combined with exposure and of exposure in vivo alone. Am J Psychiatry 152: 683–691

DeMartinis NA, Schweizer E, Rickels K (1996) An Open-Label Trial of Nefazodone in High Comorbidity Panic Disorder. J Clin Psychiatry 57: 245–248

Den Boer JA, Westenberg HGM, Kamerbeek WDJ et al. (1987) Effect of serotonin uptake inhibitors in anxiety disorders: a double-blind comparison of clomipramine and fluvoxamine. Int Clin Psychopharmacol 2: 21–32

Den Boer JA, Westenberg HGM (1988) Effect of serotonin and noradrenaline uptake inhibitor in panic disorder: a double-blind comparative study with fluvoxamine and maprotiline. Int Clin Psychopharmacol 3: 59–74

Den Boer JA, Sitsen JM (1994) Handbook of Depression and Anxiety. A Biological Approach. Marcel Dekker, Inc. New York Basel Hong Kong

Dunbar GC, Cohn JB, Fabre LF et al. (1991) A comparison of paroxetine, imipramine and placebo in depressed out-patients. Br J Psychiatry 159: 394–398

Dunbar GC, Fuell DL (1992) The anti-anxiety and anti-agitation effects of paroxetine in depressed patients. Int Clin Psychopharmacol 6: 4: 81–90

Dunbar GC (1995) A double-blind placebo-controlled study of paroxetine and clomipramine in the treatment of panic disorder. Presented at the 148th Annual Meeting of the American Psychiatric Association, Miami, FL, May 23, 1995

Dunner DL, Dunbar GC (1993) Managing the patient with depression and anxiety. Eur Psychiatry 8: 1: 9–12

Enkelman R (1991) Alprazolam versus buspirone in the treatment of outpatients with generalized anxiety disorder. Psychopharmacology 105: 428–432

Fabre LF (1987) Double-blind comparison of buspirone with diazepam in anxious patients. Curr Therap Res 41: 751–759

Fabre LF (1990) Buspirone in the management of major depression: a placebo-controlled comparison. J Clin Psychiatry 51: 9: 55–61

Fahy TJ, O'Rourke D, Brophy J, Schazmann W, Sciascia S (1992) The Galway study of panic disorder: clomipramine and lofepramine in DSM III-R panic disorder: a placebo-controlled trial. J Affect Disord 25: 63–75

Feighner JP, Merideth CH, Hendrickson GA (1982) A double-blind comparison of buspirone and diazepam in outpatients with generalized anxiety disorder. J Clin Psychiatry 43: 103–107

Fielding JM, Mowbray RM, Davies B (1969) Trial of an anti-anxiety compound doxepin (Sinequan). Psychopharmacologia 15: 134–143

Gammans RE, Stringfellow JC, Hvizdos AJ et al. (1992) Use of buspirone in patients with generalized anxiety disorder and coexisting depressive symptoms: a meta-aalysis of eight randomized, controlled studies. Neuropsychobiology 25: 193–201

Gentil V, Lotufo-Neto F, Andrade L et al. (1993) Clomipramine, a better reference drug for panic/agoraphobia. I. Effectiveness comparison with imipramine. J Psychopharmacol 7: 316–324

Glogen S, Grunhaus L, Gladic D, O'Ryan F, Cozhen L, Codner S (1989) Panic attacks and agoraphobia: low dose clomipramine treatment. J Clin Psychopharmacol 9: 28–32

Gorman J, Liebowitz MR, Fyer AJ et al (1987) An open trial of fluoxetine in the treatment of panic attacks. J Clin Psychopharmacol; 7: 329–332

Greenblatt DJ, Shader RI (1974) Benzodiazepines in clinical practice. Raven Press, New York

Grunhaus L, Harel Y, Krugler T, Pande A, Haskett R (1988) Major depressive disorder and panic disorder. Clin Neuropharmacol 11: 454–461

Grunhaus L (1988) Clinical and psychobiological characteristics of simultaneous panic disorder and major depression. Am J Psychiatry 145: 1214–1221

Hamilton M (1967) Development of a rating scale for primary depressive illness. Br J Soc Clin Psychol 6: 278–296

Heimberg RE, Liebowitz MR, Hope DA, Schneier FS (1996) Social phobia. Diagnosis, assessment, and treatment. The Guildford Press, New York, London

Hoehn-Saric R, McLeod DR, Hipsley PA (1993) Effect of fluvoxamine on panic disorder. J Clin Psychopharmacol 13: 321–326

Hoehn-Saric R, Fawcett J, Munjack DJ, Roy-Byrne PP (1994) A multicentre, double-blind, placebo-controlled study of fluvoxamine in the treatment of panic disorder. Poster on the 19th Congress of Collegium Internationale Neuro-Psychopharmacologicum, Washington DC, Juni 1994

Hoffart A, Due-Madsen J, Lande B, Gude T, Bille H, Torgersen S (1993) Clomipramine in the treatment of agoraphobic inpatients resistant to behavioral therapy. J Clin Psychiatry 54: 481–487

Hudson JI, Pope HG (1990) Affective spectrum disorder: Does antidepressant response identify a family of disorders with a common pathophysiology? Am J Psychiatry 147: 552

Jacobson AF, Dominguez RA, Goldstein BJ, Steinbook RM (1985) Comparison of buspirone and diazepam in generalized anxiety disorder. Pharmacotherapy 5: 290–296

Janicak P, Davis J, Preskorn S, Ayd F (1993) Principles and practice of psychopharmacotherapy. Baltimore: Williams and Wilkens 223–240

Joyce PR, Paykel ES (1989) Predictors of drug response in depression. Arch Gen Psychiatry 46: 89–99

Kasich AM (1969) Clinical evaluation of doxepin and diazepam in patients with gastrointestinal disease and anxiety. Psychosomatics 10: 18–20

Kasper S, Möller HJ (1995) Angst- und Panikerkrankungen. Gustav Fischer Verlag, Jena, Stuttgart

Katschnig H, Amering M (1995) The Long-Term Course of Panic Disorder. Wolfe BE., Maser JD (eds) Treatment of Panic Disorder. A Consensus Development Conference. AP Press, Washington, 73–83.

Keller MB, Lavori PW, Goldenberg I et al. (1993) Influence of depression on the treatment of panic disorder with imipramine, alprazolam und placebo. J Affect Disord 28: 27–38

Kendler KS, Neale MC, Kessler RC, Heath AC, Eaves LJ (1992) Major depression and generalized anxiety disorder. Same genes, (partly) different environments? Arch Gen Psychiatry 49: 716–722

Kessler RC, McGonagle KH, Zhao S et al. (1994) Lifetime and 12-month prevalence of DSM-III-R psychiatric disorders in the United States. Arch Gen Psychiatry 51: 8–19

Klein DF (1964) Delineation of two drug-responsive anxiety syndromes. psychopharmacologia 5: 397

Klerman MD, Gerald L (1992) Treatment for Panic Disorder. J Clin Psychiatry 53: 3: 14–19

Laakmann G, Blaschke D, Hippius H, Messerer D (1986) Wirksamkeits- und Verträglichkeitsvergleich von Alprazolam und Amitriptylin bei der Behandlung von depressiven Patienten in der Praxis des niedergelassenen Allgemein- und Nervenarztes. In: Hippius H (Hrsg) Benzodiazepine – Rückblick und Ausblick. Springer. Berlin Heidelberg New York Tokyo, 139–147

Lecrubier Y (1994) A double-blind placebo controlled study of paroxetine and clomipramine in the treatment of panic disorder. Poster. Congres of the Association of European Psychiatrists (AEP), Kopenhagenh

Lecrubier Y, Bakker A, Judge R (1995a, accepted) Comparison of paroxetine, clomipramine and placbo in the treatment of panic disorder. ECNP

Lecrubier Y, Bakker A, Judge R (1995b, accepted) Long-term evaluation of paroxetine, clomipramine and placebo in panic. ECNP

Lepola UM, Koponen H, Leinonen E (1994) Citalopram in the treatment of social phobia: a report of three cases. Pharmacopsychiaty 27: 186–188

Lepola UM, Leinonen E, Turtonen J, Pentinen J (1994) The effect of citalopram in panic disorder and agoraphobia: a pilot study. Nord J Psychiatry 48: 13–17

Liebowitz MR, Quitkin FM, Stewart JW et al. (1984) Phenelzine vs. imipramine in atypical depression. Arch Gen Psychiatry 41: 669–677

Liebowitz MR, Fyer AJ, Gorman JM et al. (1986) Phenelzine in social phobia. J Clin Psychopharmacol 6: 93–98

Liebowitz MR (1990) Reversible and irreversible monoamine oxidase inhibitors in other psychiatric disorders. Acta Psychiatr Scand 82: 360: 29–34

Liebowitz MR, Schneier F, Campeas R et al. (1992) Phenelzine vs atenolol in social phobia. Arch Gen Psychiatry 49: 290–300

Margraf J, Schneider S (1993) Panik. 2. Auflage, Springer-Verlag Berlin, Heidelberg, New York

Margraf J, Barlow DH, Clark DM, Telch MJ (1993) Psychological Treatment of Panic. Work in Progress on Outcome Active Ingredients And Follow-Up. Behav Res Ther 31: 1: 1–8

Marks IM, Swinson RP, Basoglu M et al. (1993) Alpraxolam and exposure alone and combined in panic disorder with agoraphobia. A controlled study in London and Toronto. Br J Psychiatry 162: 776–787

Merikangas K, Angst J, Eaton W et al. (in press) Comorbidity and boundaries of affective disorders with anxiety disorders and substance abuse: Results of an international task force. Br J Psychiat

Montgomery SA (1989) The efficacy of fluoxetine as an antidepressant in the short and long term. Int Clin Psychopharmacol 4: 1: 113–119

Montgomery SA (1990) Which antidepressant? A review of older treatments. In: Montgomery SA (ed) Anxiety and Depression. Petersfield, Hampshire, United Kingdom: Wrightson Biomedical 31–34

Montgomery SA (1992) The advantages of paroxetine in different subgroups of depression. Int Clin Psychopharmacol 6: 4: 91–100

Montgomery SA (1995) Selective Serotonin Reuptake Inhibitors in the Acute Treatment of Depression. Psychopharmacology 1043–1051

Montgomery SA, Djärv L (1996) The antidepressant efficacy of citalopram. Int Clin Psychopharmacology 11: 1: 29–33

Munjack DJ, Bruns J, Baltazar PL et al. (1991) A pilot study of buspirone in the treatment of social phobia. J Anx Disord 5: 87–98

Noyes R, Reich J, Christiansen J, Suelzer M, Pfohl B, Coryell WA (1990) Outcome of Panic Disorder. Relationship to Diagnostic Subtypes and Comorbidity. Arch Gen Psychiatry 47: 809–818

Noyes R, Burrows GD, Reich JH et al. (1996) Diazepam versus Alprazolam for the Treatment of Panic Disorder. J Clin Psychiatry 57: 8: 349–355

Nutt D, Montgomery SA (1996) Moclobemide in the treatment of social phobia. International Clin Psychopharmacol 11: 3: 77–82

Oehrberg S, Christiansen E, Behnkek et al. (1995) Paroxetine in the treatment of panic disoder. Randomised Douple-blind, placebo-controlled study. British Journal of Psychiatry 167: 374–379

Paykel ES, Parker RR, Rowan PR, Rao BM, Taylor CN (1983) Nosology of atypical depression. Psychol. Med 13: 131

Pecknold JC, Matas M, Howarth B, Ross C et al. (1989) Evaluation of buspirone as an anti-anxiety agent: buspirone and diazepam versus placbo. Can J Psych 34: 766–771

Perkonigg A, Wittchen HU (1995) Epidemiologie von Angststörung. In: Kasper S, Möller HJ (Hrsg). Angst- und Panikerkrankungen, Gustav Fischer Verlag, Jena, Stuttgart, 137–156

Pinder RM, Brogden RN, Speight TM, Avery GS (1977) Doxepin up-to-date. A review of ist pharmacological properties and therapeutic efficacy with particular reference to depression. Drugs 13: 161–218

Potts NLS, Book S, Davidson JRT (1996) The neurobiology of social phobia. International Clin Psychopharmacol 11: 3: 43–48

Reich J, Yates W (1988) A pilot study of treatment of social phobia with alprazolam. Am J Psychiatry 145: 590–594

Reiter SR, Pollack MH, Rosenbaum JF et al. (1990) Clonazepam for the treatment of social phobia. J Clin Psychiatry 51: 470–472

Rickels K, Weisman K, Norstad N, Singer M et al. (1982) Buspirone and diazepam in anxiety. a controlled study. J Clin Psychiary 43: 81–86

Rickels K, Schweizer E (1990) The clinical course and long-term management of generalized anxiety disorder. J Clin Psychopharmacol 10: 3: 101–110

Rickels K, Amsterdam JD, Clary C, Puzzuoli G, Schweizer E (1991) Buspirone in major depression: a controlled study. J Clin Psychiatry 52: 34–38

Robins LN, Regier DA (1991) Psychiatric Disorders in America. The Epidemiologie Catchment Area Studa. New York, Maxwell Maemillan International

Ross CA, Matas M (1987) A clinical trial of buspirone and diazepam in the treatment of generalized anxiety disorder. Can J Psychiatry 50: 884–895

Sanderson WC, Wetzler S (1995) Cognitive Behavioral Treatment of Panic Disorder. In: Asnis M, van Praag HM. Panic Disorder, Clinical, Biological and Treatment Aspects. The EinsteinPsychiatrySeries Wiley-Publication, New York, Chichester 314–337

Schneier FR, Liebowitz MR, Davies SO et al. (1990) Fluoxetine in Panic Disorder. J Clin Psychopharmacology 119–121

Schneier FR, Chin SJ, Hollander E et al. (1992) Fluoxetine in social phobia (letter) J Clin Psychopharmacol 12: 62–63

Schwartz A, Schwartz RM (1993) Depression Theories and Treatments. Psychological, Biological and Social Perspectives. Columbia University Press, New York

Schweizer E, Rickels K, Hassman H (1994) A double-blind, placebo-controlled comparison of imipramine and buspirone in the treatment of major depression in the elderly in the community. Psychopharmacol Bull 30: 639

Schweizer E, Rickels K, Uhlenhuth EH (1995) Issues in the Long-Term Treatment of Anxiety Disorder. Psychopharmacology 1349–1359

Sellers EM, Ciraulo DA, DuPont RL et al. (1993) Alprazolam and benzodiazepine dependence. J Clin Psychiatry 54: 10: 64–75

Sramek JJ, Tansman M, Suri A, Hornig-Rohan M, Amsterdam JD, Stahl SM, Weisler RH, Cutler NR (1996) Efficacy of buspirone in generalized anxiety disorder with coexisting mild depressive symptoms. J Clin Psychiatry 57: 287–291

Sternbach H (1990) Fluoxetine treatment of social phobia (letter) J Clin Psychopharmacol 10: 230

Starand M, Hetta J, Rosen A, Sörensen S et al. (1990) A double-blind, controlled trial in primary care patients with generalized anxiety: a comparison between buspirone and oxazepam. J Clin Psychiatry 51: 40–45

Tesar GE, Rosenbaum JF, Pollack MH et al. (1991) Double-blind, placebo-controlled comparison of clonazepam and alprazolam for panic disorde. J Clin Psychiatry 52: 69–76

Tiffon L, Coplan JD, Papp LA, Gorman JM (1994) Augmentation Strategies With Tricyclic or Fluoxetine Treatment in Seven Partially Responsive Panic Disorder Patients. J Clin Psychiatry 55: 66–69

Tollefson G, Holman S, Sayler M, Potvin J (1994) Fluoxetine, placebo, and tricyclic antidepressants in major depression with and without anxious features. J Clin Psychiatry 55: 50–59

Tyrer PJ, Lee I, Edwards JG et al. (1980) Prognostic factors determining response to antidepressant drugs in psychiatric out-patients and general practice. J Affective Disord 2: 149–156

Tyrer P. (1985) Neurosis divisible? Lancet 1: 685

Tyrer P (1989) Classification of Neurosis. John Wiley & Sons, Chichester

Tyrer P, Tyrer J (1994) Antidepressive Drugs for Treatment of Anxiety Disorders – and Vice Versa. In: de Bor JA, Sitsen JM (eds) Handbook of Depression and Anxiety. A Biological Approach. Marcel Dekker, Inc. New York Basel Hong Kong 497–511

Uhlenhuth EH, DeWit H, Baler MB et al. (1988) Risk and benefits of long-term benzodiazepine use. J Clin Psychopharmacol 8: 161–167

Üstün TB, Sartorius N(1995) An international study of psychosocial disorders in 14 countries: standadized assessmet of ill-defined problems in primary care: the background and rationale of the WHO Collaborative Project on „Psychological Problems in General Health Care". In: Miranda J, Homann A, Atkinson C, Larson D (eds) Mental Disorders in Primary Health Care. Jossey-Bass Inc., San Francisco

Van Ameringen M, Mancini C, Streiner DL (1993) Fluoxetine efficacy in social phobia. J Clin Psychiatry 54: 27–32

VanValkenburg C, Akiskal H, Puzantian V, Rosenthal T (1984) Anxious depressions: clinical, family history, and naturalistic outcome comparisons with panic and major depressive disorders. J Affect Disord 6: 67–82

Versiani M, Nardi AE, Mundin FD, Alves AB, Liebowitz MR, Amrein R (1992) Pharmacothrapy in social phobia: a controlled study with moclobemide and phenelzine. Br J Psychiatry. 161: 353–360

Versiani M, Nardi AE, Mundim FD, Pinto S, Saboya E, Kovacs R (1996) The long-term treatment of social phobia with moclobemide. International Clin Psychopharmacol 11: 3: 83–88

Volz HP, Möller HJ, Sturm Y (1994) Generalisierte Angsterkrankungen. Psychopharmakotherapie 1: 4: 101–106

Wacker HR (1991) Angst und Depression: Descriptoren, Prädiktoren: Eine Querschnitts- und Verlaufsuntersuchung. Schweizer Nationalfonds, Schlußbericht. Gesuch-Nr. 32–9373 (3.995–0.87)

Wakelin JS (1988) The role of serotonin in depression and suicide: do serotonin reuptake inhibitors provide a key? Adv Biol Psychiatry 17: 70–83

Westenberg HGM (1994) Ergebnisse einer multinationalen Placebo-kontrollierten Studie mit Clomipramin und Paroxetin in der Behandlung der Panikstörung. Vortrag Symposium-Europ.Facing Depression – des 7. AEP-Kongesses Kopenhagen in TW Neurologie/Psychiatrie, Sonderdruck 128: 698–698

Westenberg HGM, Den Boer JA, Murphy DL (1996) Advances in the neurobiology of anxiety disorders. Wiley, Chichester New York

Wittchen HU, von Zerssen D (1987) Verläufe behandelter und unbehandelter Depressionen und Angststörungen. – Eine klinisch-psychiatrische und epidemiologische Verlaufsuntersuchung. Springer, Berlin

Wittchen HU (1991) Der Langzeitverlauf unbehandelter Angststörungen: Wie häufig sind Spontanremissionen. Verhaltenstherapie, Band I: 4: 273–283.

Wittchen HU, Essau CA, von Zerssen D, Krieg CJ, Zaudig M (1992) Lifetime and six-month prevalent e of mental disorders in the Munich Follow-up-Study. European Archives of Psychiatry and Clinical Neurosciences 41: 247–258

Wittchen HU, Vossen A (1995) Implikationen von Komorbidität bei Angststörungen – Ein kritischer Überblick, Verhaltenstherapie 5: 120–133

Wolfe BE, Maser JD (1994) Treatment of Panic Disorder. A Consensus Development Conference. Washington AP Press

Woods JH, Katz JL, Winger G (1992) Benzodiazepines: use, abuse, and consequences. Pharmacol Rev 44: 155–186

Woods S, Black D, Brown S, Asnis S, Potkin S, Hameedi F, Goddard A (1994) Fluvoxamine in the treatment of panic disorder in outpatients: double-blind, placebo-controlled study. Poster on the 19th Congress of the Collegium Internationale Neuropsychopharmacologicum, Washington DC, June 1994

Wurthmann C, Klieser E, Lehmann E (1995) Pharmakotherapie generalisierter Angststörungen mit Fluspirilen. Psychopharmakotherapie 2: 3: 118–122

Zung W, Magruder-Habib K, Velez R, Alling W (1990) The comorbidity of anxiety and depression in general medical patients: a longitudinal study. J Clin Psychiatry 51: 77–80

Die psychosoziale Situation im nachstationären Verlauf Depressiver. Ergebnisse der Weissenauer 6-Jahres-Katamnese

A. Ruppe, F. Keller und M. Wolfersdorf

21.1
Einleitung

Psychosoziale Faktoren werden heute als wesentliche Einflußfaktoren auf den Verlauf depressiver Störungen diskutiert. Die Entstehung, Aufrechterhaltung und Behandlungsmöglichkeiten depressiver, wie allgemein psychischer, Störungen werden in einem bio-psycho-sozialen Kontext gesehen. Dabei haben sich die Überlegungen bzgl. des Zusammenhangs von psychosozialer Situation und dem Verlauf einer Depression gewandelt.

In den 70er Jahren veröffentlichten Brown u. Harris (1978) ihre Untersuchungen zum Einfluß von Lebensereignissen und sozialer Unterstützung auf den Ausbruch einer depressiven Episode bei Frauen. Sie fanden, daß diese Frauen im Vorfeld des Ausbruchs der Symptomatik mehr belastenden Lebensereignissen und -bedingungen ausgesetzt waren und zudem ein geringeres soziales Netzwerk und somit weniger vertrauensvolle Beziehungen hatten. In zahlreichen Folgestudien konnte die Verbindung von Lebensereignissen und dem Ausbruch einer depressiven Symptomatik bestätigt werden (Paykel u. Cooper 1992). Der Einfluß auf den weiteren Verlauf, d.h. die Remissions- und Rückfallrate, vor allem bei stationär behandelten Depressiven, ist jedoch noch nicht abschließend geklärt (s. Keller in diesem Band, Monroe et al. 1996, Paykel et al. 1996). Klinische Beobachtungen legen nahe, daß sich der Krankheitsverlauf zunehmend autonom, d.h. unabhängig von äußeren Ereignissen, entwickelt. Dies wurde von Post (1986) in einem neurobiologischen Modell des Verlaufs depressiver Störungen dargestellt.

Die sogenannte „Narbentheorie", von Lewinsohn et al. (1981) in die Diskussion gebracht, postulierte psychosoziale Defizite Depressiver als Folge ihrer Erkrankung. Sie ging davon aus, daß psychosoziale Unterschiede Depressiver zu Kontrollen schon nach einer einzigen depressiven Episode als Residuum auch nach einer Remission der depressiven Symptomatik bestehen bleiben und im Sinne einer Vulnerabilität die Grundlage für weitere Episoden bilden. Zwar konnten Lewinsohn et al. (1981) diese „Narbenbildung", bezogen auf depressive Kognitionen, in ihrer eigenen Studie nicht bestätigen. Dennoch ist festzuhalten, daß sich die psychosozialen Bedingungen z. T. langsamer verbessern als die depressive Symptomatik und manche Aspekte, wie bspw. die Freizeitaktivität (DeLisio et al. 1986) und das Netz sozialer Beziehungen außerhalb der Familie (DeLisio et al. 1986, Billings u. Moos 1984, Blöschl u. Rossmann 1982), auf Dauer geringer bleiben.

Eine Reihe neuerer Studien deutet jedoch insgesamt darauf hin, daß psychosoziale Defizite Depressiver Ausdruck und Begleiterscheinung der depressiven Symptomatik sind und mit der Symptomausprägung variieren. Zwar scheint die Verbesserung der psychosozialen Bedingungen im Kurzzeitverlauf der Remission der depressiven Symptomatik nachzuhinken (Flaherty et al. 1983, Weissman u. Bothwell 1976), langfristig kommt es jedoch bei günstigem Störungsverlauf auch zu einer Wiederangleichung der psychosozialen Situation (DeLisio et al. 1986, Billings u. Moos 1985). Maddever und Calhoun (1986) fanden sogar, daß ehemals depressive Frauen in ihrem Aktivitätsniveau Frauen glichen, die niemals eine Depression erlebt hatten, während akut depressive Frauen sich darin deutlich von beiden Gruppen unterschieden.

Psychosoziale Probleme sind jedoch auch denkbar als Folge einer langjährigen Erkrankung an einer rezidivierenden oder sogar chronifizierten Depression, d. h. daß sich erst infolge einer langen und schweren Erkrankung die psychosozialen Bedingungen zunehmend ungünstig entwickeln.

Von besonderem Interesse ist die Frage, in welchen Aspekten der psychosozialen Situation sich speziell Abweichungen Depressiver im Vergleich zur Normalbevölkerung finden. Amenson und Lewinsohn (1981) konnten in einer großangelegten Studie nachweisen, daß in vieler Hinsicht kaum Unterschiede zwischen Depressiven und einer gesunden Vergleichspopulation bestehen. Bereiche, in denen sich bei Depressiven, auch über die Remission der Symptomatik hinaus, ungünstigere Bedingungen zeigen, sind, wie schon angeführt, Freizeitaktivitäten und soziale Beziehungen außerhalb der Familie. Der Grund hierfür wird vor allem in internalen Faktoren gesehen. Manche Autoren vermuten einen zeitlich überdauernden Anti-Hedonismus depressiver Patienten (DeLisio et al. 1986), der über die Besserung der depressiven Symptomatik hinaus bestehen bleibt. Interessant sind auch die Ergebnisse einer Studie, die fand, daß depressive Menschen soziale Unterstützung in geringerem Maße wahrnehmen und die Pflege sozialer Beziehungen als anstrengender, weniger vergnüglich und unangenehmer erleben (Röhrle 1994). Hierin könnte eine Erklärung für das geringere Netz sozialer Beziehungen Depressiver außerhalb der Familie liegen.

Ziel der Weissenauer Katamnesestudie war es, im Rahmen einer sechsjährigen Follow-Up Untersuchung stationär behandelter Depressiver, der Frage nachzugehen, wie sich die psychosozialen Bedingungen im Verlauf der Erkrankung verändern. Hierbei interessierte besonders, ob sich mit der Remission der Symptomatik auch die psychosoziale Situation verbessert. Es wurde untersucht, ob sich Unterschiede zwischen Patienten mit unterschiedlichem nachstationären Verlauf vor allem im Bereich der objektiven psychosozialen Gegebenheiten abbilden, oder ob sie sich eher im Bereich des Managements (Zurechtkommens) der Bedingungen oder der Zufriedenheit zeigen.

21.2
Die Weissenauer 6-Jahres-Katamnese

21.2.1
Methodik

Insgesamt wurden 67 unipolar depressive Patienten untersucht, die auf der Depressionsstation des ZfP Weissenau behandelt wurden. Die Datenerhebung erfolgte bei stationärer Aufnahme und Entlassung sowie nach einem und nach sechs Jahren. Erfaßt wurden sowohl der Verlauf der depressiven Symptomatik (KIS; Katamnese Interview Schedule, Hautzinger 1986) als auch Veränderungen in der sozialen Situation. Die aktuelle sozialpsychologische Situation wurde, zum ersten, zweiten und dritten Untersuchungszeitpunkt, mit dem Social Interview Schedule (SIS, Clare u. Cairns 1987) beurteilt. Dieses halbstrukturierte Interview erfaßt acht wesentliche Lebensbereiche. Neben der Wohn-, Arbeits- und Einkommenssituation werden das Freizeitverhalten, die Sozialkontakte zu Freunden und Verwandten, die Partnerschaft und die Kindererziehung berücksichtigt. Dabei werden jeweils sowohl die objektiven Bedingungen als auch das Zurechtkommen mit der Situation (Management) und die Zufriedenheit beurteilt. Weitere methodische Aspekte der Studie sind an anderer Stelle ausführlich beschrieben (Ruppe 1996).

21.2.2
Stichprobencharakteristik

Von der Ausgangsstichprobe (n = 67) verblieben zu Ende des Katamnesezeitraums 53 Patienten die abschließend untersucht werden konnten. 40% der Patienten waren männlich, 60% weiblich. Das durchschnittliche Alter betrug 48.9 (SD: 13.6) Jahre. 8% (n = 4) der Patienten waren zu Untersuchungsbeginn unter 25 Jahre alt, 21% (n = 11) über 60 Jahre. 32% (n = 16) erhielten die Diagnose einer endogenen Depression (ICD-9: 296.1), 43% (n = 23) die einer neurotischen Depression (ICD-9: 300.4) und 25% (n = 13) die einer reaktiven Depression (ICD-9: 309.0/.1). Ein Patient konnte diagnostisch nicht näher klassifiziert werden.

21.2.3
Ergebnisse

21.2.3.1
Unterschiede in der psychosozialen Situation zwischen erst- und mehrfacherkrankten Depressiven

Zur Überprüfung der Frage, ob die psychosoziale Situation von Depressiven, die schon wiederholt erkrankt waren, anders aussieht als die von Ersterkrankten, wurden Patienten, die in der Indexepisode eine erste depressive Episode hatten (n = 23) mit Patienten verglichen, die schon eine wiederholte depressive Episode aufwiesen (n = 30). Interessanterweise finden sich zum Zeitpunkt der Indexepisode keinerlei Unterschiede in den psychosozialen Variablen des SIS zwischen den beiden Gruppen.

21.2.3.2
Variation der psychosozialen Situation mit dem Ausmaß an Depressivität

Eine weitere Frage war die, inwieweit psychosoziale Defizite Ausdruck oder Begleiterscheinung der depressiven Symptomatik sind und mit dem Ausmaß der Depression variieren. Alle Patienten waren bei stationärer Aufnahme in der Indexepisode schwer depressiv (HAMD-Score, x: 29.2, SD: 9.0). Zur Untersuchung, ob die psychosozialen Bedingungen mit dem Ausmaß der Depression variieren, wurde die soziale Situation ein Jahr nach stationärer Entlassung von Patienten, die zu diesem Zeitpunkt noch klinisch relevant depressiv waren (HAMD-Score > 13 Punkte) mit der von Patienten verglichen, die zu diesem Zeitpunkt nicht mehr depressiv waren (HAMD-Score < 7 Punkte). Die Patienten mit einem HAMD-Score > 13 Punkten haben signifikant schlechtere Wohnbedingungen (HAMD < 7, x: 1.3, SD: 0.5; HAMD > 13, x: 2.3, SD: 1.1; $F(1,29) = 11.89$, p < .01) und ein geringeres Einkommen (HAMD < 7, x: 1.3, SD: 0.6; HAMD > 13, x: 2.4, SD: 1.3; $F(1,29) = 10.51$, p < .01). Sie kommen schlechter mit ihrem Einkommen zurecht (HAMD < 7, x: 1.0, SD: 0.3; HAMD > 13, x: 1.8, SD: 1.2; $F(1,29) = 10.10$, p < .01) und sind damit weniger zufrieden (HAMD < 7, x: 1.6, SD: 0.6; HAMD > 13, x: 2.8, SD: 1.2; $F(1,29) = 16.08$, p < .001).

Besonders deutliche Unterschiede zeigen sich im Hinblick auf die Freizeitgestaltung und soziale Beziehungen außerhalb der Familie. Obwohl objektiv die gleichen Möglichkeiten der Freizeitgestaltung bestehen, nutzen die depressiven Patienten sie schlechter (HAMD < 7, x: 1.9, SD: 0.8; HAMD > 13, x: 3.4, SD: 0.9; $F(1,29) = 21.67$, p < .001) und sind damit unzufriedener (HAMD < 7, x: 2.3, SD: 0.9; HAMD > 13, x: 3.2, SD: 0.7; $F(1,29) = 8.07$, p < .01). Im Kontakt zu Verwandten finden sich keine Unterschiede. Die depressiven Patienten kommen jedoch schlechter mit ihren freundschaftlichen Kontakten zurecht und nutzen sie weniger (HAMD < 7, x: 2.3, SD: 1.0; HAMD > 13, x: 3.4, SD: 0.7; $F(1,29) = 10.51$, p < .01) und sind damit unzufriedener (HAMD < 7, x: 2.3, SD: 0.7; HAMD > 13, x: 3.2, SD: 1.0; $F(1,29) = 8.07$, p < .01).

Während 90 % (n = 18) der nach einem Jahr nicht depressiven Patienten zu diesem Zeitpunkt in einer Partnerschaft leben, sind dies bei den depressiven Patienten nur 46 % (n = 5). Die depressiven Patienten haben zudem größere Schwierigkeiten in der Partnerschaft bei der Entscheidungsfindung (HAMD < 7, x: 1.9, SD: 0.9; HAMD > 13, x: 3.0, SD: 1.1; $F(1,21) = 5.53$, p < .05) und sind tendenziell mit ihren Partnern weniger zufrieden (HAMD < 7, x: 2.0, SD: 0.7; HAMD > 13, x: 3.0, SD: 2.1; $F(1,20) = 3.13$, p < .10).

21.2.3.3
Unterschiede in der psychosozialen Situation bei Patienten mit symptom-freiem, rezidivierendem und chronischem Verlauf über sechs Jahre nach stationärer Entlassung

Um zu untersuchen, wie sich die psychosoziale Situation in Abhängigkeit vom nachstationären Symptomverlauf verändert, wurden drei Gruppen von Patienten mit unter schiedlichem Störungsverlauf über sechs Jahre miteinander verglichen. Die erste Gruppe bestand aus Patienten, die über sechs Jahre einen vollständig symptomfreien Verlauf aufwiesen (24%, n = 14), die zweite Gruppe aus Patienten, die erneut Phasen einer Major Depression erlitten (21%, n = 12) und die dritte Gruppe aus Patienten mit einer Chronifizierung der Symptomatik (Andauern einer depressiven Symptomatik $\geq$ 2 Jahre) (26%, n = 15).

Im Gesamtmaß der objektiven Belastung zeigen sich die deutlichsten Unterschiede zu Beginn der Untersuchung in der Indexepisode (Tabelle 1). Zu diesem Zeitpunkt leben die Patienten mit im folgenden rezidivierendem oder chronischem Verlauf unter signifikant schlechteren objektiven Bedingungen als die Patienten mit im folgenden symptomfreiem Verlauf (F(2,37) = 8.25, p $\leq$ .001). Die Patienten mit rezidivierendem oder chronischem Verlauf weisen jedoch absolut gesehen nur eine leichte Belastung auf. Über die nachstationäre Zeit von sechs Jahren verringert sich zudem die Belastung in diesen Gruppen, so daß nach sechs Jahren keine Differenzen mehr festzustellen sind. Die Situation verbessert sich jedoch in Abhängigkeit vom Symptomverlauf unterschiedlich. Während sie sich in der Gruppe mit rezidivierendem Verlauf schon nach einem Jahr der Gruppe mit symptomfreiem Verlauf angeglichen hat, ist dies in der Gruppe mit chronischem Verlauf erst nach sechs Jahren der Fall. Da die Patienten mit symptomfreiem Verlauf schon zu Untersuchungsbeginn die niedrigste objektive Belastung aufweisen, verwundert es nicht, daß sie die geringsten Veränderungen über die Zeit zeigen. Bei ihnen findet sich eine Verbesserung nur in den Bedingungen im Haushalt. Die Patienten mit rezidivierendem und chronischem Verlauf zeigen hingegen eine deutliche Verringerung der objektiven Belastung über die Zeit in mehreren Bereichen.

Die deutlichsten Unterschiede zeigen sich über den gesamten Untersuchungszeitraum in der Wohnsituation (Tabelle 2). Die Patienten mit chronischem Verlauf haben nach sechs Jahren immer noch eine leichte Belastung durch die Wohnsituation, während die Patienten mit symptomfreiem oder rezidivierendem Verlauf keine Belastung mehr aufweisen.

Die Einkommenssituation, die Möglichkeiten der Freizeitgestaltung und die Möglichkeit, Verwandte zu treffen, ist bei den Patienten mit rezidivierendem oder chronischem Verlauf nur geringfügig ungünstiger und gleicht sich zudem über die Zeit hinweg an. Zu keinem der Zeitpunkte finden sich Unterschiede in den objektiven Bedingungen im Haushalt, am Arbeitsplatz sowie in der Kindererziehung.

Eine weitere Frage war die, wie sich das Zurechtkommen (Management) mit den objektiven sozialen Gegebenheiten in Abhängigkeit vom nachstatio-

Tabelle 1. Gesamtscores des SIS bei depressiven Patienten mit unterschiedlichem nachstationärem Störungsverlauf über 6 Jahre

		symptomfreier Verlauf (n=14)			rezidivierende Major Depression (n=12)			chronischer Verlauf (n=15)			Sign.
		M	SD	(n)	M	SD	(n)	M	SD	(n)	
Objektive Bedin-gungen	T1	1.5	0.3	(14)	2.0	0.4	(12)	2.1	0.4	(14)	p<0.001***
	T2	1.5	0.3	(14)	1.4	0.3	(12)	1.9	0.5	(15)	p<0.01**
	T3	1.4	0.3	(14)	1.6	0.4	(12)	1.6	0.4	(15)	n.s.
Management	T1	1.9	0.5	(14)	2.0	0.5	(12)	2.2	0.6	(15)	n.s.
	T2	1.6	0.4	(14)	1.9	0.5	(12)	2.5	0.5	(15)	p<0.001***
	T3	1.4	0.4	(14)	1.7	0.5	(12)	2.3	0.6	(15)	p<0.001***
Zufriedenheit	T1	2.3	0.5	(14)	2.4	0.5	(12)	2.3	0,7	(14)	n.s.
	T2	1.9	0.5	(14)	2.3	0.6	(12)	2.6	0.5	(15)	p<0.01**
	T3	1.7	0.4	(14)	2.0	0.4	(11)	2.5	0.5	(15)	p<0.001**

T1 = stat. Aufnahme T2 = nach 1 Jahr T 3 = nach 6 Jahren

Objekt. Bed.: 1 = keine Belastung 2 = leichte Belastung 3 = deutliche Belastung 4 = starke Belastung
Management: 1 = keine Schwierigkeiten 2 = leichte Schw. 3 = deutliche Schw. 4 = starke Schw.
Zufriedenheit: 1 = sehr zufrieden 2 = zufrieden 3 = unzufrieden 4 = sehr unzufrieden

Tabelle 2. Objektive Bedingungen in den einzelnen Lebensbereichen des SIS bei depressiven Patienten mit unterschiedlichem nachstationärem Störungsverlauf über 6 Jahre

		symptomfreier Verlauf (n=14)			rezidivierende Major Depression (n=12)			chronischer Verlauf (n=15)			Sign.
		M	SD	(n)	M	SD	(n)	M	SD	(n)	
Wohnsituation	T1	1.4	0.7	(14)	2.8	1.3	(12)	2.3	1.0	(15)	p<.01**
	T2	1.3	0.5	(14)	1.7	0.8	(12)	2.0	0.9	(15)	p<.05*
	T3	1.1	0.4	(14)	1.3	0.5	(12)	1.8	0.7	(15)	p<.01**
Einkommen	T1	1.0	0	(12)	1.9	1.1	(11)	1.7	1.0	(13)	p<.05*
	T2	1.4	0.7	(14)	1.7	1.0	(12)	1.9	1.2	(15)	n.s.
	T3	1.1	0.4	(14)	1.4	0.9	(12)	1.7	0.8	(15)	n.s.
Freizeit	T1	1.4	0.6	(14)	1.8	0.8	(12)	2.2	0.9	(15)	p<.05*
	T2	1.6	0.6	(14)	1.4	0.5	(12)	1.5	0.5	(15)	n.s.
	T3	1.6	0.7	(14)	2.0	0.7	(12)	1.4	0.6	(15)	p=.10
Verwandte	T1	1.5	0.9	(14)	1.5	0.8	(12)	2.5	1.3	(14)	p<.05*
	T2	1.6	0.8	(14)	1.4	0.7	(12)	1.9	1.0	(15)	n.s.
	T3	1.6	0.9	(14)	1.6	0.8	(12)	1.9	1.1	(15)	n.s.

T1 = stat. Aufnahme T2 = nach 1 Jahr T3 = nach 6 Jahren
1 = keine Belastung 2 = leichte Belastung 3 = deutliche Belastung 4 = starke Belastung

nären Symptomverlauf verändert. Zu Beginn ist das Management insgesamt in allen Gruppen vergleichbar (Tabelle 1). Alle Patienten weisen leichte Schwierigkeiten beim Zurechtkommen auf. Während die Patienten mit symptomfreiem und rezidivierendem Verlauf jedoch über die Zeit in den meisten Bereichen kontinuierlich besser zurechtkommen, bleibt das Management in der Gruppe mit chronischem Verlauf gleich oder verschlechtert sich sogar noch. So zeigen sich schon nach einem ($F(2,38) = 14.19$, $p < .001$) und auch nach sechs Jahren ($F(2,38) = 11.57$, $p < .001$) deutliche Differenzen in Abhängigkeit vom Symptomverlauf.

Die deutlichsten Unterschiede finden sich in der Nutzung der Freizeitmöglichkeiten (Tabelle 3). Zum Zeitpunkt der Indexepisode nutzen alle Patienten ihre Freizeitmöglichkeiten leicht bis deutlich unangemessen. Während jedoch die Patienten mit symptomfreiem Verlauf ihre Freizeit zunehmend aktiver gestalten, bleibt die Nutzung der Freizeitmöglichkeiten bei den Patienten mit rezidivierendem Verlauf leicht und bei den Patienten mit chronischem Verlauf sogar deutlich unangemessen, so daß sich nach einem ($F(2,37) = 10.38$, $p < .001$) und auch nach sechs Jahren ($F(2,38) = 12.09$, $p < .001$) signifikante Unterschiede zeigen. Die Patienten mit symptomfreiem Verlauf nutzen ihre Freizeitmöglichkeiten am besten, die Patienten mit rezidivierendem Verlauf am zweitbesten und die Patienten mit chronischem Verlauf am schlechtesten.

Im Zurechtkommen mit der Hausarbeit zeigen sich die deutlichsten Unterschiede nach sechs Jahren ($F(2,29) = 7.25$, $p < .01$). Während die Patienten mit symptomfreiem Verlauf wieder optimal mit ihrer Hausarbeit zurechtkommen, weisen die Patienten mit rezidivierendem oder chronischem Verlauf noch leichte Schwierigkeiten auf. Wieder kommen die Patienten mit symptomfreiem Verlauf am besten im Haushalt zurecht, die Patienten mit rezidivierendem Verlauf am zweitbesten und die Patienten mit chronischem Verlauf am schlechtesten.

Der Kontakt zu Freunden verbessert sich in keiner der Gruppen über die Zeit. Während jedoch die Patienten mit symptomfreiem oder rezidivierendem Verlauf durchschnittlich einen leicht unangemessenen Kontakt haben, ist er bei den Patienten mit chronischem Verlauf deutlich unangemessen. Die größten Unterschiede zeigen sich nach einem Jahr ($F(2,38) = 12.33$, $p < .001$).

Interessanterweise finden sich keine Unterschiede in der objektiven Möglichkeit Verwandte zu sehen und im Zurechtkommen mit der Verwandtschaft. In allen Gruppen bestehen durchgängig leichte Schwierigkeiten mit den Verwandten (Tabelle 3). Die Patienten mit chronischem Verlauf sind allerdings durchgängig unzufriedener mit ihren verwandtschaftlichen Beziehungen ($F(2,38) = 4.86$, $p < .05$) (Tabelle 4).

Das Zurechtkommen mit den finanziellen Mitteln ist nicht unterschiedlich und verbessert sich in allen Gruppen mit der Zeit.

Das Gesamtmaß an Zufriedenheit entwickelt sich ebenfalls in Abhängigkeit vom Symptomverlauf unterschiedlich (Tabelle 1). Während sich zum Zeitpunkt der Indexepisode noch keinerlei Unterschiede im Ausmaß der Zufriedenheit finden, sind schon nach einem Jahr Unterschiede feststellbar

Tabelle 3. Management (Zurechtkommen) in den einzelnen Lebensbereichen des SIS bei depressiven Patienten mit unterschiedlichem nachstationärem Störungsverlauf über 6 Jahre

		symptomfreier Verlauf (n=14)			rezidivierende Major Depression (n=12)			chronischer Verlauf (n=15)			Sign.
		M	SD	(n)	M	SD	(n)	M	SD	(n)	
Haushalt	T1	1.6	1.3	(9)	2.4	1.3	(10)	2.9	1.0	(11)	p<.10
	T2	1.0	0	(8)	1.8	1.0	(10)	2.1	1.2	(9)	p<.10
	T3	1.0	0	(9)	1.6	0.9	(10)	2.2	0.7	(13)	p<.01**
Freizeit	T1	2.0	1.2	(14)	2.1	1.0	(12)	2.7	1.3	(15)	n.s.
	T2	1.6	0.8	(14)	2.6	0.7	(11)	3.1	1.0	(15)	p<.001***
	T3	1.3	0.6	(14)	2.0	1.0	(12)	2.9	0.9	(15)	p<.001***
Freunde	T1	1.7	1.1	(14)	1.7	1.2	(11)	2.3	1.2	(14)	p<.10
	T2	2.2	1.1	(14)	1.7	0.8	(12)	3.3	0.6	(15)	p<.001***
	T3	1.9	1.2	(14)	2.0	0.9	(12)	2.7	1.1	(15)	n.s.

T1 = stat. Aufnahme T2 = nach 1 Jahr T3 = nach 6 Jahren
1 = keine Schwierigkeiten 2 = leichte Schw. 3 = deutliche Schw. 4 = starke Schw.

Tabelle 4. Zufriedenheit mit den einzelnen Lebensbereichen des SIS bei depressiven Patienten mit unterschiedlichem nachstationärem Störungsverlauf über 6 Jahre

		symptomfreier Verlauf (n=14)			rezidivierende Major Depression (n=12)			chronischer Verlauf (n=15)			Sign.
		M	SD	(n)	M	SD	(n)	M	SD	(n)	
Haushalt	T1	1.9	1.0	(9)	1.9	1.2	(10)	1.6	0.8	(11)	n.s.
	T2	1.0	0	(8)	2.0	1.0	(10)	1.9	0.8	(9)	p<.05*
	T3	1.2	0.5	(9)	1.9	0.7	(9)	2.3	0.8	(13)	p<.01**
Einkommen	T1	1.9	1.2	(14)	2.6	1.1	(12)	2.0	1.3	(15)	n.s.
	T2	1.7	0.8	(14)	2.4	0.9	(12)	2.3	1.2	(15)	n.s.
	T3	1.6	0.6	(14)	2.1	0.7	(11)	2.1	1.0	(15)	n.s.
Freizeit	T1	2.3	1.3	(14)	2.3	1.1	(12)	2.4	1.4	(14)	n.s.
	T2	2.3	1.1	(14)	2.7	0.8	(12)	3.1	0.8	(15)	p<.10
	T3	2.0	0.8	(14)	2.4	1.0	(11)	3.1	0.7	(15)	p<.01**
Freunde	T1	2.5	1.2	(14)	2.5	1.0	(12)	2.6	1.3	(14)	n.s.
	T2	2.1	0.8	(14)	2.0	0.7	(12)	2.9	1.0	(15)	p<.05*
	T3	1.9	0.7	(14)	2.2	0.9	(11)	2.9	0.9	(15)	p<.05*
Verwandte	T1	2.6	1.0	(14)	2.2	0.9	(12)	3.0	0.9	(14)	p<.10
	T2	2.1	0.9	(14)	2.5	0.5	(12)	2.6	0.8	(15)	n.s.
	T3	1.9	0.7	(14)	1.8	0.6	(11)	2.6	0.9	(15)	p<.05*

T1 = stat. Aufnahme T2 = nach 1 Jahr T3 = nach 6 Jahren
Zufriedenheit: 1 = sehr zufrieden 2 = zufrieden 3 = unzufrieden 4 = sehr unzufrieden

$(F_{(2,38)} = 6.49, p < .01)$, die sich nach sechs Jahren noch deutlicher abbilden $(F_{(2,37)} = 16.55, p < .001)$. Sowohl nach einem als auch nach sechs Jahren zeigen die Patienten mit symptomfreiem Verlauf die höchste Zufriedenheit. Die Patienten mit rezidivierendem Verlauf stehen an zweiter Stelle und die Patienten mit chronischem Verlauf sind am unzufriedensten. Während die Zufriedenheit bei den Patienten mit symptomfreiem und rezidivierendem Verlauf über die Zeit leicht zunimmt, bleibt sie bei den Patienten mit chronischem Verlauf weitgehend unverändert.

Deutliche Unterschiede finden sich hinsichtlich der Zufriedenheit mit der Bewältigung der Hausarbeit (Tabelle 4), zwar noch nicht in der Indexepisode, wohl aber nach einem $(F_{(2,24)} = 4.25, p < .05)$ und noch deutlicher nach sechs Jahren $(F_{(2,28)} = 6.23, p < .01)$. In der Gruppe der Patienten mit symptomfreiem Verlauf nimmt die Zufriedenheit mit der Hausarbeit über die Zeit zu, in der Gruppe mit rezidivierendem Verlauf bleibt sie gleich und in der Gruppe mit chronischem Verlauf nimmt sie ab.

Während die Patienten mit symptomfreiem oder rezidivierendem Verlauf über die Zeit gleichbleibend zufrieden sind mit dem Ausmaß ihrer Freizeitgestaltung, wächst die Unzufriedenheit bei den Patienten mit chronischem Verlauf über die Zeit an und sie sind nach sechs Jahren deutlich unzufriedener damit $(F_{(2,37)} = 6.50, p < .01)$.

Die Patienten mit chronischem Verlauf sind insgesamt über alle drei Untersuchungszeitpunkte hinweg mit dem Kontakt zu Freunden und Bekannten am unzufriedensten $(F_{(2,38)} = 3.36, p < .05)$. Unterschiede in der Zufriedenheit zwischen den Gruppen mit unterschiedlichem Störungsverlauf in der Katamnese zeigen sich jedoch auch hier erst nach einem $(F_{(2,38)} = 4.20, p < .05)$ und nach sechs Jahren $(F_{(2,37)} = 5.12, p < .05)$.

Unterschiede in der Zufriedenheit mit der Wohn- und Einkommenssituation finden sich zu keinem Zeitpunkt.

Eine weitere Frage war die nach der Kontaktstruktur der Patienten. Die meisten Freunde und Bekannte sowie Vertraute finden sich interessanterweise bei den Patienten mit rezidivierendem Verlauf. Die Patienten mit symptomfreiem Verlauf geben hingegen zu ca. 30 % an keine Freunde zu haben und die Patienten mit chronischem Verlauf sogar zu ca. 50 %. Keine Vertrauten finden sich bei ca. 40 % der Patienten mit symptomfreiem Verlauf und bei ca. 60 % der Patienten mit chronischem Verlauf. Die Patienten mit symptomfreiem Verlauf leben jedoch nach einem Jahr signifikant (chi² $= 7.30$, df $= 2$, p<.05) und nach sechs Jahren tendenziell häufiger (chi² $= 5.45$, df $= 2$, p<.10) in einer Partnerschaft. Die Patienten mit rezidivierendem Verlauf haben zwar in der Indexepisode zur Hälfte keinen Partner, gehen jedoch über die Zeit zunehmend wieder eine Partnerschaft ein, so daß nach sechs Jahren nur noch ein Viertel keine partnerschaftliche Beziehung hat. In der Gruppe mit chronischem Verlauf hingegen lebt zu allen drei Untersuchungszeitpunkten die Hälfte der Patienten allein.

Der höchste Anteil an Pensionierungen findet sich in der Gruppe mit chronischem Verlauf. Hierbei handelt es sich vorwiegend um Frühpensionierungen. Während sich in der Indexepisode und auch nach einem Jahr noch keine Unterschiede in der Häufigkeit von Pensionierungen zwischen den Verlaufsgruppen finden, sind in der Gruppe mit chronischem Verlauf nach sechs Jahren, mit 67 % (n = 10), deutlich mehr Patienten berentet (chi^2 = 11.14, df = 2, p < .05).

21.3
Diskussion

Ausgangspunkt der Untersuchung war die Frage, wie sich die psychosoziale Situation stationär behandelter depressiver Patienten in Abhängigkeit vom nachstationären Krankheitsverlauf verändert. Hierzu wurden Patienten mit symptomfreiem, rezidivierendem und chronischem Verlauf über sechs Jahre nach Entlassung verglichen.

Es zeigt sich, daß die objektiven Lebensbedingungen (Wohnbedingungen, Einkommenssituation, Freizeitmöglichkeiten) bei den Patienten mit ungünstigem, d. h. rezidivierendem oder chronischem, nachstationärem Störungsverlauf zum Zeitpunkt der Indexepisode schlechter sind. Über den sechsjährigen Untersuchungszeitraum findet jedoch, unabhängig vom Symptomverlauf, eine Angleichung der objektiven Situation statt. Dieses Ergebnis widerspricht den Erwartungen. Es wurde angenommen, daß sich eine langandauernde chronische Erkrankung auch auf die objektiven Lebensbedingungen auswirkt. Hingegen zeigt sich, daß der Störungsverlauf offensichtlich nur einen geringen Einfluß darauf hat und diese auch bei chronischer Erkrankung nicht ungünstig sind. Eine Erklärung hierfür liegt sicherlich in der inzwischen gut ausgebauten ambulanten Nachsorge chronisch depressiver Patienten durch eine ganze Reihe von Hilfseinrichtungen, die sich um entsprechende Wohnräume, sowie finanzielle Unterstützung und Kontaktangebote bemühen. Patienten, die zum Zeitpunkt ein Jahr nach stationärer Entlassung depressiv waren, haben jedoch, im Vergleich zu den Patienten die zu diesem Zeitpunkt nicht depressiv waren, schlechtere Wohnbedingungen und ein niedrigeres Einkommen, so daß zumindest mit einer kurzfristigen Verschlechterung der objektiven Lebensbedingungen aufgrund der Erkrankung zu rechnen ist.

Patienten mit unterschiedlichem nachstationärem Störungsverlauf unterscheiden sich deutlich im Hinblick auf das Management der objektiven Bedingungen und die Zufriedenheit damit. Zum Zeitpunkt der Indexepisode haben alle Patienten leichte Schwierigkeiten beim Zurechtkommen mit ihren Lebensbedingungen. Während die Patienten mit symptomfreiem und rezidivierendem Verlauf über die Zeit jedoch wieder zunehmend besser zurechtkommen und auch zufriedener werden, bleiben das Management und die Zufriedenheit bei den Patienten mit chronischem Verlauf gleich oder verschlechtern sich sogar noch. Nach sechs Jahren zeigt sich eine deutliche Abstufung. Die Patienten mit chronischem Verlauf kommen am schlechtesten zurecht und sind am unzufriedensten. Das Zurechtkommen und die Zufriedenheit der Patienten mit rezidivierendem Verlauf liegen in der Mitte und die

Patienten mit symptomfreiem Verlauf kommen am besten zurecht und sind am zufriedensten.

Obwohl sich also die objektiven Bedingungen angleichen zeigen sich im Hinblick auf das Zurechtkommen und die Zufriedenheit mit der Zeit deutliche Unterschiede. Dies spricht dafür, daß im Verlauf einer Chronifizierung der depressiven Symptomatik weniger die objektiven Bedingungen ungünstiger werden, sondern vielmehr die davon Betroffenen schlechter im Alltag zurechtkommen und unzufriedener sind. Dies ist vor dem Hintergrund der depressiven Symptomatik nicht allzu überraschend, fühlen sich die Patienten doch gerade im Bereich der Aktivität und des Wohlbefindens eingeschränkt.

Die Ergebnisse zeigen auch eine deutliche Variation der psychosozialen Bedingungen mit dem Ausmaß der depressiven Symptomatik, einerseits im Vergleich der Verlaufsgruppen andererseits bei einem Vergleich von Patienten die nach einem Jahr noch bzw. nicht mehr depressiv sind. Bei letzteren hat sich die psychosoziale Situation in mehreren Aspekten deutlich verbessert. Dieses Ergebnis bestätigt Studien, die ebenfalls eine Verbesserung der psychosozialen Situation bei Besserung der depressiven Symptomatik fanden (Rohde et al. 1990, DeLisio et al. 1986, Maddever u. Calhoun 1986, Billings u. Moos 1985) und spricht dafür, daß Auffälligkeiten der psychosozialen Situation eher Ausdruck als Folge einer Depression sind. Dies ist insofern nachvollziehbar, als bei bestehender depressiver Symptomatik die Aktivität nachläßt, der Patient sich weniger um seine Angelegenheiten kümmern kann, Freizeitaktivitäten zurücktreten und Beziehungen weniger gepflegt werden können. Die Annahme, nach einer depressiven Episode bliebe dauerhaft ein psychosoziales Residuum bestehen, wird jedoch in Frage gestellt. Bei einer Besserung der depressiven Symptomatik ist auch mit einer Verbesserung der psychosozialen Bedingungen zu rechnen. Analog der Verbesserung der psychosozialen Situation bei Remission der Symptomatik wurde in anderen Studien auch eine Veränderung kognitiver Denkmuster nachgewiesen (Miranda u. Persons 1988, Lewinsohn et al. 1981). Dies führt sicherlich auch zu einer positiveren Bewertung der Lebenssituation, was sich vermutlich in der subjektiven Dimension der Zufriedenheit niederschlägt.

Es zeigt sich allerdings, daß die Verbesserung der psychosozialen Bedingungen bei günstigem Störungsverlauf stufenweise erfolgt. Nach einem Jahr sind die Bedingungen schon günstiger, aber nach sechs Jahren noch besser. Dies läßt vermuten, daß die Veränderungen in der psychosozialen Situation langsamer erfolgen als in der depressiven Symptomatik und daß eine Zeit psychischer Stabilität notwendig ist, damit es auch zu einer Verbesserung der psychosozialen Bedingungen kommt. Die Beobachtung, daß eine Verbesserung der psychosozialen Situation erst einige Zeit nach einer Remission der depressiven Symptomatik erfolgt, wurde auch andernorts berichtet (DeLisio et al. 1986).

Von besonderem Interesse war die Frage, in welchen einzelnen Lebensbereichen sich das schlechte Zurechtkommen und die hohe Unzufriedenheit der Patienten besonders abbilden. Dies ist im Bereich der Freizeitaktivitäten und der sozialen Kontakte außerhalb der Familie der Fall. Zwar werden die Freizeitmöglichkeiten von der Gruppe mit symptomfreiem Verlauf wieder zunehmend besser und nach sechs Jahren optimal genutzt. Die Freizeitaktivitäten der Patienten mit rezidivierendem Verlauf sind jedoch auch nach sechs Jahren noch leicht und die der Patienten mit chronischem Verlauf sogar deutlich eingeschränkt. Dies zeigt zum einen, daß Patienten mit ungünstigem Störungsverlauf gerade im Bereich der Freizeitaktivitäten die deutlichsten Auffälligkeiten zeigen. Obwohl sie objektiv vergleichbare Freizeitmöglichkeiten hätten, werden diese von ihnen deutlich weniger genutzt und sie sind damit auch unzufriedener. Dies bildet sich auch bei einem Vergleich von Patienten die nach einem Jahr depressiv bzw. nicht depressiv sind ab. Hiermit bestätigen sich die Ergebnisse einer Reihe von Studien, die ebenfalls im Freizeitbereich die deutlichsten Einschränkungen Depressiver fanden (DeLisio et al. 1986). Die Vermutung, daß eine eingeschränkte Nutzung der Freizeitaktivitäten auch über eine depressive Episode hinaus, also auch bei den Patienten mit langfristig symptomfreiem Verlauf (DeLisio et al. 1986), andauert, läßt sich nicht bestätigen. Es zeigt sich, daß bei günstigem Störungsverlauf langfristig auch die Freizeitaktivitäten wieder zunehmen. Ähnliches zeigt sich im Bereich des Zurechtkommens in der Partnerschaft. Auch dieses verbessert sich bei den Patienten mit symptomfreiem Verlauf, nicht jedoch bei den Patienten mit rezidivierendem Verlauf und bei den Patienten mit chronischem Verlauf findet wiederum eine Verschlechterung statt.

Anders sieht es im Bereich sozialer Beziehungen außerhalb der Familie aus. Das Zurechtkommen mit Freunden und Bekannten bleibt, auch in der Gruppe mit symptomfreiem Verlauf, in leichtem Ausmaß schwierig. Dies korrespondiert mit der bei depressiven Patienten im Vergleich zu Kontrollen beobachteten geringeren Anzahl von Freunden und nahen Vertrauten (Billings u. Moos 1984, Blöschl u. Rossmann 1982) ebenso, wie mit den häufig anzutreffenden Schwierigkeiten im Bereich sozialer Beziehungen. Nicht zuletzt deshalb ist die IPT (s. Schramm in diesem Band) einer der wichtigsten neueren Therapieansätze im Bereich der Depressionsbehandlung, der die Bearbeitung sozialer Schwierigkeiten ganz explizit in den Mittelpunkt stellt. Ob diese Schwierigkeiten im Bereich sozialer Beziehungen auf eine höhere Sensibilität Depressiver zurückzuführen sind, die den Umgang mit sozialen Kontakten anstrengender und weniger angenehm macht (Röhrle 1994) oder ob objektiv schwierigere soziale Konstellationen vorliegen läßt sich aufgrund unserer Untersuchung nicht entscheiden.

Insgesamt ist festzustellen, daß bei Patienten mit chronischem Verlauf langfristig mit einer ungünstigen Entwicklung der psychosozialen Bedingungen zu rechnen ist, zwar weniger im Hinblick auf die objektive Belastung, aber im Hinblick auf das Zurechtkommen und die Zufriedenheit. Die am meisten betroffenen Lebensbereiche sind die Freizeitaktivitäten und der soziale Kontakt außerhalb der Familie. Zudem leben die chronischen Patienten nach sechs Jahren signifikant seltener in einer Partnerschaft und sind häufiger berentet. Angesichts der vielen zu Hause verbrachten Zeit, die offensichtlich nicht mit

Tätigkeiten gefüllt wird, wird deutlich, daß sich das Aktivitätsniveau und die Sozialkontakte dieser Patienten stark eingeschränkt haben und es ist eine deutliche Verarmung der sozialen Situation festzustellen. Die Patienten sind damit auch deutlich unzufrieden. Die Patienten mit rezidivierendem Verlauf kommen, in fast allen Bereichen, besser zurecht und sind auch zufriedener. Ob dies mit den zwischenzeitlich symptomfreien Phasen zusammenhängt, kann nur vermutet werden. Bei günstigem Störungsverlauf ist jedoch langfristig auch mit einer Verbesserung der psychosozialen Situation zu rechnen.

21.4
Literatur

Amenson CS, Lewinsohn PM (1981) An investigation into the observed sex differences in prevalence of unipolar depression. J Abnorm Psych 90: 1 – 13

Billings AG, Moos RH (1984) Chronic and nonchronic unipolar depression. The differential role of environmental stressors and resources. J Nerv Ment Dis 172: 65 – 75

Billings AG, Moos RH (1985) Psychosocial processes of remission in unipolar depression: comparing depressed patients with matched community controls. J Consult Clin Psychol 53: 314 – 325

Blöschl L, Rossmann P (1982) Zur Kontaktstruktur Depressiver: Eine Replikations- und Ergänzungsstudie. Z Klin Psych 11: 81 – 97

Brown GW, Harris TO (1978) Social origins and depression: a study of psychiatric disorder in women. Free Press, New York

DeLisio G, Maremmani I, Perugi G, Cassano GB, Deltito J, Akiskal HS (1986) Impairment of work and leisure in depressed outpatients. A preliminary communication. J Affect Disord 10: 79 – 84

Dohr KB, Rush AJ, Bernstein JH (1989) Cognitive biases and depression. J Abnorm Psychol 98: 263 – 267

Flaherty JA, Gaviria FM, Black EM, Altman E, Mitchell T (1983) The role of social support in the functioning of patients with unipolar depression. Am J Psych 140: 473 – 476

Hautzinger M (1991) Perspektiven für ein psychologisches Konzept der Depression. In: Mundt C., Fiedler P., Lang H., Kraus A. (Hrsg) Depressionskonzepte heute. Psychopathologie oder Pathopsychologie? Springer, Berlin-Heidelberg-New York, S 115 – 132

Lewinsohn PM, Steinmetz JL, Larson DW, Franklin J (1981) Depression-related cognitions: antecedent or consequence? J Abnorm Psych 90: 213 – 219

Maddever HM, Calhoun KS (1986) A comparison of the mood and activities of depressed, previously depressed and non-depressed women. Behav Res Ther 24: 351 – 356

Miranda J, Persons JB (1988) Dysfunctional attitudes are mood-state dependent. J Abnorm Psychol 97: 76 – 79

Monroe SM, Roberts JE, Kupfer DJ, Frank E (1996) Life stress and treatment course of recurrent depression: II. Postrecovery associations with attrition, symptom course, and recurrence over 3 years. J Abnorm Psychol 105: 313 – 328

Paykel ES, Cooper Z (1992) Life events and social stress. In: Paykel ES (ed) Handbook of affective disorders. Livingstone, Edinburgh-London-Madrid, pp 149 – 170

Post RM, Rubinow DR, Ballenger JC (1986) Conditioning and sensitisation in the longitudinal course of affective illness. Br J Psychiat 149: 191 – 201

Röhrle B, Hedke J, Leibold S (1994) Persönliche Projekte zur Herstellung und Pflege sozialer Beziehungen bei depressiven und nichtdepressiven Personen. Ztschr Klin Psychol 23: 43 – 51

Rohde P, Lewinsohn PM, Seeley JR (1990) Are people changed by the experience of having an episode of depression? A further test of the scar hypothesis. J Abnorm Psych 99: 264 – 271

Ruppe A (1996) Langzeitverlauf von Depressionen. Roderer, Regensburg

Steiner B (1989) Der Verlauf depressiver Erkrankungen unter besonderer Berücksichtigung sozialer Faktoren. Ergebnisse einer einjährigen prospektiven Katamnesestudie. Dissertation, Univ. Ulm

Steiner B, Keller F, Wolfersdorf M, Hautzinger M, Nostitz v. E (1992) Zum Stellenwert unterschiedlicher psychosozialer Faktoren für den Verlauf depressiver Erkrankungen. In: Steiner B, Keller F, Wolfersdorf M (Hrsg.) Katamnese-Studien in der Psychiatrie. Hogrefe, Göttingen-Toronto-Zürich, S 21–40

Weissman MM, Bothwell S (1976) Assessment of social adjustment of depressed patients. Arch Gen Psychiat 33: 1111–1115

KAPITEL 22

Lebensstreßforschung bei Depressionen: Ergebnisse und Konsequenzen

F. Keller

Die Auslöserfunktion belastender Lebensereignisse für die Entwicklung einer depressiven Episode wurde in einer Reihe von Studien aufgezeigt und kann inzwischen als belegt angesehen werden (siehe Übersichten in Brown u. Harris 1989; Paykel 1994). Aber auch für Behandlungs- und Verlaufsaspekte von Depression wird dem Auftreten von Lebensstreß ein moderierender Einfluß zugeschrieben. Insbesondere wird vermutet, daß Patienten mit einem schwerwiegenden Lebensereignis im Vorfeld besser auf Behandlung ansprechen und insgesamt auch einen günstigeren Verlauf mit einer geringeren Rückfallwahrscheinlichkeit aufweisen. Im Gegensatz dazu hätten Patienten, deren Episode nicht durch ein erkennbares Lebensereignis ausgelöst wurde und die zumeist als endogen depressiv diagnostiziert werden, eine schlechtere Prognose. Die Auswirkung von Lebensstreß hätte damit ätiologische Bedeutung für die Klassifizierung von depressiven Subgruppen und könnte unterschiedlich bedeutsam für nachfolgende Episoden werden. Bevor auf diesbezügliche Ergebnisse der Lebensstreßforschung und Fragen von Behandlung eingegangen wird, wird ein kurzer Exkurs zur Erfassung von Lebensstreß eingeschoben, da diese für die Interpretation der Ergebnisse bedeutsam ist.

22.1
Erfassung von Lebensstreß

Eine standardisierte Erfassung von Lebensstreß wurde vermutlich zuerst von Holmes u. Rahe (1967) anhand ihrer Schedule of Recent Experiences (SRE) vorgenommen. Die einzelnen Ereignisse wurden später noch gewichtet gemäß dem Ausmaß an Belastung, das in einer Bevölkerungsstichprobe als Normwert für die Wiederanpassungsleistung auf das jeweilige Ereignis ermittelt worden war. Eine weitere, häufig verwendete Skala ist die PERI life events scale (Dohrenwend et al. 1978), die eine Liste von 102 Ereignissen enthält und auch eine Schweregradeinschätzung durch die Befragten ermöglicht. Sie diente auch als Ausgangsbasis für zahlreiche verkürzte Listen und ein Problem in der Lebensereignisforschung besteht wohl darin, daß eine Vielzahl unterschiedlicher Erfassungsinstrumente verwendet wurde und die Ergebnisse daher schwer vergleichbar sind.

Diese fragebogengestützte Einschätzung von Belastung wurde von Brown u. Harris (1978) für unzureichend und theoretisch unbefriedigend gehalten, da sie die spezifischen Lebensumstände und die relevante Biografie der Person nicht berücksichtige. Sie entwickelten daher mit der Life Events and Difficulties Schedule (LEDS) ein Interviewverfahren, das eine kontextabhängige Beurteilung des Grades an Bedrohlichkeit („threat") für Lebensereignisse ermöglicht (z. B. die Schwangerschaft bei einer Verkäuferin oder bei einer Medizinstudentin mitten im Studium).

Die berichteten Ereignisse werden nachträglich durch Interviewer in Konsensuskonferenzen bezüglich Belastungsgrad und weiterer Dimensionen eingeschätzt, d. h. es wird nicht die subjektive Einschätzung der Probanden übernommen, sondern es erfolgt eine Standardisierung anhand des Regelwerks und der Fallvignetten der LEDS. Bei Fragebogen wird hingegen nur der Itemtext standardisiert und es bleibt dem Probanden überlassen, ob seine Erlebnisse in die Rubrik passen und wie belastend sie waren. Aussagen zu Auswirkungen von Lebensstreß sind vor diesem Hintergrund der Erhebungsmethode entsprechend zu interpretieren.

Im deutschen Sprachraum Verbreitung gefunden hat die Münchner Ereignisliste (MEL) von Maier-Diewald et al. (1983). In ihr werden Ereignisse in einer Liste vorgegeben und anschließend mit dem Interviewer durchgesprochen und bewertet (Belastung, positiv-negativ), wobei die Einschätzung des Patienten übernommen wird. Validität und Reliabilität scheinen gut zu sein, sofern die Befragung sorgfältig erfolgt und genügend Gedächtnishilfen aktiviert werden (vgl. Keller 1997).

22.2
Lebensstreß und Depression

Erhöhter Lebensstreß im Vorfeld einer depressiven Episode wurde in einer Reihe von Studien gefunden. Paykel u. Cooper (1992) haben 29 kontrollierte Studien zusammengestellt, in denen eine Gruppe Depressiver mit einer Kontrollgruppe verglichen wird. In nahezu allen Studien war die Anzahl von Lebensereignissen in der Depressionsgruppe höher. Auch in Gemeindestichproben wurden ähnliche Effekte gefunden. Insbesondere die umfassenden Studien von Brown u. Harris (1978, 1986, 1989), durchgeführt in mehreren Londoner Stadtteilen und den Äußeren Hebriden, belegten, daß ein schwerwiegendes Lebensereignis depressionsauslösend sein kann. Freilich ist ein solches Ereignis nicht automatisch mit einer depressiven Episode verknüpft, denn der Zusammenhang bestand nur in etwa einem Fünftel der Fälle. Für dieses differentielle Ansprechen wurden Vulnerabilitätsfaktoren verantwortlich gemacht, v.a. das Fehlen einer vertrauensvollen Beziehung zu Ehemann/ Freund oder einer Freundin (es wurden nur Frauen untersucht).

Während über den Zusammenhang von Lebensstreß und Depression keine grundsätzliche Uneinigkeit mehr besteht, wird weiterhin über die Frage der Spezifität der Ereignisse, die zu einer Depression führen, und die Frage der Subgruppenspezifität diskutiert. In der Frage der Spezifität der Ereignisse kamen Brown und Harris in ihren fundierten Untersuchungen zu dem Ergeb-

nis, daß nur die belastenden Lebensereignisse depressionsauslösende Wirkung
haben, nicht jedoch die länger andauernden Lebensbedingungen („major difficulties"). Die Summation weniger wichtiger Ereignisse oder von Alltagswidrig-
keiten („daily hassles") als eigentlichem Auslöser halten sie ebenfalls für nicht
belegt. Eine Bestätigung dieser Befunde ergab sich in den Studien von Monroe
et al. (1996) und in der eigenen Studie (Keller et al. 1996). Daraus läßt sich
schließen, daß für die Manifestation einer Depression nur die schwerwiegenden Ereignisse von Bedeutung sind, nicht „minor events" und auch nicht ein
kumulierter Effekt aus diesen.

Weitere vorgeschlagene Differenzierungen von Lebensstreßkonzepten und
einige wichtige Befunde dazu sind vereinfacht und ohne Anspruch auf Voll-
ständigkeit in Tabelle 1 zusammengestellt. Eine vertiefte Diskussion der Konzepte und des Wissensstandes findet sich in Keller (1997).

Tabelle 1. Überblick über einige Differenzierungskonzepte von Lebensstreß und Versuch
einer zusammenfassenden Wertung

Ereignistyp	wesentliche Befunde	Literatur
Verlust	wird als depressionsspezifisch angesehen, aber keine eindeutige Beziehung: Verlustereignisse gehen auch anderen Erkrankungen voraus bzw. es gibt Depressionen ohne diese. Eine Häufung im Vorfeld kann jedoch angenommen werden.	Monroe und Simons (1991); Paykel (1994)
interpersonal	ähnlich Verlusttyp, Einfluß v.a. bei soziotropen Persönlichkeiten. In einer Gruppe mit diesem Ereignistyp schnelleres Ansprechen auf Therapie, falls eine Remission stattfand.	Johnson et al. (1994)
leistungs-bezogen	verknüpft mit Autonomie-Konzept. Hinweise auf Kongruenz von Ereignistyp und Soziotropie bzw. Autonomie.	Segal et al. (1992)
Verpflichtung	Bei Ereignissen aus diesem Bereich (bzw. Rollenkonflikt) ergab sich ein etwa dreifach erhöhtes Risiko im Vergleich zu anderen Ereignissen im Vorfeld.	Brown, Bifulco und Harris (1987)
Sorge um Andere („cost of caring")	nur bei Frauen erhöhter Zusammenhang mit Depressivität. Ereignisse aus dem Bereich „Tod/Unfall/ Erkrankungen naher Angehöriger" traten im Vorfeld der Indexepisode fast nur bei Frauen auf, der Unterschied verschwand aber im Katamnesezeitraum und war nicht prädiktiv für Rückfall.	Turner und Avison (1989); Keller (1997)
Gefahr	wird als spezifisch für Angsterkrankungen angesehen.	Finlay-Jones und Brown (1981), Brown (1993)
positiv	bei Depressiven geringe Auftretenshäufigkeit; kaum protektive Funktion.	Wittchen und v. Zerssen (1988)
Neuanfang („fresh-start events")	Ereignisse, die mit einem unerwarteten Neuanfang in einem bedeutsamen Lebensbereich verknüpft sind, aber nicht unbedingt nur positiv sein müssen. Zusammenhang mit Besserung besteht, jedoch nur bei chronischer Depression (> 1 Jahr).	Brown, Adler und Bifulco (1988); Brown (1993)

22.3
Diagnostische Subgruppen

Bei nosologischen Subgruppen interessierte v.a. die Unterscheidung in endogen und neurotisch (bzw. nicht-endogen) Depressive, zumal Lebensstreß auch ein wichtiges ätiologisches Moment für die Trennung der beiden Gruppen darstellen sollte. Auch für die psychopharmakologische und psychotherapeutische Praxis wird dieser Unterschied als wichtig erachtet. Die bipolare Depression wurde schon traditionell als wesentlich stärker biologisch beeinflußt angesehen. Auch hierzu liegen inzwischen einige Lebensstreßstudien vor und sie diente außerdem als Ausgangspunkt für neurobiologische Modelle, v.a. zur Transduktion von Streß in neurobiologische Veränderungen im Modell von Post (s.u.).

Die älteren Untersuchungen zur endogen-neurotisch-Kontroverse fanden zwar Unterschiede zwischen den Gruppen bezüglich Lebensstreß, doch dürften diese durch methodische Mängel mitbedingt sein. Zum einen werden Depressive mit höherem Lebensalter eher als endogen eingestuft, gleichzeitig sinkt aber auch die Zahl von Lebensereignissen mit dem Alter. Zum anderen fließt bei Verwendung des klinischen Urteils als Diagnosekriterium oft die psychosoziale Vorgeschichte mit ein, d.h. wenn Bezüge zu Lebensstreß vorhanden sind, wird eher eine neurotische Depression diagnostiziert ("man findet die Ostereier, die man selbst versteckt hat"). Katschnig et al. (1986) geben dazu einen Überblick und kommen zu dem Schluß, daß es keine Zusammenhänge zwischen phänomenologisch definierten Subtypen und Lebensstreß gibt. Auch Bebbington et al. (1988) fanden in einer eigens daraufhin konzipierten Studie keine Unterschiede.

Neuerliche Aktualität erreichte die Fragestellung durch zwei parallel angelegte Arbeiten von Frank et al. (1994) und Brown et al. (1994). Beide Untersuchungen fanden bei endogen Depressiven einen signifikant geringeren Anteil von Patienten mit Lebensereignissen im Vorfeld (45% bzw. 40% vs. 65% bzw. 73% in der nicht-endogenen Gruppe). Brown et al. konnten jedoch zeigen, daß bei den endogenen eine deutliche Diskrepanz zwischen Erst- und Mehrfacherkrankten festzustellen war. Patienten mit der ersten Episode hatten zu 59% ein schwerwiegendes Lebensereignis im Vorfeld, Patienten mit zwei und mehr Episoden nur noch in 22% der Fälle. Bei den nicht-endogenen war der Anteil mit Lebensereignissen unabhängig von der Zahl der Episoden. Daraus läßt sich ableiten, daß die bislang gefundenen Differenzen wesentlich davon abhängen, wieviele endogen Depressive mit erster Episode in einer Stichprobe enthalten sind. In der Frank et al.-Studie waren nur mehrfach Erkrankte enthalten, weshalb dieser Unterschied gemäß Vorgeschichte nicht gefunden werden konnte.

Der Einfluß von Lebensstreß bei bipolar Depressiven ist sehr viel weniger untersucht, doch lassen die Untersuchungen erkennen (vgl. Keller 1997), daß auch in dieser Gruppe in etwa 20% der Fälle ein schwerwiegendes Lebensereignis vorausgeht. Das Wirkintervall verkürzt sich auf einen Monat (bei uni-

polar Depressiven wird für die Auswirkung von Lebensstreß eine Risikozeit
von drei Monaten angenommen).

22.4
Bedeutsamkeit für die Praxis und therapeutische Implikationen

Welche Folgerungen lassen sich aus diesen Befunden für den Behandlungsverlauf ziehen? Bezüglich der Dauer der stationären Behandlung waren bei Keller
(1997) keine Differenzen zwischen den verschieden belasteten Patientengruppen zu finden, und damit ergaben sich auch keine Hinweise auf eine schnellere
Besserung bei „Lebensstreßpatienten". Bei Monroe et al. (1992) sprachen Patienten mit belastenden Lebensereignissen im Vorfeld sogar signifikant
schlechter auf Therapie an. Alle Patienten hatten jedoch eine Vorgeschichte
von mindestens zwei depressiven Episoden, d. h. Lebensstreß könnte sich in
dieser Gruppe negativer auswirken als bei Ersterkrankten.

Bedeutsam sind auch Befunde, wonach abhängig vom Ausmaß an Lebensstreß eine unterschiedlich lange Zeit vom Episodenbeginn bis zum Aufsuchen
von Behandlung verging. Monroe et al. (1991) fanden, daß Personen mit
hohem Streß schneller eine Behandlung aufsuchten, während Personen ohne
besonderen Streß im Vorfeld vermutlich Schwierigkeiten hatten, die Schwere
der Problematik zu erkennen und professionelle Hilfe aufzusuchen. Im Schnitt
lag die Differenz bei über drei Monaten. Das Verstreichenlassen einer solchen
Zeitspanne verlängert nicht nur persönliches Leiden, sondern verstärkt auch
die sozialen Folgen einer depressiven Episode. Bei sehr hohem Streß kann
freilich wieder ein umgekehrter Effekt auftreten; bekannt geworden ist in diesem Zusammenhang das plakative „no time for depression" aus einer Studie
von Ginsburg und Brown (1982), in der die depressive Symptomatik von Müt-
tern kleiner Kinder als natürliche Reaktion auf Streß interpretiert wurde und
deshalb keine antidepressive Behandlung nötig bzw. möglich schien.

Die etwa gleich lange Behandlungszeit in der eigenen Studie könnte dafür
sprechen, daß die Therapie spezifisch auf jeden einzelnen Patienten ausgerichtet ist und im Mittel eine vergleichbare Besserungsrate resultiert (die Korrelationen zwischen vorstationärem Lebensstreß und Entlaß-Symptomatik
sind minimal). Der heutige Standard für stationäre Depressionsbehandlung
beinhaltet ohnehin eine kombinierte pharmako- und psychotherapeutische
Vorgehensweise (Wolfersdorf 1995; in diesem Band), d. h. kognitive Verzerrungen, absehbare Folgen und die emotionalen sowie sozialen Begleitumstän-
den der Lebensereignisse und -bedingungen werden thematisiert.

Trotz dieser Vergleichbarkeit am Ende der stationären Behandlung ist das
Rückfallrisiko in Abhängigkeit von Lebensstreß unterschiedlich hoch. In Abb. 1
ist die Wahrscheinlichkeit eines Rückfalls dargestellt, wie sie sich bei der
Stichprobe stationär behandelter Depressiver für das Jahr nach Entlassung
aufgrund der drei Prädiktoren ‚belastende Lebensereignisse und -bedingun-
gen vor Aufnahme', ‚Entlaß-Symptomatik (BDI)' und ‚belastendes Lebensereignis im Katamnesejahr' ergibt. Die Werte entstammen einer hierarchischen

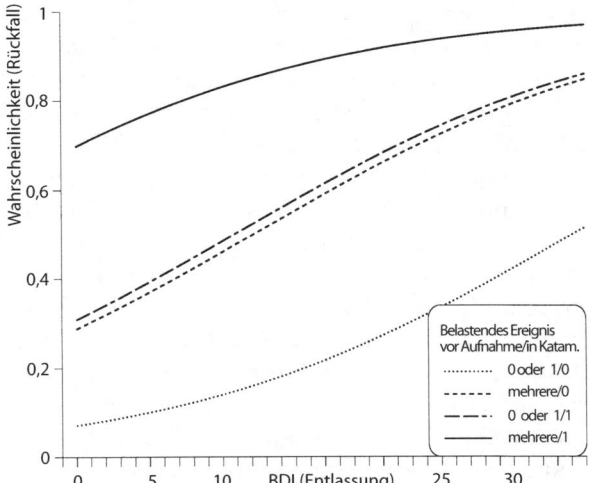

Abb. 1. Rückfallrisiko im Katamnesejahr, ermittelt über eine logistische Regressionsanalyse mit den Prädiktoren ‚belastende Lebensereignisse und -bedingungen vor Aufnahme‘, ‚Entlaß-Symptomatik (BDI)‘ und ‚belastendes Lebensereignis im Katamnesejahr‘

logistischen Regressionsanalyse, in die die drei Prädiktoren sukzessiv in ihrer zeitlichen Reihenfolge eingingen und jeweils einen zusätzlichen signifikanten Anteil erklärten (vgl. Keller 1997). Der Lebensstreß vor Aufnahme wurde dichotomisiert in kein/ein belastendes Ereignis vs. mehr als eines, da sich in den Survivalanalysen gezeigt hatte, daß erst Patienten mit mehr als einem belastenden Ereignis vor Aufnahme eine höhere Rückfallrate hatten. In der Katamnesezeit wurde gemäß den Brown und Harris-Befunden, wonach bereits dem Auftreten eines einzigen belastenden Lebensereignisses Bedeutung zukommt, in 0 vs. >0 dichotomisiert. Personen ohne besonderen Lebensstreß (Kombination: 0 oder 1/0) hätten demnach ein vergleichsweise geringes Risiko, selbst wenn sie mit mittlerer Symptomatik entlassen werden. Auf der anderen Seite haben Patienten mit Lebensstreß vor Aufnahme und nach Entlassung selbst bei geringer Entlaß-Symptomatik ein hohes Rückfallrisiko. Die beiden übrigen Kurven liegen etwa dazwischen.

Für die Identifizierung von Risikopatienten ist nun die Festlegung einer Risikoschwelle notwendig, die einen Kompromiß zwischen vertretbarem Aufwand für weitere therapeutische Maßnahmen und der Gewichtung falsch positiv bzw. falsch negativ Vorhergesagter erlaubt. Da die Werte in Abb. 1 insgesamt nicht überinterpretiert werden sollten (die Lebensereignisse im Katamnesejahr sind auf den Rückfallzeitraum von drei Monaten bezogen, d. h. der Rückfall ist bereits bekannt), bietet es sich im Hinblick auf die Praxis an, die Situation bei Entlassung zu betrachten. Nach Keller (1997) ergab sich für die Situation bei Entlassung in einer logistischen Regression mit den beiden ersten Prädiktoren (Lebensereignis vor Aufnahme und Entlaß-Symptomatik) eine signifikante Vorhersage auf den weiteren Verlauf. Die optimale Zahl korrekt zugeordneter Fälle lag bei 68 % mit jeweils etwa 30 % falsch positiv und falsch negativ vorhergesagter Fälle, wenn eine Rückfallwahrscheinlichkeit von 0,56 verwendet wurde. Im klinischen Interesse sollte das Gewicht auf die korrekte Vorhersage von Rückfällen gelegt werden, d.h. die Schwelle sollte erniedrigt werden. Bei einer willkürlich anhand der Daten festgelegten Schwelle (p = 0,38) werden dann nur 9 der insgesamt 32 Rückfälle nicht vorhergesagt. Allerdings werden durch das Absinken der Schwelle nunmehr auch 24 Personen für Rückfälle gehalten, obwohl sie dann gar keinen haben.

Abgesehen von den begrenzten Möglichkeiten zu weiterer stationärer Therapie (optimale Therapie sollte ja bereits stattgefunden haben) und generell geringer Einflußmöglichkeiten auf die Verarbeitung zukünftiger Lebensereignisse müssten auch die erzielbare Erfolgsquote und Kosten für Rückfälle in Beziehung zueinander gesetzt werden. Bei solchen ökonomischen Betrachtungen zeigte sich für die USA, daß ambulante Behandlung nur etwa ein Drittel der stationären Behandlung kostete, daß aber mit zunehmendem Schweregrad von Depression die Variabilität in den Behandlungskosten stieg (Hu u. Rush 1995) und eine sinnvolle Prognose daher immer schwieriger wird.

Aus diesen Betrachtungen sollte auch ersichtlich werden, daß Forschung nicht bei der alleinigen Angabe der statistischen Signifikanz von Prädiktoren stehenbleiben darf. Diese mag zwar für theoretische Schlußfolgerungen wichtig sein, um Beziehungen zwischen Variablen bzw. Konstrukten zu erhärten, aber ohne Angaben zur Größenordnung der Regressionsgewichte und der Vorhersagequalität ist ihr Erkenntnisgewinn gering. Die Diskussion um den Nutzen (bzw. die Nutzlosigkeit) von Signifikanztests wird seit Jahrzehnten geführt, ohne daß hier entscheidende Einsichten und Änderungsansätze in der Forschungspraxis zu erkennen wären. Stellvertretend sei ein Artikel von Cohen (1994) erwähnt, der neuerlich auf diese Problematik eingeht und ein Beispiel von Tukey zitiert, in der dieser Korrelationskoeffizienten, übertragen auf die Federgesetze aus der Physik, auf dem Niveau von „wenn man an der Feder zieht, wird sie länger" einordnet.

Konkrete Therapievorschläge werden in der Literatur zur Lebensstreßforschung so gut wie nie angeführt. Die sehr detaillierten Analysen und Betrachtungen der Monroe-Gruppe (Monroe et al. 1992; 1996) z.B. enthalten überhaupt keine Überlegungen zu therapeutischen Konsequenzen. Paykel (1994) empfiehlt in seinem Übersichtsartikel, das Auftreten eines belastenden Lebensereignisses als Signal für eine Zeit mit beträchtlich erhöhtem Risiko zu werten und durch Krisenintervention oder andere stützende Maßnahmen den Fortgang von verstehbarer Belastungsreaktion zur pathologischen Störung zu verhindern. Diese Sichtweise ist kompatibel damit, daß das Auftreten belastender Lebensereignisse selbst selten beeinflußbar ist und deshalb auch eher ein Schutz vor den Folgen anzustreben ist.

Zum einen geschieht dies durch einen psychopharmakologischen Schutz in Form einer antidepressiven Erhaltungsmedikation. Deren Notwendigkeit über mindestens ein halbes Jahr nach Remission hinaus ist unbestritten (Übersicht z.B. bei Zimmermann 1993). Gleichzeitig wird in kontrollierten Studien, z.B. Monroe et al. (1996), aber deutlich, daß Lebensereignisse einen zusätzlichen Erklärungswert für Rückfälle aufweisen und diese keineswegs nur auf Non-compliance zurückzuführen sind.

Der zweite, in gleicher Weise wichtige Schwerpunkt liegt im psychotherapeutischen Bereich, ohne daß hier eine genauere Abwägung zur Wirksamkeit verschiedener psychotherapeutischer Ansätze vorgenommen werden muß. Aus tiefenpsychologischer Sicht würde z. B. eher die Aufarbeitung des „globalen Gefühls des existentiellen Zuwenig" (Wolfersdorf 1995) erfolgen, in kognitiven Modellen der Depression, wie sie v.a. Beck (1983) postuliert hat, kämen verhaltenstherapeutisch-kognitive Techniken zur Anwendung, die auf eine „Realitätskontrolle" (Aufdeckung negativer Schemata und dysfunktionaler Grundannahmen) abzielen. Das Beck'sche Modell wurde v.a. wegen der daraus abgeleiteten wirksamen Behandlungsvorschläge populär, obwohl die ätiologische Relevanz der postulierten Prozesse nicht zweifelsfrei belegt werden konnte (Hautzinger 1991) und sich die Hinweise mehren, daß dysfunktionale Einstellungen und kognitive Verzerrungen eher eine Folge denn eine Ursache von Depression sind. Die Annahme einer negativ gefärbten „fehlerhaften Wahrnehmung" von Lebensereignissen als Ursache für das Entstehen einer depressiven Episode wird dadurch ebenfalls relativiert. Konzepte wie Soziotropie und Autonomie sind in der Theorie Beck's auch keine statischen Persönlichkeitszüge, im Unterschied zur psychoanalytischen Denkweise, wo sie in der Kindheit angelegt sind und relativ unverändert bestehen bleiben (Coyne u. Whiffen 1995).

Der Einbeziehung der sozialen Umwelt und der Angehörigen in den therapeutischen und rückfallprophylaktischen Prozeß, z. B. in Form von Familiengesprächen und Angehörigengruppen, ist in den letzten Jahren intensiviert worden, doch kann auch ein Ausbau sozialer Unterstützung nicht unreflektiert als Allheilmittel dienen (vgl. auch Ruppe et al. in diesem Band). Veiel (1993) fand eine fast lineare Beziehung zwischen der Anzahl von Verwandten (nicht aber Freunden) und der Wahrscheinlichkeit eines Rückfalls. Diese Beziehung galt freilich nur für Frauen ohne externes Arbeitsverhältnis, war aber unabhängig von vorgängiger Symptomatik und pharmakologischer Erhaltungstherapie. Paykel et al. (1996) kommen zu dem Ergebnis, daß psychosoziale Faktoren (in ihrer Studie sogar einschließlich der Lebensereignisse) relativ uninteressant sind für den weiteren Verlauf schwerer und rezidivierender Depressionen. Diese Befunde sowie diejenigen von Brown et al. (1994) und Frank et al. (1994) verweisen auf eine zunehmende „Endogenisierung" bei wiederholten Episoden und auf die Notwendigkeit, eine breitere und mehrere Meßebenen integrierende Sichtweise einzunehmen. Freilich sei nochmals daran erinnert, daß in anderen Studien ein nachweisbarer zusätzlicher Effekt von Lebensereignissen auf das Rückfallrisiko bestand (Keller 1997; Monroe et al. 1996; Reck et al. 1996).

22.5
Psychobiologische Modelle

Klinische Beobachtungen, daß Lebensereignisse bei Erstmanifestationen von Depressionen eine wichtige Rolle spielen und in späteren depressive Episoden als Auslöser zunehmend in den Hintergrund treten, gehen bereits auf Kraepelin zurück. Post (Post et al. 1986; Post 1992) hat dazu ein neurobiologisches Modell vorgeschlagen, das auf dem Prinzip einer gesteigerten Empfindlichkeit für anfänglich nicht pathogene Reize beruht, wie es im Tierversuch für Anfallsleiden belegt werden konnte. Die Entwicklung von exogener Auslösung hin zu weitgehend autonomem Auftreten wird als ‚kindling‘ bezeichnet und Post zieht hier Parallelen zur zunehmenden Autonomie des Krankheitsverlaufs von Depressionen. Obwohl es sich bei Epilepsie und (bipolarer) Depression um zwei sehr verschiedene Krankheitsprozesse handelt und Post selbst vor Vereinfachungen warnt, besticht das Modell dadurch, daß die weitere neurobiologische Beeinflussung bis hin zur Ebene intrazellulärer Veränderungen skizziert wird (vgl. Post 1992, Abb. 1) und damit nicht nur bei einer vagen Forderung nach der Integration biopsychosozialer Faktoren stehenbleibt, wie sie zwar oft zu lesen ist, gleichzeitig aber keinerlei Erkenntnisfortschritt anstößt. Als weitere Konsequenz ergibt sich aus diesem Modell, daß eine affektive Episode durch diese Strukturveränderungen ‚Narben‘ hinterläßt, die eine Prädisposition für zukünftige Episoden darstellen.

Während Post (1992) die zunehmende Autonomie des Krankheitsverlaufs für belegt hält, bezweifeln Ramana und Bebbington (1995) sowie Johnson u. Roberts (1995) übereinstimmend die empirische Basis für diese Aussage, da die meisten Studien retrospektiv und zu kurz angelegt seien. Inzwischen fanden Winokur et al. (1994) in einer 10-Jahresstudie sogar fast gleiche Intervall-Längen für die beiden 5-Jahres-Abschnitte und keine systematischen Verkürzungen der Episodendauer bei bipolaren Patienten. Trotzdem ist es ein Verdienst des Post'schen Modells, daß es Mechanismen für eine „downward causation" vorschlägt.

Ein neues Forschungsfeld entsteht auch auf dem Gebiet der Psychoneuroimmunologie. Zur Veränderung von Immunparametern als Folge psychosozialer Belastungen, v.a. von Verlustereignissen, liegen einige Studien vor, deren Ergebnisse jedoch noch nicht schlüssig sind (Schulz u. Schulz 1995). Methodische Probleme (kleine Stichproben, Querschnittsdaten), das ungenügende Wissen über Veränderungszeiträume in immunologischen Parametern und der Einfluß veränderter Lebensgewohnheiten (Schlaf, Ernährung, Medikamente usw.), die infolge eines Ereignisses wie einer Verwitwung unabdingbar sein dürften, verhindern aussagekräftige Schlußfolgerungen. Dennoch dürften sich nach Überwindung dieser „Anfangsschwierigkeiten" vielversprechende neue Erkenntnisse auf einer übergeordneten Ebene ergeben. Dabei muß jedoch betont werden, daß die Qualität der Erfassung von Lebensstreß darüber nicht vernachlässigt werden darf (wie es in diesen Studien noch der Fall ist) und zukünftige Forschung gerade daran zu messen sein dürfte, inwieweit sie die verschiedenen Meßebenen auf dem jeweils aktuellen Forschungsstand einbezieht und nicht in einen einseitigen Reduktionismus verfällt.

22.6
Literatur

Bebbington PE, Brugha T, MacCarthy B, Potter J, Sturt E, Wykes T, Katz R, McGuffin P (1988) The Camberwell Collaborative Depression Study: I. Depressed probands: Adversity and the form of depression. British Journal of Psychiatry 152: 754-765

Beck AT (1983) Cognitive therapies of depression: New perspectives. In: PJ Clayton, JE Barrett (eds) Treatment of depression: Old controversies and new approaches. Raven, New York, S 265–290

Brown GW (1993) Life events and affective disorder: replications and limitations. Psychosomatic Medicine 55: 248-259

Brown GW, Adler Z, Bifulco A (1988) Life events, difficulties and recovery from chronic depression. British Journal of Psychiatry 152: 487–498

Brown GW, Bifulco A, Harris TO (1987) Life events, vulnerability and onset of depression. British Journal of Psychiatry 150: 30–42

Brown GW, Harris TO (1978) Social origins of depression. London: Tavistock

Brown GW, Harris TO (1986) Establishing causal links: The Bedford College studies of depression. In: H Katschnig (Ed) Life events and psychiatric disorders: Controversial issues. University Press, Cambridge, S 107–187

Brown GW, Harris TO (1989) Depression. In: GW Brown, TO Harris (eds) Life events and illness. Guilford Press, New York, S 49-93

Brown GW, Harris TO, Hepworth C (1994) Life events and endogenous depression: A puzzle reexamined. Arch Gen Psychiatry 51: 525-534

Cohen J (1994) The earth is round (p < .05). American Psychologist 49: 997–1003

Coyne JC, Whiffen VE (1995) Issues in personality as diathesis for depression: The case of sociotropy-dependency and autonomy-self-criticism. Psychological Bulletin 118: 358–378

Dohrenwend BS, Krasnoff L, Askenasy AR, Dohrenwend BP (1978) Exemplification of a method for scaling life events: The PERI Life Events Scale. Journal of Health and Social Behavior 19: 205-229

Finlay-Jones R, Brown GW (1981) Types of stressful life event and the onset of anxiety and depressive disorder. Psychological Medicine 11: 803-815

Frank E, Anderson B, Reynolds CF, Ritenour A, Kupfer DJ (1994) Life events and the research diagnostic criteria endogenous subtype: A confirmation of the distinction using the Bedford College methods. Arch Gen Psychiatry 51: 519-524

Ginsberg SM, Brown GW (1982) No time for depression: A study of help-seeking among mothers of preschool children. In: D Mechanic (ed) Symptoms, illness behavior, and help-seeking. Prodist, New York, S 87–114

Hautzinger M (1991) Perspektiven für ein psychologisches Konzept der Depression. In: Ch Mundt, P Fiedler, H Lang, A Kraus (Hrsg) Depressionskonzepte heute: Psychopathologie oder Pathopsychologie? Springer, Berlin, S 236–248

Holmes TH, Rahe RH (1967) The Social Readjustment Rating Scale. Journal of Psychosomatic Research 11: 213–218

Hu T-W, Rush AJ (1995) Depressive disorders: Treatment patterns and costs of treatment in the private sector of the United States. Social Psychiatry and Psychiatric Epidemiology 30: 224–230

Johnson SL, Monroe S, Simons A, Thase ME (1994) Clinical characteristics associated with interpersonal depression: Symptoms, course and treatment response. Journal of Affective Disorders 31: 97-109

Johnson SL, Roberts JE (1995) Life events and bipolar disorder: Implications from biological theories. Psychological Bulletin 117: 434-449

Katschnig H, Pakesch G, Egger-Zeidner E (1986) Life stress and depressive subtypes: A review of present diagnostic criteria and recent research results. In: H Katschnig (ed) Life events and psychiatric disorders: Controversial issues. University Press, Cambridge, S 201–245

Keller F (1997) Belastende Lebensereignisse und der Verlauf von Depressionen. Waxmann-Verlag, Münster

Keller F, Spieß M, Hautzinger M (1996) Statische und dynamische Prädiktoren für den Verlauf depressiver Erkrankungen: eine Auswertung mittels verallgemeinerter Schätzgleichungen. Zeitschrift für Klinische Psychologie 25: 234–243

Maier-Diewald M, Wittchen H-U, Hecht H, Werner-Eilert K (1983) Die Münchner Ereignisliste (MEL) – Anwendungsmanual. Max-Planck-Institut für Psychiatrie, München

Monroe SM, Kupfer DJ, Frank EF (1992) Life stress and treatment course of recurrent depression: I. Response during index episode. Journal of Consulting and Clinical Psychology 60: 718-724

Monroe SM, Roberts JE, Kupfer DJ, Frank EF (1996) Life stress and treatment course of recurrent depression: II. Postrecovery associations with attrition, symptom course, and recurrence over three years. Journal of Abnormal Psychology 105: 313–328

Monroe SM, Simons AD (1991) Diathesis-stress theories in the context of life stress research: Implications for the depressive disorders. Psychological Bulletin 110: 406-425

Monroe SM, Simons AD, Thase ME (1991) Onset of depression and time to treatment entry: Roles of life stress. Journal of Consulting and Clinical Psychology 59: 566-573

Nolen-Hoeksema S, Girgus JS (1994) The emergence of gender differences in depression during adolescence. Psychological Bulletin 115: 424–443

Paykel ES (1994) Life events, social support and depression. Acta Psychiatrica Scandinavica, Suppl 377: 50–58

Paykel ES, Cooper Z (1992) Life events and social stress. In: ES Paykel (ed) Handbook of Affective Disorders (2nd ed). Churchill Livingstone, Edinburgh, S 149-170

Paykel ES, Cooper Z, Ramana R, Hayhurst H (1996) Life events, social support and marital relationships in the outcome of severe depression. Psychological Medicine 26: 121–133

Post RM (1992) Transduction of psychosocial stress into the neurobiology of recurrent affective disorder. American Journal of Psychiatry 149: 999–1010

Post RM, Rubinow DR, Ballenger JC (1986) Conditioning and sensitisation in the longitudinal course of affective illness. British J. of Psychiatry 149: 191–201

Ramana R, Bebbington P (1995) Social influences on bipolar affective disorders. Social Psychiatry and Psychiatric Epidemiology 30: 152-160

Reck C, Fiedler P, Mundt Ch, Backenstraß M, Kronmüller K-TH, Sommer G (1996) Kritische Lebensereignisse und deren Bedeutung für den Verlauf depressiver Störungen. Nervenarzt 67 (Suppl. 1): 106

Schulz H, Schulz K-H (1995) Psychoneuroimmunologische Studien zu psychosozialen Belastungen und psychologischen Interventionen – ein kritischer Überblick. In: K Pawlik (Hrsg) Bericht über den 39. Kongreß der Deutschen Gesellschaft für Psychologie in Hamburg 1994. Hogrefe-Verlag, Göttingen, S 403–409

Segal ZV, Shaw BF, Vella DD, Katz R (1992) Cognitive and life stress predictors of relapse in remitted unipolar depressed patients: Test of the congruency hypothesis. Journal of Abnormal Psychology 101: 26–36

Turner RJ, Avison WR (1989) Gender and Depression: Assessing Exposure and Vulnerability to Life Events in a Chronically Strained Population. Journal of Nervous and Mental Disease 177: 443–455

Veiel HOF (1993) Detrimental effects of kin support networks on the course of depression. Journal of Abnormal Psychology 102: 419–429

Winokur G, Coryell W, Akiskal HS, Endicott J, Keller M, Mueller T (1994) Manic-depressive (bipolar) disorder: The course in light of a prospective ten-year follow-up of 131 patients. Acta Psychiatrica Scandinavica 89: 102–110

Wittchen H-U, von Zerssen D (1988) Verläufe behandelter und unbehandelter Depressionen und Angststörungen. Springer-Verlag, Berlin

Wolfersdorf M (1995) Depressive Störungen. Phänomenologie, Aspekte der Psychodynamik und -therapie. Psychotherapeut 40: 330–347

Zimmermann U (1993) Mittel- und langfristige Therapie der unipolaren Depression. Psychiatrische Praxis 20, Suppl: 59–63

Der Verlauf der psychosozialen Integration bei der Major Depression unter Berücksichtigung der Episodenanzahl*

U. Zimmermann

23.1
Einleitung

Zahlreiche Untersuchungen haben für die Major Depression einen sich progredient verschlechternden Verlauf beobachtet (Keller et al. 1983).

Ausgehend von der Narben-Theorie von Lewinsohn et al. (1981) kann jede depressive Episode als ein verletzender Einschnitt im Leben der Betroffenen verstanden werden, der weitreichende psychosoziale Konsequenzen nach sich zieht. Je länger schon eine Vorgeschichte von depressiven Phasen besteht, desto ausgeprägter und beeinträchtigender müßten folgerichtig nach Lewinsohn die psychosozialen Residualeffekte sein und destso höher das Rückfallrisiko.

Die vorliegende Untersuchung vergleicht deshalb ersterkrankte unipolar Depressive mit rezidivierend erkrankten unipolar Depressiven hinsichtlich ihrer psychosozialen Beeinträchtigung während der akute Episode bei Aufnahme und ein Jahr nach der Entlassung aus stationärer Behandlung. Es soll überprüft werden, ob rezidivierend Erkrankte durch die vorangangene Krankheitsgeschichte eine ungünstigere psychosoziale Anpassung in verschiedenen Rollenbereichen (Wohnen, Arbeit, Haushalt, Verwandtschaft, Partnerschaft, Kindererziehung, Freizeit etc.) aufweisen als Ersterkrankte oder ob gar bei einer längeren Krankheitsvorgeschichte eine weitere Episode einen geringeren Einschnitt in die psychosoziale Integration der Betroffenen bedeutet als eine erste Episode einer Major Depression.

23.2
Methodik

Die Arbeit stellt den 1-Jahres Verlauf von 164 Patienten dar, die sich zuvor wegen einer unipolaren Major Depression ohne Wahn in stationärer psychiatrischer Behandlung auf der Depressionsstation der ZfP Weissenau befanden (Wolfersdorf et al. 1995).

Die prospektiv angelegte Studie untersuchte u. a. mittels halbstrukturierter Interviews den psychopathologischen und psychosozialen Verlauf. Die psychopathologische Symptomatik wurde bei Aufnahme mit dem Strukturierten klinischen Interview für DSM-III-R (SKID) erhoben, zum Katamnesezeitpunkt mit dem Katamnese-Interview-Schedule (KIS) in Anlehnung an das

* Die vorgestellte Studie wird von der DFG gefördert (Wo 472/2–1).

LIFE (Keller et al. 1987). Die Erhebung der psychosozialen Faktoren fand zu zwei Zeitpunkten statt (Aufnahme und Katamnese) . Die Patienten wurden jeweils retrospektiv zu den vorangegangenen 3 Monaten mittels der Social-Interview-Schedule (SIS) befragt.

23.3
Ergebnisse

Bei *Aufnahme* (n = 164) unterscheiden sich Erst- und Mehrfacherkrankte hinsichtlich der Zufriedenheit mit der Hausarbeit. Mehrfacherkrankte sind unzufriedener (M = 2.45, SD = 1.27) mit der Tätigkeit im Haushalt als Ersterkrankte (M = 2.13, SD = 1.09; p = 0.06). Auch sind Mehrfacherkrankte signifikant häufiger berufstätig als Ersterkrankte (56.4% vs. 43.6%; chi^2 = 5.1, df = 1). Ferner berichten rezidivierend Erkrankte über mehr objektive Belastungen bei der Kindererziehung (M = 1.62, SD = .72) als Ersterkrankte (M = 1.17, SD = .87; p = .06) und über mehr Schwierigkeiten im Umgang mit ihren Kindern (M = 1.71 (SD = 2.13) vs. M = 1.26 (SD = .76); p = .06). Ein tendenzieller Unterschied zeigt sich auch in der Partnerschaft. Rezidivierend Erkrankte berichten in diesem Rollenbereich allerdings über weniger Schwierigkeiten bei der gemeinsamen Entscheidungsfindung (M = 1.50, SD = 1.23) als Ersterkrankte (M = 1.91, SD = 2.20; p = .09).

Bei *Katamnese* lassen sich deutlich mehr signifikante Unterschiede zwischen Erst- und Mehrfacherkrankten finden (s. Tabelle 1). Allerdings weisen im Gegensatz zu der Ausgangshypothese Ersterkrankte deutlich mehr Beeinträchtigungen in den verschiedenen sozialen Rollenbereichen auf als rezidivierend Erkrankte, was sich auch in den Summenscores abbildet. Ausnahmen bilden die Bedingungen im Haushalt und die Zufriedenheit als Elternteil, wo rezidivierend Erkrankte von signifikant mehr Belastungen berichten.

Von n = 88 Patienten liegen vollständige SIS-Daten über den *Verlauf* vor. Wie aus Tabelle 2 ersichtlich wird, berichten rezidivierend Erkrankte zeitlich konstant über signifikant schlechtere Bedingungen, Zurechtkommen und Unzufriedenheit bei der Kindererziehung. In allen anderen Rollenbereichen verzeichnen aber Ersterkrankte einen ungünstigeren Verlauf. Zwar sind Patienten, die zum ersten Mal an einer Major Depression erkrankt sind, bei Aufnahme nicht sozial beeinträchtigter als rezidivierend Erkrankte, jedoch verändert sich dies bis zur Katamnese. Obwohl sich beide Gruppen im psychopathologischen Verlauf nicht signifikant unterscheiden (kein sign. Unterschied in der Rückfallrate), verschlechtert sich die Gruppe der Ersterkrankten über die Zeit hinweg signifikant in den Bereichen Arbeitszufriedenheit, Arbeitsinteraktion, Einkommen, Freizeit, Kontakte, Häusliche Situation, Alleinleben und Partnerschaft. Der Summenscore über die Zufriedenheitswerte bildet diese Entwicklung ebenfalls ab.

Die differenzielle *Rückfallprädiktion* für Erst- und Mehrfacherkrankte mittels der Survivalanalyse gelang für zwei Rollenbereiche. Ein signifikant höheres Rückfallrisiko (mindestens 8 Wochen Remission) tragen Patienten, die

Tabelle 1. Psychosoziale Unterschiede bei Katamnese getrennt nach ‚Erst-‘ vs. ‚Mehrfacherkrankten‘. Mittelwerte und Standardabweichungen (höhere Werte bedeuten mehr Belastungen); *KW* Kruskal-Wallis; *J* Jonckeere

	Erst-erkrankte (n = 57)	Mehrfach-erkrankte (n = 116)	Test sign.
Arbeit			
Zufriedenheit	2.3	2.0	KW*
	(.7)	(.6)	
Social Support	1.6	1.7	TT
	(.7)	(.6)	p = .079
Hausarbeit			
Belastungen	1.1	1.4	TT*
	(.3)	(.8)	KW*
Einkommen			
Belastungen	1.7	1.4	TT*
	(1.0)	(.8)	KW*
Freizeit			
Ausmaß	2.2	1.9	TT*
	(1.2)	(1.0)	J*
Zufriedenheit	2.6	2.3	TT*
	(.9)	(.8)	J*
Kontakte			
Freunde	1.4	1.3	TT
	(.5)	(.5)	
Zufriedenheit	2.4	2.1	TT**
	(.8)	(.7)	KW**
Häusliche Situation			
Belastungen	1.9	1.5	J*
	(1.0)	(.9)	
Zufriedenheit	2.5	2.0	KW**
	(.7)	(.9)	
Ohne Partner			
Zufriedenheit	3.0	2.4	KW**
	(.6)	(.7)	
Partnerschaft			
Entscheidungen	2.0	1.7	J*
	(.9)	(.9)	
Kinder			
Zufriedenheit	1.8	2.2	J*
	(.7)	(.9)	
Belastungen			
Summenscore	16.0	14.8	TT*
	(4.8)	(4.0)	
Management			
Summenscore	18.0	16.5	TT*
	(5.9)	(5.2)	
Zufriedenheit			
Summenscore	22.6	20.9	TT**
	(5.6)	(4.1)	KW*

$^* = p \leq 0.05; ^{**} = p \leq 0.01;$

schon vor Aufnahme mit der Hausarbeit unzufrieden waren ($chi^2 = 4.93$, $df = 1$, $p = .03$). Auch werden rezidivierende Patienten signifikant häufiger rückfällig als andere Mehrfacherkrankte, wenn sie Schwierigkeiten im Zurechtkommen mit der Verwandtschaft haben ($chi^2 = 5.27$, $df = 1$, $p = .02$).

Tabelle 2. *Unterschiede im psychoszialen Verlauf* getrennt für Erst- vs. Mehrfacherkrankte. Mittelwerte und Standardabweichungen (höhere Werte bedeuten mehr Belastungen); Z Zeiteffekt; *A* Gruppeneffekt; *ZA* Interaktionseffekt

Ersterkrankte (n = 28) Mehrfacherkrankte (n = 60)	Vor Aufnahme	Bei Katmanese	Varianzanalyse Signifikanz
Arbeit			
Zufriedenheit	2.45 (1.12)	2.33 (.65)	Z*
	2.25 (.78)	1.97 (.58)	A*
Arbeitsinteraktion			
Soziale Unterstützung	1.64 (.65)	1.55 (.77)	ZA p = .07
	1.54 (.73)	1.69 (.59)	
Zufriedenheit	2.00 (.79)	2.11 (.73)	ZA*
	2.15 (.77)	1.82 (.57)	
Einkommen			
Objektive Bedingungen	1.50 (.85)	1.73 (.96)	A p = .09
	1.45 (.81)	1.41 (.80)	ZA*
Freizeit			
Ausmaß	2.37 (1.16)	2.23 (1.18)	Z**
	2.38 (1.11)	1.86 (1.00)	ZA p = .09
Zufriedenheit	2.51 (1.04)	2.56 (.91)	Z*
	2.60 (.96)	2.29 (.76)	ZA*
Kontakte			
Zufriedenheit	2.51 (.90)	2.42 (.84)	Z**
	2.37 (.85)	2.10 (.66)	A*
Häusliche Situation			
Objektive Bedingungen	1.63 (.96)	1.92 (1.03)	ZA**
	1.81 (1.04)	1.50 (.86)	
Zurechtkommen	1.57 (.94)	2.04 (1.09)	ZA**
	1.73 (1.01)	1.68 (.84)	
Zufriedenheit	2.08 (.77)	2.54 (.72)	A p = .07
	2.07 (.86)	2.00 (.85)	ZA*
Ohne Partnerschaft			
Zufriedenheit	3.27 (.87)	3.00 (.63)	Z**
	2.83 (.93)	2.43 (.65)	A**
Partnerschaft			
Entscheidungen	1.91 (1.10)	2.00 (.91)	A*
	1.50 (.83)	1.66 (.94)	
Kinder			
Objektive Bedingungen	1.17 (.58)	1.31 (.47)	A*
	1.62 (.82)	1.53 (.72)	
Zurechtkommen	1.26 (.54)	1.25 (.57)	A**
	1.71 (.92)	1.68 (.97)	
Zufriedenheit	1.96 (.98)	1.75 (.68)	A*
	2.25 (.99)	2.24 (.89)	
Summenscore			
Zufriedenheit	22.98 (5.17)	22.63 (5.54)	Z**
	22.86 (4.84)	20.91 (4.07)	A p = .12 ZA p = .06

*: p < .05, **: p < .01.

23.4
Diskussion

Die Ergebnisse machen zunächst deutlich, daß sich Erst- und Mehrfacherkrankte bezüglich der psychosozialen Anpassung während einer akuten Episode einer Major Depression nicht sehr deutlich unterscheiden, sondern erst
nach einem Jahr nach der stationären Behandlung. Sowohl Erst- als auch
Mehrfacherkrankte scheinen während einer Episode einer Major Depression
in ähnlichem Maße von der Erkrankung betroffen zu sein und erleben vergleichbare psychosoziale Auswirkungen. Erst nach abgeklungener Symptomatik zeigen sich unterschiedliche psychosoziale Verläufe in den beiden Vergleichsgruppen, was sich i.S. von längeranhaltenden bzw. einschneidenden
Auswirkungen einer depressiven Episode auf die psychosoziale Integration
interpretieren läßt.

Rezidivierend Erkrankte weisen allerdings bei der Kindererziehung und im
Haushalt über den gesamten 1- Jahres Verlauf mehr Belastungen auf als Ersterkrankte. Unter Berücksichtigung der Ergebnisse von Grünewald (1994), die
schon bei Frauen in der Krankheitsvorgeschichte sign. mehr Episoden gefunden hat, gewinnt diese über den Verlauf hinweg beobachtete schlechtere psychosoziale Integration von rezidivierend Erkrankten in „weiblichen" Rollenbereichen in besonderem Maße an Bedeutung. Unzufriedenheit mit der Tätigkeit im Haushalt ist nicht nur bei Mehrfacherkrankten in der akuten Episode
häufiger zu beobachten, sondern erhöht die Rückfallrate um das doppelte.
Von verwandtschaftlichen Beziehungen werden Frauen ebenfalls in stärkerem
Maße beansprucht als Männer. Auch hier tragen rezidivierend Erkrankte, die
Schwierigkeiten mit Verwandten haben, ein deutlich höheres Rückfallrisiko.
Diese Ergebnisse können eine Beitrag zur Erklärung der um das zweifache
erhöhten Prävalenzrate von unipolar depressiven Erkrankungen bei Frauen
leisten.

Im Gegensatz zur Ausganghypothese, weisen rezidivierend Erkrankte ein
Jahr nach Entlassung allerdings auffällig häufiger eine günstigere psychosoziale Integration auf als Ersterkrankte. Diese Ergebnisse geben erste Hinweise
darauf, daß insbesondere eine erste Phase einer Major Depression, verbunden
mit einem Aufenthalt in einem psychiatrischen Krankenhaus, einen entscheidenden Einschnitt im Leben eines Menschen darstellt, welcher in vielen sozialen Bereichen über längere Zeit hinweg nachwirkt. Eine deutlichere Verbesserung der psychosozialen Integration bei Mehrfacherkrankten im ersten Jahr
nach Entlassung läßt sich mittels Krankheitsbewältigungs-Konzepten im
Sinne wachsender Copingstrategien interpretieren.

Die Ergebnisse unterstützen die Annahme eines Wechselspiels zwischen
Krankheitsvorgeschichte, psychosozialer Integration und Rückfallrisiko. Eine
exaktere Bestimmung von Verlaufsprognosen sollte diese Interaktion mitbe-
rücksichtigt werden.

Desweiteren zeigen die Ergebnisse auf, welche längerfristigen negativen
Auswirkungen eine erste Episode einer Major Depression, verbunden mit

einem stationären Aufenthalt in einem psychiatrischen Krankenhaus, haben kann. Dies sollte bei der Behandlung von depressiv Ersterkrankten mitberücksichtig werden. Das Abklingen der akuten Episode ist nicht gleichbedeutend mit der psychosozialen Remission. Diese kann sich, insbesondere bei Ersterkrankten, zeitlich hinauszögern. Berücksichtigt man ferner das ähnlich hohe Rückfallrisiko von vormals stationär behandlungsbedürftigen Erst- und Mehrfacherkrankten so empfiehlt sich für die ambulante Nachbetreuung schon bei kurzen Krankheitsvorgeschichten und ersten depressiven Episoden eine psychotherapeutische Behandlung, die u. a. Krankheitsbewältigungsstrategien vermittelt.

23.5
Literatur

Grünewald I (1994) Geschlechtsspezifische Unterschiede im Verlauf depressiver Erkrankungen unter besonderer Berücksichtigung sozialer Faktoren. Dissertation, Universität Ulm
Keller MB, Lavori PW, Lewis CE, Klerman GL (1983) Predictors of Relapse in Major Depressive Disorder. JAMA 250: 3299–3304
Keller MB, Lavori PW, Friedman B, Nielsen E, Endicott J, McDonald-Scott P, Andreasen NC (1987) The Longitudinal Interval Follow-up Evaluation. Arch gen Psychiatry 44: 540–548
Lewinsohn PM, Steinmetz J, Larson D, Franklin J (1981) Depression related cognitions: Antecedents or consequences? J Abnormal Psychology 89: 203–212
Wolfersdorf M, Bretschneider D, Grünewald I et al. (1995) Standards stationärer Depressionsbehandlung auf Depressionsstationen. Krankenhauspsychiatrie 6: 63–69

Depression und Suizidalität: Ist der Depressive immer suizidal – Ist der Suizidale immer depressiv?

W. Felber

24.1
Einleitung

Die folgende (verfremdete) Kasuistik wird dargestellt, weil sie einerseits die manchmal bis zur Untrennbarkeit enge Verwobenheit von inneren und äußeren Faktoren deutlich machen kann und andererseits auch demonstriert, wieviel oder eigentlich wenig wir manchmal wissen von den Umständen, die zum Suizid führen, auch im Hinblick auf den Zusammenhang von Depression und Suizid.

Eine mir langjährig schon persönlich bekannte Theologin, die nahezu ausschließlich als fähige und beliebte Psychotherapeutin in einer thüringischen Kleinstadt tätig war, fiel 1979 auf durch überzogene Reden, politische Aufsässigkeit und schließlich Anzüglichkeiten gegenüber ihren Patienten, verbunden mit Schlaflosigkeit, allgemeiner Umtriebigkeit und anderen, letztlich klaren manischen Symptomen. Später machte sie zwei schwere depressive Episoden durch. Die daraufhin von mir empfohlene und eingeleitete rezidivprophylaktische Behandlung mit Lithium war zumindest soweit wirksam, daß sie fortan ihrer differenzierten Tätigkeit nachkommen konnte, obgleich sie nicht ideal respondierte; zeitweilig machte sich ein zusätzlicher Einsatz von Antidepressiva notwendig (was jeweils in enger Absprache mit einem am Ort tätigen Praktiker geschah). In den Jahren ab 1986 gar zogen sich subdepressive Zustände über längere Zeit hin, die sie quälten; die Phasen waren weniger abgrenzbar geworden, ihre Bereitschaft zur weiteren Lithiumeinnahme ließ nach, weil sie den zunehmend verwaschenen Verlauf auf das Mittel bezog, was vielleicht sogar zutraf. Mitte März 1992 schlug sie mir am Telefon vor bzw. informierte mich davon, das Lithium aus diesen Gründen abzusetzen. Sie wirkte dabei recht bestimmt, aber auch bedrückt, affektiv nicht recht schwingungsfähig, für mich verdächtig weiterhin leichtgradig (sub)depressiv. Meiner Empfehlung, dafür das niedrig dosierte Antidepressivum etwas zu erhöhen, wolle sie – so ihre feste Meinung – nachkommen, es aber vorher erst einmal so versuchen. Fünf Wochen danach – am Karfreitag – hat sie sich durch Sturz von einem Felsen in einer weit abgelegenen Gegend suizidiert.

Über meine tiefe Betroffenheit ist hier nicht zu berichten. Meine Versuche, eine Erklärung zu finden, mündeten in eine Sackgasse. Es lag nahe, eine sich verschärfende depressive Gestimmtheit anzunehmen, von der ich verabsäumt hatte, energisch Kenntnis zu erlangen und und sie neuerlich selbst zu behandeln. Aus ihrer Umgebung erfuhr ich aber 2 Monate später, daß eine solche offensichtlich nicht vorgelegen habe. – Eine zweite Überlegung kam mir, nachdem gerade in *der* Zeit bekannt wurde (Müller-Oerlinghausen et al. 1992), daß es nach Absetzen von Lithium bei Patienten mit affektiven Störungen zu gehäuften Suiziden kommt: *Hier* ist offensichtlich ein solcher Fall eingetreten; aus Unkenntnis hatte ich nicht gut genug beraten und *so* ein suizidales Geschehen partiell befördert. Damit hatte ich mich abzufinden und habe darüber auch schon berichtet. – Jüngst erfuhr ich nun durch Zufall, daß sich damals ein – man kann sagen – grausiger Fund ereignet hatte, von dem damals nur die Patientin, jedenfalls nicht die Öffentlichkeit, Kenntnis erlangte: Es war eine Akte des Staatssicherheitsdienstes aufgetaucht und ihrem eng vertrauten dienstlichen Vorgesetzten übergeben worden, die sie über viele Jahre nicht nur als IM (Informeller Mitarbeiter), sondern gar als einen ranghohen Offizier dieser Dienststelle auswies und persönlich schwer belastete. Annehmbar um der öffentlichen Aufdeckung zuvorzukommen, hatte sie sich suizidiert. Ihre Anstellung, *ihr* Renommé *und das* ihrer Familie und damit möglicherweise deren materielle Zukunft standen auf dem Spiel. War es also ein Stück Zeitgeschichte im Kleinen!?

Wer, so muß man heute fragen, will noch entscheiden, welche Motivation bewußt und/oder unbewußt sich den Weg zur Handlungsbestimmung gebahnt hat? War sie depressiv, weil sie ihre persönlichen und beruflichen Ideale verraten hatte? War sie suizidal, weil sie verdeckt doch depressiv war oder weil die antiautoaggressive Wirkung des Lithiums weggefallen war? Hat sie ihrem Leben ein Ende gesetzt, weil sie ein solches Ende bei Entdeckung ihrer geheimen Tätigkeit schon längst vorphantasiert hatte? Wie gesund oder schon wie krank war sie, als sie sich zu einer solchen Tätigkeit entschieden hatte oder sich hat erpressen lassen? Und hat sie vielleicht das Lithium noch abgesetzt als ein *Zeichen,* um nicht als Kranke zu sterben? Sicher ist wohl, daß hier ein ganzes Bündel von Motiven wirksam wurde, welches aufzulösen uns nur noch bruchstückhaft gelingen kann.

Wenn in die Beantwortung der beiden Fragen „Ist der Depressive immer suizidal?" und „Ist der Suizidale immer depressiv?" ein eminent medizinisches Wissen einfließen muß, um sie zu beantworten, müssen wir uns auch wieder bewußt machen, daß diese medizinische Ebene nur eines der möglichen Paradigmen zur Selbsttötung darstellt. Mindestens auch auf philosophischer, theo-

Tabelle 1. Paradigmen zur Selbsttötung und ihre Dimensionen

Dimensionen	Paradigmen
– Freiheit oder Unfreiheit der Selbsttötung,	das ontologische Paradigma;
– Wert oder Unwert der Selbsttötung,	das ethisch-moralische Paradigma;
– das Gebotmäßige oder Unbotmäßige der Selbsttötung,	das theologische Paradigma;
– das Rechtmäßige oder Unrechtmäßige der Selbsttötung,	das juristische Paradigma;
– das Normale oder Unnormale der Selbsttötung,	das psychologische Paradigma;
– das Gesunde oder Krankhafte der Selbsttötung,	das medizinische Paradigma.

logischer, juristischer und psychologischer Ebene sind Fragen zur Selbsttötung zu stellen, deren Dimensionen in Tabelle 1 dargestellt sind.

24.2
Der suizidale Depressive

Die konkrete Frage „Ist der Depressive immer suizidal?" wird heute wohl jeder Kliniker mit „Nein" beantworten. Wir wissen: 15 % der Depressiven im Rahmen affektiver Störungen sterben durch Suizid, ein Richtwert, der den Depressionen unter den Diagnosen die höchste Suizidalität zuweist. Wir können aber weiter fragen, welche Suizidfrequenz unsere aus stationärer Behandlung entlassenen depressiven Patienten aufweisen, welche anamnestischen und katamnestischen parasuizidalen Handlungen bei depressiven Parasuiziden zu eruieren sind und wie hoch bei diesen die Suizidfrequenz ist. In Tabelle 2 sind wichtige Daten dazu zusammengefaßt.

In Tabelle 3 wurden zur Verdeutlichung der Relationen zwischen Gesamtbevölkerung, psychiatrischen Patienten und verschiedenen Depressionsformen die Ergebnisse der Lundby-Studie für die gesamte männliche Bevölkerung einer Region (Lund, Südschweden) wiedergegeben. Der Stellenwert psychiatrischer Erkrankungen allgemein und depressiver Störungen im besonderen wird daraus deutlich.

Tabelle 2. Medizinische Befunde bezüglich Suizidalität bei Depressionen

- Langzeitkatamnesen an affektiven Erkrankungen weisen aus, daß durchschnittlich 15% der depressiven Patienten durch Suizid versterben (Guze et al. 1970).
- Die Suizidziffern (Suizide pro 100 000 Einwohner pro Jahr) ehemaliger psychiatrischer Patienten sind bei Depressiven am höchsten und liegen um 600 (Pokorny 1964).
- Parasuizid-Präzidive (Suizidversuche vor einem Index-Parasuizid) finden sich bei Depressiven nur gering erhöht im Vergleich zu Nicht-Depressiven (Felber 1988).
- Parasuizid-Rezidive (Suizidversuche nach einem Index-Parasuizid) ereignen sich bei Patienten mit schweren Depressionen doppelt so häufig wie bei Nicht-Depressiven (Felber 1988).
- Die Suizidrate von depressiven Parasuiziden liegt 3 bis 5 fach höher als bei Nicht-Depressiven Parasuiziden (Felber 1988).
- Die Suizidziffer ehemaliger Parasuizidenten ohne Depressionen liegt um 500, mit Depressionen um 1500, mit ausschließlich psychotischer Depression um 2500 (Felber 1988).

Tabelle 3. Suizidziffern (männlich) der Lundby-Studie (Hagnell et al. 1981) (N = 3563)

Stichprobe	Suizidziffer (Suizide/100 000 EW/J)
Gesamtbevölkerung	51
Einwohner ohne psychiatrische Diagnose	8,3
Einwohner mit psychiatrischer Diagnose ohne Depression	83
Depressionen	650
schwere Depressionsformen	3900

Suizidalität wird aber auch ausgedrückt als latente Suizidgefährdung, Suizidgedanken, suizidale Tendenzen und andere, jeweils schwer zu operationalisierende und schwierig zu erfassende Merkmale. Lepkifker et al. (1983) haben von ca. 50 % ihrer depressiven Patienten registriert, daß sie mindestens zeitweilig unter Suizidgedanken litten. Von möglicher praktischer Bedeutung für besonders intensive Therapie kann die Prädiktion von Suiziden bei Depressiven sein. Aus der Arbeitsgruppe um Wolfersdorf (Rehmet et al. 1996) ist jetzt eine solche vielversprechende Untersuchung hervorgegangen, die aber auch die methodischen Schwierigkeiten und die Grenzen der Aussagen aufzuzeigen vermag.

Daneben bleiben immer noch viele Antworten offen bei der Frage: Wer sind die suizidalen Depressiven? Ist es auch die gestörte Persönlichkeit oder allein der Morbus, ggf. im Verein mit komorbiden anderen Störungen? Ist es das fehlende soziale Netz? Oder ist das Konzept der wiederholten kurzzeitigen Depressionen (Recurrent Brief Depression [RBD], ICD-10: F 38.10) nach Angst et al. (1985) maßgebend? Bronisch (1996) referierte kürzlich die gesicherten wissenschaftlichen Befunde und konnte zeigen, daß besonders Depressionen mit Komorbidität von Angst- und Panikstörungen sowie Alkoholismus hochgradig zu Suizidalität jeder Art prädestiniert sind. Angst weist der RBD allein oder zwischen den Phasen einer Major Depression ein Suizidpotential zu, welches dem Kliniker oft entgeht bzw. sogenannte unmotivierte Suizide erklären kann.

Im ambulanten wie auch stationären Umgang mit Depressiven müssen wir jedenfalls stets davon ausgehen, daß eine potentielle Suizidgefährdung besteht, was in die Überlegungen zur Therapie mit eingehen muß. Auch dort

Tabelle 4. Fakten zur antisuizidalen Therapie im Zusammenhang mit affektiven Störungen

- Vorausgesetzt wird eine differenzierte Diagnostik der affektiven Störungen, welche ein Spektrum zwischen biologischen und psychosozialen Faktoren darstellen. Besonders schwer festzustellen sind die Zyklothymia sowie die Recurrent Brief Depressions (Angst et al. 1985).

- Antisuizidale Therapie bei Depressionen erfordert effektive Aktualbehandlung, kontinuierende Behandlung zur Vermeidung früher Rückfälle und Rezidivprophylaxe zur Verhütung erneuter Erkrankungsphasen (Kupfer et al. 1992).

- Unverzichtbar ist heute der Anteil von differenzierter Psychotherapie neben der psychopharmakologischen Behandlung.

- Für Lithium-Langzeitbehandlungen ist eine antisuizidale Wirkung heute bewiesen (Müller-Oerlinghausen et al.1991; Wolf et al. 1996; Felber 1995).

- Depressionen vor allem mit im Vordergrund stehendem somatischen Syndrom sowie mit körperlichen Krankheiten komorbide (z.B. mit Krebs, Rheumatismus, Colitis ulcerosa, Psychosomatose, Sucht, Schmerz aller Art, Hirntraumen, Epilepsie) sind überwiegend Patienten des Allgemeinmediziners bzw. Praktischen Arztes, Internisten u.a., deren Behandlungskompetenz genutzt und gesteigert werden sollte. Es ist offensichtlich besonders dieser Anteil von Patienten gewesen, der in der Gotlandstudie (Rutz et al. 1989) therapeutisch miterfaßt wurde.

- Die durch Einzelfälle hochgestellte Diskussion um Auslösung von Suizidalität durch Antidepressiva kann als beendet gelten. Möller (1992) hat durch entsprechende Metaanalysen diesen Zusammenhang widerlegt.

gibt es relativ wenig gesicherte Befunde: Goodwin et al. (1990) stellten in ihrer Metaanalyse von Langzeitverläufen nach Etablierung der Antidepressiva mit 19 % Suizidsterblichkeit keine Senkung gegenüber den Spontanverläufen fest. Es wurden gar die Antidepressiva aus verschiedenen Gründen als suizidfördernd diskutiert. Dagegen kam es in der Gotlandstudie (Rutz et al. 1989) nach systematischem Einsatz von Antidepressiva zu einer Senkung der Suizidrate. Frühe depressive Rückfälle in die noch bestehende Phase können verhindert werden durch kontinuierliche antidepressive Behandlung über wenigstens 6 Monate nach Einsetzen der Besserung der Symptomatik. Für die Lithiumprophylaxe kann heute als gesichert gelten, daß sie eine antisuizidale Wirkung hat, was für andere Rezidivprophylaktika nicht nachgewiesen ist. Psychotherapie, die vielleicht wichtigste Behandlung im unmittelbaren suizidalen Vorfeld, baut die Beziehung und damit den Zugang zum Patienten auf, ohne den die medikamentöse Behandlung und die vorausgesetzte Bereitschaft des Patienten nicht gelingen kann. In Tabelle 4 werden wichtige Tatsachen zur antisuizidalen Therapie zusammengefaßt.

24.3
Der depressive Suizidale

Die Beantwortung der Frage „Ist der Suizidale immer depressiv?" hängt ab von einem Depressionskonzept, welches eher eng oder auch weit gefaßt werden kann. Pohlmeier (1971) hat in der 1. Auflage seines Buches „Depression und Suizid" den Zusammenhang Depression – Suizid nahezu gleichgesetzt, ist aber bei späteren Auflagen davon abgerückt. Das dürfte auch typisch sein für die Diskussion um Ringel's „präsuizidales Syndrom", welches – die Bezeichnung Syndrom besagt es bereits – eine Medizinalisierung jeder suizidalen Handlung beinhaltet. Ringel selbst hat deswegen auch den Krisenbegriff erst spät anerkannt.

Natürlich kann man vom Suizidalen sagen: Der Blick in die Zukunft ist verstellt, er fühlt sich lebensüberdrüssig, spürt Angst in sich, ist gedrückter Stimmung, ist eingeengt, er träumt vielleicht auch davon, phantasiert evtl. seine Handlung voraus, ist vegetativ erregt arretiert. Für eine Krankheitsbeschreibung genügt das aber nicht. Genau hier liegt die Schnittstelle zwischen Krankheit, Syndrombildung, medizinischer Definition auf der einen Seite und einer vielleicht sehr guten Beschreibung einer Krise andererseits, welche sich vor entscheidenden Ereignissen oder Handlungen in unserem Leben regelhaft einstellt: Der junge Musiker vor seinem ersten Konzert, der Straftäter vor seinem nächsten Coup, der Feuerwehrmann oder der Soldat dann, wenn es plötzlich sehr ernst wird. Sie sind unspezifisch und eben nur durch die Handlung allein verursacht.

Bei der Beantwortung dieser Frage ergibt sich auch ein methodisches Problem: Viele der diagnostischen Aussagen werden zum ersten Mal nach dem Tode erhoben. Polizeiberichte erweisen sich als wenig geeignet. Psychologische Autopsien geben eher schon ein der Wirklichkeit nahekommendes Bild ab. Noch sicherer sind Aussagen spezieller Einrichtungen zur Behandlung von

Tabelle 5. Medizinische Befunde bezüglich Depression bei Suizidalität

- Unter einer zufälligen Stichprobe von Suizidenten kann ein Anteil von mindestens 30 % angenommen werden, der die Handlung im Zustand einer affektiven Störung beging. Weitere 30 (bis 60) % befinden sich in einem relevanten depressiven Verstimmungszustand.

- Der größere Teil dieser Patienten hat zusätzliche komorbide Störungen wie Angst, Sucht, somatische Krankheiten, Persönlichkeitsstörungen (Isometsä et al. 1994).

- Unter einer unausgewählten Stichprobe von Parasuizidenten lassen sich 10 bis 15 % als Depressionen identifizieren (Feudell 1952; Henseler 1974), welche den affektiven Störungen nach ICD-10 zuzurechnen sind (Felber 1988, 1997).

- Parasuizidenten mit affektiven Störungen unterscheiden sich in vielfältiger Weise von denen mit anderen Störungen: Erstere sind älter, leiden an Schlafstörungen, handeln gefährlicher und begehen später fünfmal häufiger Suizid (Felber 1997).

Suizidgefährdeten, die über diese (Parasuizidenten und sich bei diesen später ereignende Suizide) entsprechende Untersuchungen durchführen. Danach lassen sich die in Tabelle 5 dargestellten Befunde als gesichert ansehen.

Depressionen i.w.S. stellen danach also einen beträchtlichen Teil suizidaler Ursachen resp. Motive dar, sind aber nicht zwangsläufig Voraussetzungen für suizidales Handeln.

24.4
Motiv- und Kausalschichten von Suizidalität

Tatsächlich lassen sich multiple Schichten im Entscheidungs- und Handlungsaufbau eines suizidalen Menschen zusammentragen, die Konstanten und Variablen, individuelle und kollektive Faktoren in mehr bewußten und mehr unbewußten Anteilen enthalten. Bei dem Versuch, eine Synopse der bisher in der Literatur beschriebenen wichtigsten Motive und Ursachen von Suizidalität darzustellen, muß man sich trennen vom ganzheitlichen Anspruch einzelner Faktoren. Es ist viel über Bilanzierung, rationale Suizidalität, psychotische Suizide, über gesellschaftliche Faktoren, Alters-, Geschlechts- u. a. Besonderheiten diskutiert worden. Die Depression resp. eine affektive Störung ist dabei nur ein Faktor unter vielen, die Suizidalität fördern können (s. Abb. 1). Konkrete Fälle (s. Kasuistik) vereinigen letztlich regelhaft mehrere solcher Schichten zu einem Bündel, welches die Schwierigkeiten der therapeutischen Kontrolle verständlich machen kann.

| | Lebenszeit-bezug | Motiv-, Kausalschicht | Suizidfördernde Eigenschaft (z.B.) |

Abb. 1. Motiv- und Kausalschichten von Suizidalität mit Beispielen suizidfördernder Eigenschaften * *i* Überwiegend individuelle Faktoren, *k* überwiegend kollektive Faktoren, *RBD* Recurrent Brief Depression

Variabilität ⇓

- Rationalität (i*) . . . . (Bilanzierung)
- Life event, Stressor (i). . . . . (Verlusterlebnis)
- Modulierende Zeitgeschichte (k*) . . . .(Anomie)
- Methodenverfügbarkeit (k) . . . . (Schußwaffen)
- Modellnachahmung (i) . . . .(Coping)
- Prägende Zeitgeschichte (k) . . . .(Kohorten)
- Kulturtradition (k) . . . . (Bushido)
- Dysfunktionelle Familien (i) . . . .(broken home)
- Suchtbereitschaft (i) . . . . (Alkohol, Drogen)
- Körperliche Krankheit (i) . . . . . . (chronischer Schmerz)
- Schizophrene Störung (i) . .(beginnende Chronifizierung)
- Affektive Störung (i) . . . . (mono-, bipolar, RBD*)
- Persönlichkeitsanlage (i). . . . .(emotional Instabile)
- Lebensalter (k) . . . . (>50 Jahre)
- Geschlecht (k) . . . .(Männlich)

Konstanz ⇑

24.5
Literatur

Angst J, Dobler-Mikola A (1985) The Zurich study – a prospective epidemiological study of depressive, neurotic and psychosomatic syndromes IV. Recurrent and nonrecurrent Brief depression. Eur Arch Psychiatr Neurol Sci 234: 408 – 416

Bronisch T (1996) The relationship between suicidality and depression. Arch Suic Res 2: 235 – 254

Felber W (1988) Die Depression im parasuizidalen Geschehen aus katamnestischer Sicht. In: Lange E (Hrsg) Depression. S Hirzel, Leipzig, S 29 – 32

Felber W (1995) Lithiumprophylaxe und Suizidprävention. In: Wolfersdorf M, Kaschka WP(Hrsg) Suizidalität – Die biologische Dimension. Tropon-Symposium, Bd X. Springer, Berlin, Heidelberg, New York, S157 – 174

Felber W, Winiecki P (1997, in Vorbereitung) Parasuizid und Affektive Störung – Phänomenologie, Typologie, Katamnese, Suizidprophylaxe

Feudel P (1952) Epikrise zu 700 Selbstmorden. Psychiat Neurol med Psychol 4: 147 – 152

Guze SB, Robins E (1970) Suicide and primary affective disorders. Brit J Psychiat 117: 437 – 438

Goodwin FK, Jamison KR (1990) Course and outcome. In: Goodwin FK, Jamison KR(eds) Manic-Depressive Illness. Oxford University Press, New York, p 127 – 156

Hagnell O, Lanke J, Rorsman B (1981) Suicid rates in the Lundby Study: Mental illness as a risk factor for suicide. Neuropsychol 7: 248 – 253

Henseler H (1974) Narzißtische Krisen – Zur Psychodynamik des Selbstmords. Rowohlt, Reinbeck b. Hamburg

Isometsä ET, Henriksson MM, Aro HM, Heikkinen ME, Kuoppasalmi KI, Lönnqvist JK (1994) Suicide in major depression. Am J Psychiat 151: 530 – 536

Kupfer DJ, Frank E (1992) The minimum length of treatment for recovery. In: Montgomery SA, Rouillon F (eds) Long-term Treatment of Depression. John Wiley & Sons, Chichester, New York, pp 33 – 52

Lepkifker E, Horesh N, Floru MA, Floru S (1983) Lithium in the prevention of affective disorders and suicide: 13 years of experience. In: Soubrier JP, Vedrinne J (eds) Depression and Suicide. Pergamon Press, Paris Oxford New York, pp 791 – 796

Möller H-J (1992) Antidepressants – do they decrease or increase suicidality? Pharmacopsychiat 25: 249 – 253

Müller-Oerlinghausen B, Ahrens B, Grof E et al. (1991) The effect of long-term lithium treatment on the mortality of patients with manic-depressive and schizoaffective illness. Acta Psychiatr Scand 86: 218 – 222

Pohlmeier H(1971) Depression und Selbstmord. Eine kritische Information (2. Aufl. 1980). Manz, München

Pokorny AD (1964) Suicide rates in various psychiatric disorders. J Nerv Mental Dis 139: 499 – 506

Rehmet S, Sorgatz H, Wolfersdorf M (1996) Suizidprädiktion anhand von Aufnahmeprotokollen depressiver psychiatrischer Patienten. Suizidprophylaxe 23: 136 – 147

Rutz W, von Knorring, L, Walinder J (1989) Frequency of suicide on Gotland after systematic postgraduate education of general practitioners. Acta Psychiatr Scand 80: 151 – 154

Wolf T, Müller-Oerlinghausen B, Ahrens B et al. (1996) How to interpret findings on mortality of long-term lithium treated manic-depressive patients?! Critique of different methodological approaches. J Affect Dis 39: 127 – 132

Sachverzeichnis

Absetzen 190
Adjuvante Schilddrüsenhormonbehandlung bei affektiven Störungen 187
Affektive Störung 107
Agoraphobie 212
Aktivierung 84
Aktivitäten 8
Akzeptanz 8
Alltagsumgebung des Patienten 49
Alprazolam 218
Alternativen 186
Altersbereiche 60
Ambulante psychiatrische Versorgung 51, 52
AMDP 1995 114
AMDP-System 114
Amitriptylin 176
Angehörigenarbeit VIII, 9, 35, 89
– bei depressiven Erkrankungen 37
– mit schizophrenen Patienten 36
Angehörigengruppe 9, 49
– bei depressiven Erkrankungen 42
– informationszentrierte 40
– psychoedukative 35
Angst 93
Angststörung IX, 69
Anteil an Pensionierungen 246
Anthropologische Nahtstelle 104
Antidepressiva
– Auswahlkriterien 171
– anticholinerge Nebenwirkungen 168
– Differentialindikation 145
– geringere Toxizität 168
– geringere/fehlende kognitive und psychomotorische Beeinträchtigung 168
– neue IX; 164
– trizyklische 176
– Vorteile der neueren 168
Antidepressivabehandlung 144
Antidepressive Erhaltungsmedikation 258
Antidepressive Wirksamkeit der SSRI 172
Antikörperstudien 153
Antisuizidale Therapie, Fakten 272
Arbeitskreis „Depressionsstationen" VI, 31
– Entwicklung VIII
Arbeitsplatz, Erhaltung 51
Arbeitstagungen 14

Arzneimittelüberwachungsprojekt in der Psychiatrie (AMÜP) 164
Arzneimittelwirkungen, unerwünschte 164
Aspekte der Gesprächsführung 86
Aspekte des hilfreichen Umgangs 86
Atmosphäre 2, 77
– stationäre 84
Aufenthaltsdauer 89
Aufnahmen 89
Aufnahmephase 8
Augmentierungsstrategie 179
Auslöserfunktion belastender Lebensereignisse 252
Äußerungen von Patienten 75
Autonomie des Krankheitsverlaufs, zunehmende 260

BDI 30
Befindlichkeitsskala 117
Behandlung chronisch depressiv kranker Menschen 95
Behandlung schwer depressiver Patienten 171
Behandlungsmaßnahmen, Kombination von biologischen und psychotherapeutischen 5
Behandlungsorientierung, störungsbezogene 2
Benzodiazepine 174, 218
Berufsbegleitende Dienste 51
Bewegungstherapie 8, 89
Beziehungsarbeit 77
Beziehungsdichte, hohe 84
Beziehungspflege 1, 84
Bipolare Störung 59
– Modifikation 60
Buspirone 218, 224

Carbamazepin 182, 186
CGI Zustandsänderung bei Entlassung gegenüber Aufnahme 30
Charakter-Spektrum-Störung nach Akiskal 130
Charaktereigenschaften, dauerhafte, komplexe 127
Charakterstruktur 125

Cholesterin 93
Chronifizierung 240
Chronisch depressiv kranke Menschen,
  Behandlung 95
Citalopram 165, 173
Clomipramin 176
Compliance, Verbesserung 189
Corpus Hippokraticum 103

Daily hassels 254
Depression 93
– Beschwerdebild 69
– „menschlichste" aller Krankheiten 101
– myogene Schmerzprobleme 202
– schwere 101
– Major Depression und Angststörungen
  210
– und Familie 37
– und Suizidalität 269
Depressionsbehandlung
– aus psychobiologischer Sicht IX
– Entwicklung aus psychobiologischer
  Sicht 144
– stationäre V
Depressionsdiagnostik VIII, 113
Depressionsforschung, klinische 92
Depressionsstation V, VIII, 1, 77, 98
– Aufgabe 3
– Belegung von 6
– erste 3
– zeitliche und räumliche Verdichtung
  78
– ZfP Weissenau 80
Depressive
– Episoden, Anzahl 69
– Erkrankung, Verständnis 70
– Lebensstreßforschung 252
– Patienten, chronifizierte 91
– Persönlichkeit IX, 104, 123, 127, 128
– psychosoziale Situation 238
– Störungen 69
– – Verlauf 69, 236
– Umgang 110
Depressiver Stupor 179
Depressiver Wahn 91
Depressivität 93
– Ausprägungsgrad 171
DEX-CRH-Test 149
Dexamethason-Corticotropin-Releasing-
  Hormon-Test 149
Dezentralisierung, maßvolle 74
Diagnose 113
Diagnoseebene 113
Diagnoseverteilung 89
Diagnostik, operationale 118
Downward causation, Mechanismen für
  eine 260
Drug-Monitoring, therapeutisches 177
DSM-IV 114

Durchmischung 74
Dysthymie 59, 108, 123
– endoreaktive 125

Einfühlung, behutsame 111
Eingangsphase 9
Einkommenssituation 240
Einsatz neuer Antidepressiva und Neuro-
  leptika 93
Endogen-neurotisch-Kontroverse 255
Entwicklung der Depressionsbehandlung
  aus psychobiologischer Sicht 144
Entwicklung der klinischen Psychiatrie 98
Epidemiologie von Angststörungen und
  depressiven Störungen 211
Episodenanzahl IX
Ereignisse, schwerwiegende 254
Erfahrungen 10
Erfahrungsraum für antidepressives Ver-
  halten 7
Erfahrungsraum für antisuizidales Verhal-
  ten 7
Erforschung neurophysiologischer Mecha-
  nismen bei psychiatrischen Erkrankun-
  gen 147
Ergotherapeutische Möglichkeiten 8
Ergotherapie 89
Erhaltung des Arbeitsplatzes 51
Erhebungsinstrumente 26
Erkrankung der „Gestimmtheit" 70
Erlebnisqualität VIII, 24
Erst- und Mehrfacherkrankte 264
– Rückfallprädiktion 264
Erstarrung der Psyche bei lebendem Kör-
  per 101
Ersterkrankung 238

Familiäre Faktoren 39
Familiäre Unterstützung 39
Familienproblem 38
Fettstoffwechsel 93
Fluoxetin 173
Fokaltherapie 3
Forschungsaktivitäten 92
Forschungs-Ideologie des Depressionsbe-
  reiches 93
Forschungskriterien der ICD-10 119
Forschungsstrategien 153
Fortschritte von Psychotherapie und anti-
  depressiver Medikation 69
Frage möglicher kardiotoxischer Nebenwir-
  kungen 174
Fragestellung zur Belastbarkeit bzw. Anpas-
  sungsfähigkeit 93
Freizeitgestaltung und soziale Beziehungen
  außerhalb der Familie 239
Fremdbeurteilung IX
Fremdbeurteilungsskala 25
Fremdbeurteilungsverfahren 115, 116

GAF Veränderung Aufnahme-Entlassung 30
Gefühllosigkeit 101
Generalisierte Angst 212
Generalisierte Angststörungen (GAD) und
Depression 223
Geriatrische Depression 60
Gesprächsführung 85
Glukokortikoide 155
Grundthemen, wichtige 86
Gruppenaktivitäten 85, 87

HAMD 30
Hamilton-Depressions-Skala 27, 115
Häufigkeit von sexuellem Mißbrauch und
Depression 64
Hilfe zur Selbsthilfe 53
Hoffnung, stellvertretende 8
Hypnotikum 174
Hypomanie 184
Hypothalamische CRH-Neuronen, Überak-
tivität 148
Hypothalamus-Hypophysen-Nebennieren-
rinden-(HPA)-Achse 148, 154

ICD-9 96
ICD-10 96, 114
Imipramin 54
Immunhistochemie 154
Immunkompetenz des zellulären Immunsy-
stems 157
Immunologische Auffälligkeiten bei schizo-
phrenen Erkrankungen 159
Immunsuppressive Effekte 154
Immunsystem 153
Includenz 104
Infusionstherapie 176
Innere Differenzierung 1
Intakte Viren, Nachweis 153
Interaktion 84
Interpersonelle Auseinandersetzung und
Konflikte 55
Interpersonelle Defizite 55
Interpersonelle Psychotherapie (IPT) VIII, 54
IPT im stationären Setting 61
IPT, neue Anwendungsbereiche 59

1-Jahres-Verlauf von 164 Patienten 263
Jugendliche Depression 60

Kinder der Patienten 53
Kindling 260
Klinische
– Depressionsforschung 92
– Grundregel 184
– Psychiatrie, Entwicklung 98
– Psychophysiologie 92
Kognitive Verhaltenstherapie 56
Kombination verschiedener Therapiean-
sätze, ideologiefreie 97

Kombination von biologischen und psychotherapeutischen Behandlungsmaßnah-
men 5
Kombinationen von Lithium mit Carbama-
zepin und Valproat 187
Komorbidität IX
– mit Anststörungen 91
– mit Persönlichkeitsstörungen 91
– von Angst und Depression 203, 210
Konstitutionelle Veranlagung 125
Konzept
– der Charakter-Spektrum-Störung nach
Akiskal 130
– der Cothymia 210
– der double depression 131
– der recurrent brief depression nach
Angst 131
Körperbezogene Arbeit 8
Korrelation zwischen der Selbst- und der
Fremdeinschätzung 139
Kranke mit psychotischen Merkmalen 3
Krise 47
Krisenintervention 3
Kurztherapie 3

Landesarbeitskreis Psychiatrie 73
Lebensstreß
– bei bipolar Depressiven 255
– Erfassung von 252
– und Depression, Zusammenhang 253
Lebensstreßforschung IX
– bei Depressiven 252
Lebensstreßstudie 255
Lebensunterhalt, Sicherung 51
Lebenszeit-Suizidmortalität für schwer
depressiv Kranke 69
Leitlinien, klinisch-diagnostische 119
Life Events and Difficulties (LEDS) 253
Lithium 179
Lithumbehandlung 182
– Absetzen 182
– Unterbrechen 182
Lithium-Entzugssyndrom 190
Lithiumsalze, antisuizidale Wirkung 194
Lorazepam 179

Major Depression, erneute Phasen 240
Manisch-depressives Irresein 125
MAO-A-Hemmer 144
MAO-Hemmer 218
Maprotilin 176
Medizinische Befunde bezüglich Depres-
sion bei Suizidalität 274
Medizinisches Krankheitsmodell 54
Melancholie V, 101
– aus anthropologischer Sicht VIII
– aus theologischer Sicht VIII
„Melancholisches" als Strukturtyp der Per-
sönlichkeit 103

Mianserin 176
Milieutherapeutische Bemühungen 74
Mirtazapin 164, 176
– Nebenwirkungen 166
Mißbrauchsvorgeschichte 65
Mittel der ersten Wahl 182
Modell für Diagnostik und Therapie von
    Angst und Depression 228
Modellstation, erste in Deutschland 80
Mönchskrankheit 104
Monitoring von Erlebnisqualität 23
Monitoring von Prozeßqualität 23
Monoaminooxidase A (RIMA) Moclobe-
    mid 177
Monoaminooxidasehemmer, irreversible 177
Monopolare Manie, Diagnose 184
Monotherapie mit Zotepin 178
Motiv- und Kausalschichten von Suizidali-
    tät 274
Münchner Ereignisliste (MEL) 253
Musiktherapie 8, 89
Muskuläre Aktivität, erhöhte 198
Myogene Schmerzprobleme bei Depres-
    sion 202

Nachsorge 51
Narbentheorie 236
Nebenwirkungen von Mirtazapin 166
Nebenwirkungen von Venlafaxin 166
Nebenwirkungsraten unter Citalopram 167
Nebenwirkungsraten von Sertralin 167
Nebenwirkungsspektrum, anderes 172
Negativ gefärbte fehlerhafte Wahrnehmung
    von Lebensereignissen 259
Neuroendokrine Forschung 148
Neuroendokrinologie und Schlaffor-
    schung 145
Neurohumorale Untersuchungen IX
Non-Compliance 182
Nosologie 144

Offenheit für Klage 8
Olanzapin 178
Operationale Diagnostik 118
Organisationsstruktur 77

Paartherapie 59
Panikstörung 212
– mit und ohne Agoraphobie und Depres-
    sion 218
Paradigmen zur Selbsttötung und ihre
    Dimensionen 270
Paroxetin bei stationär behandelten
    Depressiven 173
Partnerschaft 239
Pathologische Trauer 55
Patient-Therapeut-Beziehung, individuelle 77
Patienten mit chronischem Verlauf 249
Patienten nach Suizidversuch 3

Patienten, Äußerungen 75
Patientengruppe, betroffene
– subjektives Erleben 75
Patientenzufriedenheit mit der Behand-
    lung 27
Pensionierungen, Anteil an 246
Perazin 174
PERI life events scale 252
Persönlichkeit 135
– depressive 104, 123
Persönlichkeitsstörung 135
Perspektiven 194
Pflichtversorgung 21
Pharmakokinetische Unterschiede 167
Pharmakotherapie
– bei Depression und Angstsymptomen 215
– bei komorbiden Angststörungen mit
    Depression 217
– der sozialen Phobie und Depression 225
– Entwicklung 96
– für die Panikstörung, Wirksamkeit 210
Phasenmodell des Therapieverlaufs 87
Phasenprophylaxe und Suizidprophylaxe,
    Zusammenhang zwischen 193
Positive Verstärkung nicht-depressiven Ver-
    haltens 8
Postpartum Depression 59
Posttraumatisches BS 212
Prädiktoren 150
Prädiktoren der Response 172
Prämorbide Persönlichkeit Depressiver 129
Problem der Wahrnehmung von Besse-
    rung 139
Problempatient 91
Projektgruppe „Qualitätssicherung Depres-
    sionsstationen" 24
Projektgruppe „Qualitätssicherung der sta-
    tionären Depressionsbehandlung in
    Baden-Württemberg" 24
Prospektive epidemiologische Studien 129
Prozeßqualität VIII, 26
Psychiatrie-Enquête 74
Psychiatrisches Krankenhaus, Zukunft 76
Psychische Belastung für Mitarbeiter 11
Psychobiologische Disposition 70
Psychobiologische Modelle 260
Psychoedukative Angehörigengruppe 35
Psychoedukative Gruppe, Bildung 53
Psychoimmunologische Wechselwirkungen,
    klinische Relevanz 157
Psychoneuroimmunologie 153, 154
Psychopharmakologischer Schutz 258
Psychopharmakotherapie 73
– der schweren Depression IX
Psychosoziale
– Faktoren 236
– Integration IX
– Situation IX
– Situation von Depressiven 238

Psychotherapeutische Behandlungen 3
Psychotherapeutische Verfahren 218
Psychotherapeutisches Basisverhalten 8
Psychotherapie 2, 56

Qualität 22
Qualitätssichernde Maßnahmen 31
Qualitätssicherung 15, 22
- externe 23
- interne 23
- Komponenten 24
Qualitätssicherungsfragen 92

Rapid cycling 188
Rapid eye movement Schlaf 147
Reduktion der suizidbedingten Mortalität
   unter Lithiumbehandlung 193
Regulationsprozesse, Komplexität 155
Reliabilität psychiatrischer Diagnose 118
REM-Latenz
- normale 150
- pathologisch verkürzte 150
REM-Schlaf 147
Remanenz 104
Rezidivprophylaxe
- bipolarer Störungen IX, 184
- depressiver Störungen 182
- mit Lithium, Alternative 182
- unter einer Response-Rate 185
Rollenwechsel- und übergänge 55
Rückfallprognose 39
Rückfallrisiko 38
Rückmeldung der Angehörigen 43

Schedule of Recent Experiences (SRE) 252
Schilddrüsenfunktionsstörungen und
   psychiatrische Symptome 187
Schilddrüsenstörungen 93
Schizophrene Erkrankungen, immunologi-
   sche Auffälligkeiten 159
Schlafforschung 147
Schlafpolygraphie 150
Schmerz 93
Schmerzprobleme, myogene IX
Schonraum
- für antidepressives Verhalten 7
- für antisuizidales Verhalten 7
Schwangerschaft 190
- Behandlung bei 182
Schwarze Galle 103
Schwer depressiv kranke Klientel 79
Schwer depressive Patienten, Behandlung
   171
Schwere Depression 101
Schwerpunktsetzung in der erfaßten Sym-
   ptomatik 139
Sedierung, initiale 178
Sektorisierung 74
Selbstbeurteilung IX

Selbstbeurteilungsskala 25
Selbstbeurteilungsverfahren 116
Selbsthilfegruppen 95
Selektionskriterien 5
Selektivität von serotonergen Antidepres-
   siva 166
Serotonin-selektive Wiederaufnahmehem-
   mer (SSRI) 144, 166
Sertralin 165
Sexueller Mißbrauch VIII, 64, 68
Sicherung des Lebensunterhaltes 51
SIS-Daten 264
Skala zur Beurteilung des globalen Funk-
   tionierens (GAF) 27
Sozialarbeit VIII, 47
Soziale Konstellationen, erhebliches Aus-
   maß an schwierigen sozialen Konstella-
   tionen 47
Soziale Phobie 212
Sozialpsychiatrische Dienste 51
Soziotherapeutischer Ansatz 5
Spezialisierung 1
Spezifische Phobie 212
Spezifisches Temperament 127
Spezifität der beobachteten humoralen und
   zellulären Immunphänomene 160
Spezifitätshypothese 38
SSRI 218
- antidepressive Wirksamkeit 172
Stand 1996 VIII
Stationäre Atmosphäre 84
Stationäre Depressionsbehandlung, Bedeu-
   tung 64
Störungsbezogene Behandlungsorientie-
   rung 77
Streßachsendysregulation, zentrale Stö-
   rung 148
Stufentherapiekonzept 221
Subjektives Erleben einer betroffenen Pati-
   entengruppe 75
Suizidabsichten 91
Suizidales Verhalten, Einfluß auf 174
Suizidalität IX, 68, 93
Suizidalität bei Depressionen, medizinische
   Befunde 271
Suizide während stationärer Behandlung 91
Suizidforschung 92
Suizidgefährdung, potentielle 272
Suizidideen 91
Suizidprävention 192
Suizidprophylaxe, Wirkung 182
Suizidrisiko, erhöhtes 38
Suizidversuch, Patienten danach 3
Suizidziffern 271
Symptome 113
- Definition 114
Symptomebene IX
Symptomfreier Verlauf, vollständiger 240
Syndrom 113

Syndromdiagnostik 144
Syndromebene 113, 116

Tagesstruktur 84
TCA 218
Temperament, spezifisches 127
Theologisch relevante Nahtstelle 104
Therapieansatz, subjektbezogener 1
Therapieelemente, für die Patienten wichtige 30
Therapieevaluation, multimodale 151
Therapieforschung zu chronifizierenden myogenen Schmerzen 202
Therapieindikation einer antidepressiven Pharmakotherapie 171
Therapiephase 8, 9
Therapieverlauf, Phasenverlauf 87
Thyroxin, Gabe 187
Tiefpunkt des Lebens 101
Transduktion von Streß in neurobiologische Veränderungen im Modell von Post 255
Tranylcypromin 177
Tri- und Tetrazyklische Substanzen, alte 144
Trimipramin 175
Turbo-Psychotherapie 110
Typologie von Persönlichkeitsstörungen 123
Typus melancholicus 104, 125

Überaktivität der hypothalamischen CRH-Neuronen 148
Übertragungsexperimente auf Versuchstiere 153
Übungsraum für antidepressives Verhalten 7
Übungsraum für antisuizidales Verhalten 7
Umgang mit depressiv kranken Menschen 73, 110
Umgang mit einem depressiven Angehörigen 43
Ungeduld 110
Unterscheidung zwischen Symptomen und Persönlichkeitszügen 126

Valproat 187
Venlafaxin 164, 175
– Nebenwirkungen 166
Verbesserung des Zustandes gegenüber Aufnahme (CGI) 27

Verflechtung von Nervensystem und Immunsystem 154
Verlauf depressiver Störungen 236
Verlaufsforschung 95
– bei depressiv Kranken 92
Verschreibungsfrequenz 169
Versorgungsprinzip der „inneren Differenzierung" 74
Verständnis von depressiver Erkrankung 70
Verträglichkeitsvorteile 165
Verweildauer 6
Vier-Säfte-Lehre 103
Virus-Nukleinsäuren, Nachweis von 153
Vulnerabilität 236
– Zunahme 191
Vulnerabilitätsfaktoren 70

Wahnhaft depressive Patienten 178
Wahnsymptomatik 177
Wahrnehmung muskulärer Anspannung IX
Wahrnehmung von Verspannung 198
Wahrnehmungsdefizit, propriozeptives 198
Weissenauer Depressionsstation VIII, 20
– 20. Jahrestag der Gründung 16
Weissenauer Katamnesestudie 237
Welttraurigkeit 104
Wirksamkeit der Pharmakotherapie für die Panikstörung 210
Wirksamkeit neuerer Antidpressiva 168
Wochenplan 87
Wohnsituation 240

Zentralnervensystem 153
Zielbereiche 36
Ziele von Behandlungen 10
Zopiclon 174
Zotepin 174
– Monotherapie mit 178
Zufriedenheit 246
Zukunft eines psychiatrischen Krankenhauses 76
Zurechtkommen (Management) mit den objektiven sozialen Gegebenheiten 240
Zusammenhang von Lebensstreß und Depression 253
Zusammenhang zwischen Depression und Partnerschaft/Familie 37
Zusatzmedikation zu Lithium 182
Zyklothymiekonzept 125
Zytochrom P450 Oxigenase 175
Zytokine 155

Druck: Saladruck, Berlin
Verarbeitung: Buchbinderei Lüderitz & Bauer, Berlin